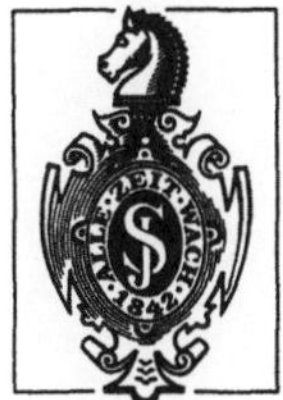

K. Jork (Hrsg.)

Gesundheitsberatung

Einführung und Leitfaden für Ärzte und Studierende der Medizin

Springer-Verlag
Berlin Heidelberg New York
London Paris Tokyo

Prof. Dr. med. Klaus Jork
Institut für Allgemeinmedizin
Klinikum der Johann-Goethe-Universität
Theodor-Stern-Kai 7
6000 Frankfurt 70

ISBN-13: 978-3-540-18147-7 e-ISBN-13: 978-3-642-72880-8
DOI: 10.1007/978-3-642-72880-8

Inhaltsverzeichnis

Autorenverzeichnis*

Basler, H.-D., Prof. Dr. phil. Dr. med. habil.
Institut für Medizinische Psychologie
Philipps-Universität Marburg
Bunsenstr.3, 3550 Marburg 1

Bengel, J., Dr. phil. Dr. med.
Psychologisches Institut der Universität Freiburg
Belfortstr. 16, 7800 Freiburg

Buda, Y. de, Prof. Dr. med.
55 Humberview Road, Toronto, Ontario
Canada M6S 1W7

Canaris, U., Dr. phil.
Eifelstr. 14–16, 5000 Köln 1

Feser, H., Dipl.-Psych. Prof. Dr. phil.
Wodanstr. 24, 5000 Köln 91

Geißler, K. A., Prof. Dr. rer. pol.
Frauenlobstr. 2, 8000 München 2

Jork, K., Prof. Dr. med.
Institut für Allgemeinmedizin
Klinikum der Johann-Wolfgang-Goethe-Universität Frankfurt
Theodor-Stern-Kai 7, 6000 Frankfurt 70

Koch, U., Prof. Dr. phil. Dr. med.
Lehrstuhl für Rehabilitationspsychologie
Albert Ludwigs-Universität
Belfortstr. 16, 7800 Freiburg

Scharlau-Brühne, Christine, Dipl.-Soz.
Bünder Str. 48, 4800 Bielefeld 1

* Siehe auch Autorenkurzbiographien S. 277–280

Troschke, J. von, Prof. Dr. med.
Abteilung für Medizinische Soziologie der Universität Freiburg
Stefan-Meyer-Str. 17, 7800 Freiburg

Weber-Falkensammer, H., Prof. Dr. med.
Leiter der Abteilung Sozialmedizin
Verband Deutscher Rentenversicherungsträger
Eyssenckstr. 55, 6000 Frankfurt 1

Wekel, W., Dr. jur.
Bundesverband der Ortskrankenkassen
Kortrijker Str. 1, 5300 Bonn-Bad Godesberg

Wilm, S., Dr. med.
Institut für Allgemeinmedizin
Klinikum der Johann-Wolfgang-Goethe-Universität Frankfurt
Theodor-Stern-Kai 7, 6000 Frankfurt 70

Einführung

K. Jork

Warum „ärztliche Gesundheitsberatung"?

Trotz weiterer Entwicklung hochdifferenzierter technischer Methoden bei Diagnostik und Therapie wird in den letzten Jahren deutlich, daß nicht „mehr Gesundheit" erzielt wird. Steigende Kosten im Gesundheitswesen bedingen dabei keineswegs eine Abnahme der Arbeitsunfähigkeit oder krankheitsbedingter Soziallasten. Wo sind die Ursachen zu suchen? Ein Grund hierfür ist sicherlich die in den letzten Jahrzehnten geübte Passivität in der Verantwortlichkeit gegenüber eigener Gesundheit. Man huldigt der weit verbreiteten Ansicht, daß eine „gründliche Untersuchung" oder ein „Check-up" ausreiche, allgemeine Leistungsfähigkeit zu erhalten. Viele Bürger bedienen sich eines Gesundheitssystems, dessen diagnostische und therapeutische Möglichkeiten einschließlich großzügiger Kuren eine Eigenverantwortlichkeit oder gar Verhaltensänderung weitgehend überflüssig zu machen scheinen. Zu Lasten der gesetzlichen Versicherungsträger abgerechnete ärztliche Leistungen und damit Kosten im Gesundheitswesen steigen weiter an, im stationären Bereich der Krankenversorgung stärker als im ambulanten.

Mit der in den letzten Jahren beginnenden Besinnung auf Selbsthilfe und Eigenverantwortlichkeit werden Gesundheitserziehung und -beratung wesentliche Aufgaben der Gesundheitssicherung zuerkannt. Befragt man praktisch tätige Hausärzte, so sind diese der Ansicht, zu den unterschiedlichsten Themen gesundheitserziehend und -beratend tätig zu sein. Dabei wird wenig bedacht, daß sich das Rollenverständnis des Hausarztes in der Aus- und Weiterbildung ganz überwiegend nach einer kurativ orientierten, naturwissenschaftlichen Medizin ausrichtet. Krankheiten werden diagnostiziert und behandelt, *nachdem* sie zu Beeinträchtigungen der Person, ihres sozialen Gefüges oder ihres Rollenverhaltens geführt haben. Präventive ärztliche Aufgaben beschränken sich bisher im wesentlichen auf aktive und passive Immunisierung, Vorsorgeuntersuchungen sowie Rezidivprophylaxe.

Nach unterschiedlichen Literaturangaben suchen mindestens 85% der Bevölkerung einmal im Jahr einen Arzt auf. Andere Untersuchungen belegen, daß Kranke im konventionellen Gesundheitssystem durchschnittlich 17 Praxiskontakte und ca. 10 Arztkontakte jährlich haben. Häufigere Konsultationsraten entfallen auf das höhere Lebensalter. Im System der Gesundheitsversorgung sind deswegen Arztpraxen als Kontaktstellen auch für Maßnahmen der Gesundheitserziehung und -beratung besonders geeignet.

Zusätzlich begünstigen die Langzeitkontakte zu Patienten in Hausarztpraxen die Erfolgsaussichten gesundheitsfördernder Konzepte, so bei chronisch Kranken, Multimorbiden und Familien. Kirchner (1982) weist in einer Analyse darauf hin, daß bei 4554 ärztlichen Beratungen 23,3% auf die Gesundberatung entfallen. Ihr Inhalt ist nicht die Krankheit, sondern jeder Belang, der den Patienten eine ärztliche Beratung suchen läßt. Hierzu zählen Fragen der Lebensführung, zur Vorbereitung von Reisen und auch Konflikte in Ehe, Familie oder am Arbeitsplatz.

Mängel ärztlicher Gesundheitsberatung

Fast jeder Arzt ist davon überzeugt, Gesundheitsberatung fundiert zu praktizieren. Fragt man ihn über Inhalte und Methoden seines Vorgehens, so wird meist sehr bald die Unkenntnis darüber deutlich: Was tue ich wie und warum? Es handelt sich also häufig um ein unreflektiertes Raten, Belehren oder Empfehlen. Beraten hingegen erfordert weit differenziertere Voraussetzungen. Gesundheitserziehung und Gesundheitsberatung sind Aufgaben primärer Prävention. Sie setzen die Definition von Zielen, das Wissen über die erforderlichen Inhalte sowie Fertigkeiten im Umgang mit den hierfür notwendigen Methoden voraus, so vor allem zur Motivation und Verhaltensänderung.

Nach der bestehenden medizinischen Aus-, Weiter- und Fortbildung sind Ärzte nur unzureichend zur Gesundheitsberatung von Patienten qualifiziert (v. Troschke u. Stößel 1981). Gleichzeitig wird die Kooperationsfähigkeit und -bereitschaft von Ärzten mit anderen Berufsgruppen bemängelt. Viele Ärzte verstehen sich als die allein zuständigen Experten in Gesundheitsfragen. Deswegen stoßen auch Bemühungen zur Vermittlung von Fertigkeiten in der Gesundheitsberatung häufig auf Desinteresse, weil man glaubt, ohnehin über die notwendigen Voraussetzungen zu verfügen. Eine realistische und kritische Einschätzung eigener Kompetenz fehlt jedoch weitgehend. Nicht zuletzt bildet die unzureichende Methodenkenntnis in der präventiven Medizin Anlaß für die Kritik nichtärztlicher Berufsgruppen am Omnipotenzverständnis der Mediziner.

Was bedeutet aktive Gesundheitsberatung für den Arzt?

Gesundheitsberatung bedeutet Anleitung und Hilfe zur Selbsthilfe. Das heißt aber auch, daß alle beteiligten Personen an einem Lernprozeß teilnehmen. Lernen wiederum bedeutet, eine meßbare Veränderung des Wissens, Könnens oder Verhaltens zu bewirken, die relativ beständig ist und sich durch Erfahrung bzw. Wiederholung stabilisiert. Der Erwerb von Fähigkeiten muß hierbei stärker berücksichtigt werden als deren Übermittlung, d. h., es sind Wege zu suchen, dem Patienten den Erwerb von Fähigkeiten zu erleichtern. Ein solches Bemühen führt zu Wechselbeziehungen zwischen Patient und Arzt und bedingt einen dynamischen Prozeß, in dem alle Beteiligten in den Lernvorgang eingebunden sind und sich verändern. Lernen erfolgt am effizientesten, wenn der Lernende selbst eine aktive Rolle einnimmt. Dies heißt z. B. für den Arzt, nicht nur Anweisungen, Ratschläge und Empfehlungen zu vermitteln, sondern den Patienten während des Erlernens neuer

Verhaltensweisen zu begleiten, ihn in seiner aktiven Rolle zu unterstützen und zu beraten.

Bemühungen im Rahmen der Gesundheitsberatung zum Erreichen angestrebter Verhaltensänderungen bedürfen einer kontinuierlichen und konkreten Planung des Interventionskonzepts, das die Ausarbeitung von Evaluationsverfahren einschließt. Zum Erreichen neuer, selbständiger Verhaltensweisen sind realisierbare, also auch kleine Lernschritte unverzichtbar. Beim Festlegen von Lernzielen ist deswegen zwischen Nah- und Fernzielen zu unterscheiden.

Gesundheitsberatung bedeutet für den Hausarzt auch, ein dominantes Verhalten und direktives Beraten, wie es in einer kurativen Medizin üblich ist, in Frage zu stellen und einen partnerschaftlichen Arbeitsansatz zu üben und anzuwenden. Dies setzt Beziehungslernen beim Arzt voraus, also Selbst- und Fremdwahrnehmung, Beobachtung und Erfahrung bei verbaler und averbaler Kommunikation, Fertigkeiten bei der Gesprächsführung und Kenntnisse bei nicht-direktiver Beratung. Nicht zuletzt ist auch Erfahrung im Umgang mit eigenen Ängsten und Widerständen nötig. Die Auseinandersetzung mit Rollenfunktionen, Rollenerwartungen und Vorbildfunktionen in übender Gruppenarbeit von Ärzten erleichtert die Kooperationsbereitschaft in interdisziplinärer Zusammenarbeit der Gesundheitsberatung. Denn der partnerschaftliche Arbeitsansatz schließt nicht nur den Patienten ein, sondern in einem erweiterten Aufgabenverständnis auch die nichtärztlichen Berufsgruppen, wie Psychologen, Pädagogen, Soziologen und die Mitarbeiter einer gemeindebezogenen Gesundheitssicherung.

Die Arbeitsgruppe „Gesundheitsberatung“

In den vergangenen Jahren werden Bemühungen und Aktivitäten nichtärztlicher Berufsgruppen deutlich, die Gesundheitsberatung aus der ärztlichen Aufgabenstellung auszugliedern. Als Begründung wird u. a. die unzureichende Qualifikation der Ärzte zur effektiven Gesundheitsberatung in einer kurativ orientierten Medizin, Desinteresse sowie die geringe Kooperationsfähigkeit und -bereitschaft der Mediziner, andererseits die von Illich (1975) beschriebene Gefahr einer weiteren Medikalisierung der Gesunden angeführt.

Medizin bemüht sich in ihrem Grundverständnis in den vergangenen Jahren nicht nur um eine Orientierung an der Krankheit, sondern am Menschen in seiner Umwelt mit den unterschiedlichsten sozialen Wechselbeziehungen. Damit gewinnt auch eine umfassende Gesundheitsberatung durch den Arzt an Bedeutung. Ihre kompetente Durchführung setzt auch epidemiologische Untersuchungen sowie Krankheits- und Verhaltensforschung voraus, bevor deren Ergebnisse bzw. Erkenntnisse in die Aus-, Weiter- und Fortbildung eingebracht werden. Anzustreben ist die Befähigung des Arztes, den Patienten als historische Individualität im Sinne sich ständig verändernder Wechselbeziehungen zwischen Körper, Psyche und sozialer Umwelt zu verstehen.

In den vergangenen 3 Jahren hat sich ein Arbeitskreis von Wissenschaftlern die Aufgabe gestellt, inhaltliche und methodische Grundlagen ärztlicher Gesundheitsberatung zu formulieren. Der Arbeitskreis aus Medizinern, Psychologen, Pädagogen, Soziologen und Juristen will durch seine interdisziplinären Bemühungen Anregungen für die Gesundheitsberatung durch den Arzt geben und vor allem seine praktischen Fähigkeiten verbessern. Theoretische Auseinandersetzung allein genügt dazu jedoch nicht. Deswegen muß die Empfehlung ausgesprochen werden, an praktisch übenden Fortbildungsangeboten teilzunehmen, um Erfahrungen bei der Umsetzung der inhaltlichen und methodischen Voraussetzungen ärztlicher Gesundheitsberatung zu sammeln. Dies kann z. B. im Rahmen von Seminaren der Akademien für ärztliche Weiter- und Fortbildung auch in Kooperation mit nichtärztlichen Berufsgruppen geschehen.

Leitfaden Gesundheitsberatung

Im vorliegenden Leitfaden zur Gesundheitsberatung wird besonders der pragmatische, also der handlungsorientierte Ansatz berücksichtigt. Die Autoren äußern sich dabei in ihren Beiträgen als Individuen und nicht als Vertreter von Gremien und Institutionen, in denen sie tätig sind. Durch die folgenden Abhandlungen sollte sich jeder Arzt und Interessierte, der Gesundheitsberatung durchführt, unabhängig von seinem Arbeitsplatz angesprochen fühlen.

Die Darstellungen des Buches bemühen sich um einen möglichst vollständigen Überblick zum Thema Gesundheitsberatung. Absicht der Ausführungen ist es, Ärzte und bei der Gesundheitsberatung kooperierende Personen zu informieren, Ziele und Methoden der Gesundheitsberatung aufzuzeigen und ihre Maßnahmen bewerten zu können.

Teil 1 – Grundlagen der Gesundheitsberatung: Definitionen, Theorien, Modelle – erläutert Definitionen zur Gesundheitsberatung und stellt wichtige Theorien und Modelle als Grundlagen dar. Die Ausführungen beziehen sich dabei auf Begründungen der Gesundheitsberatung auf der Basis medizinischer und sozialmedizinischer Forschungen und erläutern das Risikofaktorenmodell ebenso wie das Lebensweisenkonzept.

Die Beeinträchtigungen des Gesundheitsbefindens lassen sich 3 Grundphänomenen zuordnen, die in Regelkreisen der Umwelt, des Verhaltens und der Emotionalität bedeutsam sind. Aufgabe des Arztes ist es, Störungen dieser Gleichgewichte frühzeitig zu erkennen oder sie von vornherein zu verhindern. Dabei schwankt er häufig zwischen einem kurativen und präventiven Arbeitskonzept. Die Rahmenbedingungen der Gesundheitsberatung im Sozialversicherungssystem werden bisher in keiner Weise den differenzierten Aufgabenstellungen gerecht.

Teil 2 – Gesundheitsberatung: Information, Motivation und Handlungsanleitung – enthält Beiträge, die einen anwendungsfähigen Zugang zur Gesundheitsberatung vermitteln. Aufgrund der Darstellungen sollen der Arzt und Studierende in der Lage sein, wesentliche inhaltliche, motivative und verhaltenstherapeutische Ansätze zu verstehen und auf ihre praktische Umsetzung vorbereitet sein.

Bei der Analyse des Handlungsbereichs der Allgemeinmedizin gilt es besonders in der Interventions- und Stabilisierungsphase präventive Maßnahmen entsprechend den somatischen, psychischen, psychosozialen und sozialmedizinischen Angeboten und Anliegen der Patienten einzuleiten. Gerade der Langzeitkontakt zu Einzelpersonen und ihren Familien setzt eine partnerschaftliche Gesprächsführung des Arztes für eine wirkungsvolle Gesundheitsberatung voraus, ebenso wie seine Übung im Umgang mit Offenheit, Wahrnehmung und verschiedenen Interaktionsformen. Der Arbeitsansatz nach Balint kann dabei ebenso wie bei Beratungspsychologie und Verhaltenstherapie hilfreich sein, zumal Beziehungslernen in der Aus- und Weiterbildung der Ärzte bisher unzureichend geübt wird.

Ein Minimalkatalog ärztlicher Gesundheitsberatung zu den Risikofaktoren Rauchen, Alkoholkonsum, Hypertonie und Übergewicht leitet über zur Methodik präventiver Gesundheitsberatung, die auch Grundlage weiterführender Fortbildungsprogramme ist. Möglichkeiten der Motivation des Patienten zur Verhaltensänderung entscheiden ganz wesentlich über den Erfolg präventiver Konzepte. Lernsituationen von Erwachsenen sind durch räumliche, zeitliche und soziale Besonderheiten bestimmt und erfolgen nicht linear, sondern in Sequenzen durch Einstellungs- und Verhaltensänderung.

Die Kenntnis von Selbstkontrollstrategien und die Übung ihrer Anwendung erlaubt dem Gesundheitsberater die Unterstützung während der Phasen der Verhaltensänderung, während der Analyse, Bewertung und Verstärkung. Verhaltensweisen einer Person resultieren aus intrapsychischen sowie sozialen und materiellen Faktoren. Aufbauend auf diesem Wissen und entsprechender Erfahrung, wird interdisziplinäre Gesundheitsberatung im Bereich der Primär-, Sekundär- und Tertiärprävention konzipiert.

Teil 3 – Gesundheitsberatung in der ärztlichen Aus-, Weiter- und Fortbildung – vermittelt 5 Themenbereiche präventivmedizinisch relevanter Lehrinhalte für die ärztliche Ausbildung, nämlich epidemiologische Grundlagen, Grundlagen der Gesundheitserziehung, Gesundheitsbildung und Gesundheitsberatung sowie zu primärer, sekundärer und tertiärer Prävention. In der ärztlichen Weiter- und Fortbildung besteht in den einzelnen europäischen Ländern im Vergleich zu den USA ein teilweise inhaltlich, organisatorisch und methodisch abweichender Ansatz. Fragebögen und Interviews scheinen geeignet, Interventionen zur Beeinflussung von Risikofaktoren zu evaluieren.

Teil 4 – Gesundheitsberatung: Kooperation, Selbsthilfe und prospektive Konzepte – behandelt vordergründig Möglichkeiten gemeindenaher Prävention und ihre Umsetzung in interdisziplinäre Kooperation mit nichtärztlichen Berufsgruppen und sozialen Institutionen. Am Beispiel einer südhessischen Kleinstadt werden gesundheitsbildende Strategien detailliert in einem Stufen- und Netzplan umgesetzt. Längere Erfahrungen mit Gesundheitsberatung und -erziehung bestehen in Kanada. Dort bildet ein „Health Maintenance Guide“ die Grundlage gezielter präventiver Maßnahmen bei 34 Altersgruppen in der ärztlichen Primärversorgung. Allgemeinärzte entwickeln z. T. in Kooperation mit universitären Einrichtungen eigene Beratungsprogramme und evaluieren diese selbst.

Gesundheitliche Selbsthilfegruppen und ihre Zusammenarbeit mit Ärzten stellen auch in Deutschland in den letzten Jahren eine bewährte Möglichkeit dar, Gesundheitsprobleme zu erkennen, zu analysieren und zu lösen. „Keine Fragen, keine Ratschläge, jeder über sich selbst“ – trotz dieser 3 Grundregeln von Selbsthilfegruppen können Hausärzte im Spannungsgebiet zwischen medizinischen Experten und medizinischen Laien vermitteln, Vorurteile abbauen helfen und durch ihre Kompetenz wichtige eigenständige und ergänzende Funktionen wahrnehmen. Diese kooperativen Arbeitsmöglichkeiten schließen ab mit Überlegungen zur Gesundheitsberatung durch den Arzt im Jahr 2000. Szenarien, die Strukturenwandel und Paradigmenwechsel berücksichtigen, haben sich an 7 Ebenen der Einflußnahme auf Modellbildungsprozesse zu orientieren.

Der Leitfaden zur Gesundheitsberatung für den Arzt ergänzt durch die Vermittlung präventiver Inhalte und Methoden zur Motivation von Verhaltensänderung und bei der Begleitung und Unterstützung derselben das überwiegend kurative Konzept ärztlicher Aus- und Weiterbildung. Der Paradigmenwechsel der Medizin bewirkt nach Überwindung der Infektionskrankheiten – außer Aids – und durch die Errungenschaften der Hygiene in der westlichen Welt mit zunehmendem Durchschnittsalter der Bevölkerung auch andere ärztliche Schwerpunkte. Lebenswertes Leben, wie auch immer dies definiert werden mag, setzt neue Maßnahmen der Prävention zu Risikofaktoren und Lebensweisen nicht nur im hohen Alter, sondern bereits bei der Jugend mit Genußmittelkonsum und Wohlstandsverhalten voraus. Hierzu möchte dieses Buch, entstanden in der Kooperation von klinischen, theoretischen und praktischen Wissenschaftlern einen Beitrag leisten.

Literatur

Illich I (1975) Die Enteignung der Gesundheit. Rowohlt, Hamburg

Kirchner H-G (1982) Die Gesundheitsberatung in der Allgemeinpraxis. Med Dissertation, Universität München

Troschke J von, Stößel U (1981) Möglichkeiten und Grenzen ärztlicher Gesundheitsberatung. Gesomed, Freiburg i. Br.

Teil 1

Grundlagen der Gesundheitsberatung – Definitionen, Theorien, Modelle

Grundlagen der Prävention

J. v. Troschke

Ansätze zur Begründung präventiver Maßnahmen

Ratschläge und Empfehlungen zu gesundem Verhalten wurden schon immer gegeben. Wenn wir uns auf die Grundlagen besinnen, dann können wir 6 Ansätze voneinander unterscheiden, die in verschiedenen historischen Phasen entwickelt wurden und auch heute noch mehr oder weniger stark das Verständnis von Prävention beeinflussen. Am Anfang steht somit die Frage:
- Woher nehmen wir das Wissen für unsere gesundheitsbezogenen Ratschläge?

Hierzu lassen sich im wesentlichen folgende Begründungsansätze beschreiben:
- die vornaturwissenschaftlichen Ansätze,
- der Hygieneansatz,
- der Früherkennungsansatz,
- der epidemiologische Ansatz,
- der psychosomatische Ansatz,
- sozialwissenschaftliche Ansätze.

Diese sollen im folgenden beschrieben werden.

Vornaturwissenschaftliche Begründungsansätze

Bevor die Naturwissenschaften medizinisches Denken und Handeln beeinflußten, wurden Normen für gesundheitsförderndes Verhalten entwickelt.

Am Anfang stand *Erfahrungswissen*, das durch Beobachtung gesammelt und weitergegeben wurde. In der Auseinandersetzung mit der Welt und dem alltäglichen Kampf ums Überleben lernt der Mensch, was ihm „gut tut", d. h. seiner Gesundheit förderlich ist, und was sein Wohlbefinden stört, d. h. was Krankheit und Tod verursachen kann. Dieses empirisch gewonnene Wissen wird pragmatisch umgesetzt in individuelles Verhalten, das kollektiv tradiert, d. h. von Generation zu Generation weitergegeben wird. So lernt der junge Mensch, was man essen kann und was nicht, wovor man sich in acht zu nehmen hat und was Wohlbefinden vermittelt.

Diese auf konkreten Erfahrungen aufbauenden Verhaltensnormen wurden überlagert durch *magisch-religiöse Begründungen*. In dem Bedürfnis, die Welt und ihren Sinn zu verstehen, wurden Erklärungssysteme entwickelt, aus denen gesundheitsrelevante Verhaltensnormen hergeleitet wurden. Hierzu gehören Fastenzeiten ebenso wie das Verbot bestimmter Speisen (z. B. Schweinefleischverbot im Islam) oder Regelungen im Umgang mit Geburt, Geschlechtsreife, Sterben und Tod.

Eine Weiterentwicklung sind theoretische Erklärungsmodelle, die logisch und systematisch die Prozesse menschlichen Lebens zu erklären versuchen. Vorherrschend dabei sind *Harmoniemodelle*, die davon ausgehen, daß ein Gleichgewicht zwischen verschiedenen Zuständen (heiß/kalt, trocken/warm etc.) ein Zeichen von Gesundheit und entsprechend Krankheit ein Ausdruck von Ungleichgewichtigkeit sei. In diesem Zusammenhang ist das Modell der „sex res non naturalis" zu nennen, der zur Kultur gehörenden Lebensumstände, die die Beachtung eines hinreichenden Gleichgewichts fordern in bezug auf:
- Licht und Luft,
- Speise und Trank,
- Arbeit und Ruhe,
- Schlafen und Wachen,
- Ausscheidung und Zurückhaltung,
- Leidenschaft und Seelenruhe.

Hieraus konnte der Arzt Erklärungen für die Entstehung von Krankheiten sowie Empfehlungen herleiten für Maßnahmen zur Gesundheitsförderung und -erhaltung.
Wenn auch die Medizin im 20. Jahrhundert weitgehend durch naturwissenschaftliche Erklärungsansätze geprägt ist, so haben die 3 genannten Begründungen für gesundheitsrelevantes Verhalten immer noch eine weitreichende Bedeutung.
So orientiert man sich in der Selbstbehandlung (siehe hierzu BMA 1981) von Beschwerden und Befindlichkeitsstörungen
- an eigenen Erfahrungen mit typischen Krankheitsverläufen und darauf bezogenen Behandlungserfolgen (z. B. Erkältungskrankheiten);
- an ganzheitlichen Vorstellungen von gesundem Leben, die in religiöse oder weltanschauliche (z. B. anthroposophische) Erklärungsmodelle eingefügt sind;
- an Gleichgewichtsmodellen (wie z. B. kalte und heiße Wasseranwendungen, Bettruhe zur Schonung etc.).

Die besondere Bedeutung dieser Ansätze ergibt sich aus der Verbindung konkret nachvollziehbarer eigener Erfahrung mit plausiblen, übergreifenden Theorien, die das selbst Erfahrene sinnhaft erklären. Ein hervorragendes Beispiel für ein in Jahrtausenden gewachsenes Erklärungssystem für Gesundheit und Krankheit mit einem ganzheitlichen Präventionskonzept ist die indische Ayurveda-Medizin.

Hygieneansatz

Tradiertes Erfahrungswissen (z. B. über die Wirkungen von verdorbenem Fleisch) sowie Erkenntnisse über vitaminarme Ernährung (Skorbut) und Ansteckungsgefahren (bei Epidemien etc.) wurden mit dem Einbringen naturwissenschaftlich-experimenteller Methoden in die Medizin abgesichert und führten zur Entwicklung des Hygienegedankens im 17. und 18. Jahrhundert mit einem Höhepunkt im 19. Jahrhundert. Mit dem wachsenden Interesse des Staates an der Gesundheit des einzelnen Bürgers und der Entwicklung der Idee eines bürgerlichen Rechts auf Gesundheit wurden die Prinzipien einer öffentlichen Hygiene entwickelt. Dabei wurden nicht nur die naturwissenschaftlich objektivierbaren Ursachen von Krankheit beachtet, sondern darüber hinaus soziale Krankheitsursachen, die in den elenden Lebensbedingungen der unteren sozialen Klassen lagen, mit bedacht. Hervorragend in diesem Zusammenhang ist das 4bändige Werk von Frank (1779), in dem er das „System einer vollständigen medizinischen Polizey“ entwickelt und alle Fragen der privaten und behördlichen Gesundheitsvorsorge und Krankheitsbetreuung abgehandelt werden. Die Hygieneidee als Konzept staatlicher Wohlfahrtsfürsorge war ein wesentliches Element staatspolitischer Konzeptionen im 18. und 19. Jahrhundert. Erst die Entdeckung der Erreger von Infektionskrankheiten sowie die Entwicklung wirksamer pharmakologischer Therapien drängte diesen Gedanken in den Hintergrund und führte zu dem derzeit bestehenden Übergewicht der kurativen Medizin gegenüber der präventiven Medizin. Der Hygieneansatz hat aber auch heute noch eine weitreichende Bedeutung. So bestimmt die Vorstellung der Identifikation von Noxen, der Vermeidung von Expositionen bzw. Infektionen sowie des Aufbaus prophylaktischer Schutzmechanismen präventives Denken. Bemerkenswert dabei ist, daß der Gedanke der Sozialhygiene (u. a. Virchow, Neumann, Grotjan) im Sinne sozialprophylaktischer Maßnahmen sich in der Medizin weniger durchsetzen konnten als in der Infektionshygiene. Die psychosozialen Aspekte wurden stärker von den Sozialwissenschaften (Psychologie, Sozialpsychologie, Soziologie) vertreten und in sozialstaatlichen Maßnahmen politisch umgesetzt. So haben viele unserer wohlfahrtsstaatlichen Regelungen nicht nur die Funktion eines Ausgleichs im Sinne sozialer Gerechtigkeit, sondern darüber hinaus präventive Wirkungen (z. B. durch die Verhinderung von Hunger, Obdachlosigkeit etc.).

Früherkennungsansatz

Mit der Entwicklung, Ausdifferenzierung und Standardisierung diagnostischer Methoden sowie ihrer preisgünstigen Massenfertigung schien in den 60er Jahren dieses Jahrhunderts der Traum von einer möglichst frühzeitigen und damit wirkungsvollen Bekämpfung von Krankheiten sich verwirklichen zu lassen. Nach den Erfolgen der Röntgenreihenuntersuchungen zur Bekämpfung der Tuberkulose nach dem 2. Weltkrieg wurde in den 60er Jahren die Forderung erhoben nach regelmäßigen Gesundenuntersuchungen (sog. Screening), mit denen behandlungsbedürftige Krankheiten rechtzeitig erkannt werden sollten. Dies galt v. a. für solche Krankheiten, bei denen die Wirksamkeit therapeutischer Interventionen nur begrenzt ist (Krebs, Herz-Kreislauf-Erkrankungen etc.). Die Folge war die Einführung der kostenlosen Krebsfrüherkennungsuntersuchungen für Frauen und Männer sowie der Kleinkinder- und Schwangerschaftsuntersuchungen. Während im Bereich der Schwangerschaftsvorsorge sowie der Kinderuntersuchungen u. a. durch hohe Teilnahmequoten eindeutige Erfolge erzielt werden konnten, waren die Ergebnisse der Krebsfrüherkennung insofern enttäuschend, als nur relativ kleine Bevölkerungsgruppen zur Teilnahme motiviert werden konnten. Die gesundheitspolitische und wissenschaftliche Diskussion um die Einführung von Herz-Kreislauf-Früherkennungsuntersuchungen führte sogar dazu, daß wegen unzureichender diagnostischer Methoden und der begrenzten therapeutischen Interventionsmöglichkeiten auf ihre breite Einführung verzichtet wurde.

Das Früherkennungskonzept kommt dem Selbstverständnis ärztlichen Handelns im Gesundheitssystem der BRD am Ende des 20. Jahrhunderts insofern entgegen, als es den kurativen Ansatz mit der Vorsorge verbindet. Der Arzt als Fachmann für die Diagnose und Therapie von Krankheiten soll seine spezifische Kompetenz möglichst frühzeitig und damit wirkungsvoller einsetzen.

Epidemiologischer Ansatz

Entscheidend für die wissenschaftliche Begründung des derzeit vorherrschenden Verständnisses von Prävention sind Ergebnisse epidemiologischer Studien, in denen an großen Bevölkerungsgruppen Zusammenhänge zwischen sog. Risikofaktoren und Krankheiten korrelationsstatistisch nachgewiesen werden konnten. Wesentlich für den epidemiologischen Ansatz ist der mathematisch bewiesene Bezug zwischen isolierbaren Merkmalen auf der einen und medizinisch diagnostizierbaren Krankheiten bzw. Todesfällen auf der anderen Seite. Dabei wurden 2 Hypothesen zugrunde gelegt: Zum einen, daß die gemessenen statistischen Korrelationen nicht zufällig, sondern kausal bedingt sind. Zum anderen, daß diese Kausalität einseitig gerichtet ist, dergestalt daß Risikofaktoren Krankheiten verursachen oder zumindest verursachen können. Das Problem des Risikofaktorenansatzes liegt in der Entwicklung lückenloser theoretisch begründeter Erklärungsmodelle für die gemessenen statistischen Zusammenhänge. Von der hierzu publizierten Arbeiten ist die von Schaefer u. Blohmke (1978) zu einer „Hierarchie der Risikofaktoren" am bekanntesten geworden. Die Autoren unterscheiden zwischen verschiedenen Ordnungsstufen und konstruierten Beziehungszusammenhänge zwischen Umweltfaktoren (soziale und materielle Umwelt), psycho-sozialen Faktoren (Kognitionen, Emotionen, Einstellungen, Verhalten) und somatischen Faktoren (Blutfettwerte, Blutdruck etc.), die letztlich eine manifeste Krankheit verursachen. Da die meisten epidemiologischen Daten sich auf Herz-Kreislauf-Erkrankungen beziehen, wurde dieses Beispiel gewählt (Abb. 1).

Die verschiedenen, im Sinne des Regelkreismodells als positiv oder negativ charakterisierten Beziehungen sind z. T. hypothetisch. Schaefer hat deshalb vorgeschlagen, zwischen Risikoindikatoren und Risikofaktoren zu unterscheiden, wobei der Indikatorbegriff immer dann gewählt werden sollte, wenn ein eindeutig kausaler Zusammenhang bisher nicht nachgewiesen werden konnte. Diese Unterscheidung hat sich in der wissenschaftlichen Diskussion nicht durchgesetzt, u. a. weil eine eindeutig begriffliche Abgrenzung oft nicht möglich ist.

Die entscheidende Überprüfung des Risikofaktorenmodells besteht in der Umsetzung der diagnostizierten Zusammenhänge im Sinne gezielter prospektiver Interventionsstudien, in denen versucht wird, die Verteilung von Risikofaktoren in abgegrenzten Populationen zu reduzieren und als Folge eine Verminderung von Morbiditäts- und Mortalitätsraten nachzuweisen. In der BRD wird derzeit die „Deutsche Herz-Kreislauf-Präventionsstudie" (DHP) durchgeführt, in der über einen Zeitraum von 8 Jahren hinweg in 7 Studiengemeinden umfassende Interventionsmaßnahmen durchgeführt und systematisch evaluiert werden.

Die Logik des epidemiologischen Ansatzes liegt in der naturwissenschaftlich-mathematischen Identifikation von Noxen (Risikofaktoren) und deren Bekämpfung

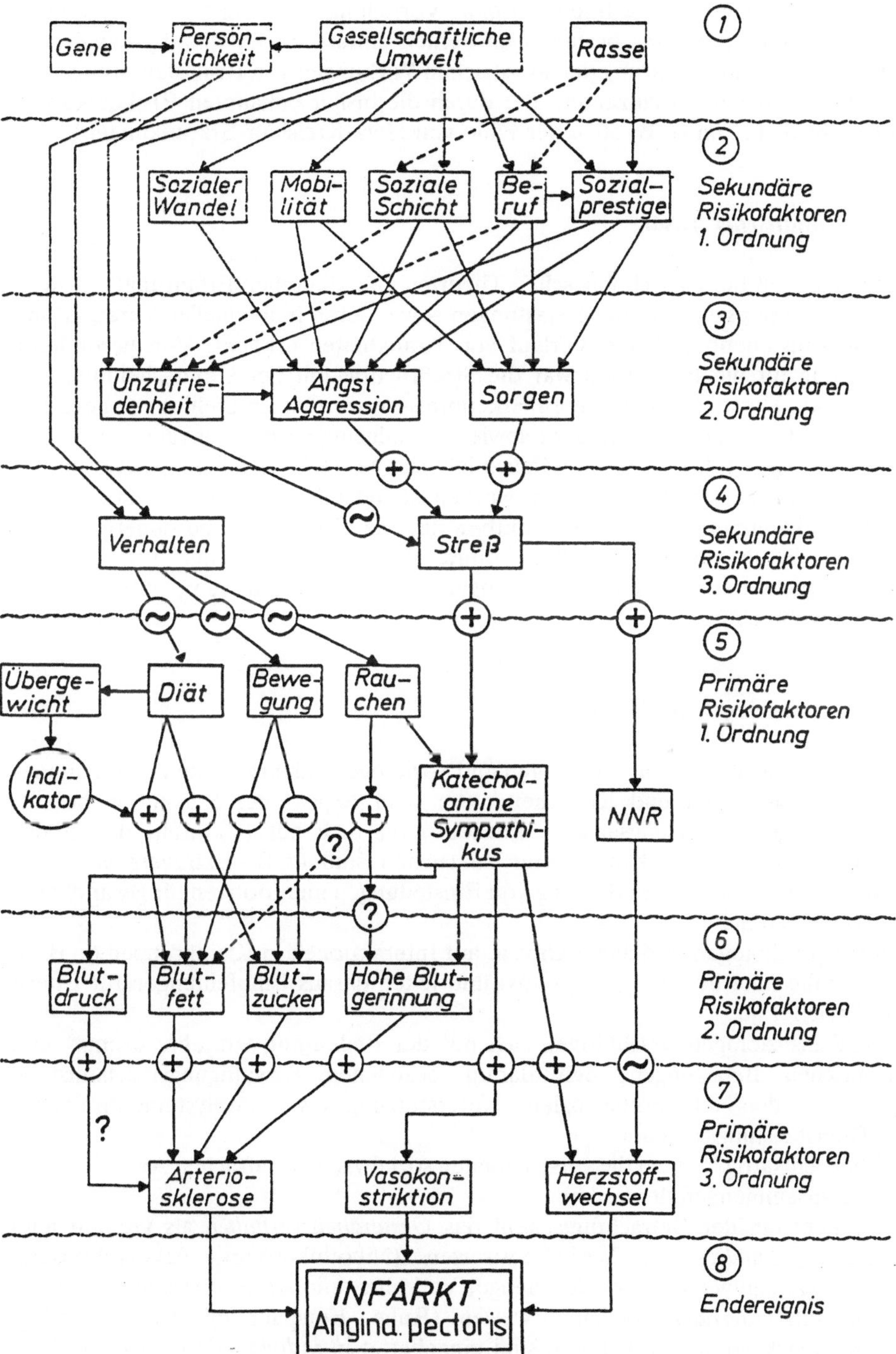

Abb. 1. Die Hierarchie der Risikofaktoren am Beispiel von Herz-Kreislauf-Erkrankungen. (Nach Schaefer 1976)

durch Maßnahmen, die die Intensität bzw. Verteilung von Risikofaktoren vermindern. Die Hauptprobleme bestehen im Fehlen umfassender pathophysiologischer Kausalmodelle zur Erklärung der spezifischen Wirkungen von Risikofaktoren sowie in dem begrenzten Varianzanteil, der durch die bisher bekannten Risikofaktoren erklärt werden kann (z. B. 50% der Fälle von Herz-Kreislauf-Erkrankungen).

Psychosomatischer Ansatz

Aufbauend auf tiefenpsychologischen Theorien und klinischen Erfahrungen, wurde die Bedeutung psychosozialer Belastungen sowie deren individueller Verarbeitung für die Entstehung und den Verlauf von Krankheiten erkannt. Von besonderer Bedeutung für die Prävention war die Streßtheorie mit der Unterscheidung von „Eu"- und „Dysstreß". Aus diesen Erkenntnissen wurden Empfehlungen hergeleitet für die Erziehung von Kindern sowie eine allgemeine Psychohygiene im Sinne gesunder Lebensführung. Grundsätzlich läßt sich feststellen, daß die psychosomatische Medizin v. a. kurativ wirksam geworden ist und außer allgemeinen Ratschlägen zur Konfliktvermeidung bzw. Konfliktbewältigung bisher keine besondere Bedeutung für die Prävention gewinnen konnte. Die breitgefächerten Angebote zur Psychohygiene (Yoga, Meditationsübungen etc.) wurden v. a. von psychologischer Seite eingebracht.

Sozialwissenschaftliche Ansätze

Auch Psychologen, Sozialpsychologen und Soziologen haben sich mit den Phänomenen von Gesundheit und Krankheit unter dem Aspekt der Prävention befaßt. Psychologische Erklärungsansätze konzentrieren sich auf Faktoren, die in der individuellen Persönlichkeitsstruktur zu suchen sind (z. B. Extraversion versus Introversion), sowie die Bedeutung von Einstellungen und Motiven für gesundheitsbezogenes Verhalten.

Sozialpsychologen beziehen sich v. a. auf Interaktionen in Kleingruppen (z. B. in der Familie oder in sog. Peer-groups) und leiten daraus Empfehlungen für Eltern und Erzieher ab.

Medizinsoziologen beschäftigen sich mit der Bedeutung von „life events" und chronischen Belastungen, den darauf bezogenen Bewältigungsmechanismen („coping"), den Netzwerken sozialer Unterstützung sowie den Systemen präventiver Dienstleistungsangebote.

Übersichtsartig können die verschiedenen sozialwissenschaftlichen Ansätze wie in Abb. 2 zusammengefaßt werden.

Im Zentrum der Betrachtung steht das *Gesundheitsverhalten* als Gesamt aller gesundheits*schädigenden* Verhaltensweisen (Nikotinkonsum, Alkoholkonsum, Nahrungszusammensetzung und -menge, Verkehrs- und Arbeitsverhalten etc.) und gesundheits*fördernden* Verhaltensweisen (Ruhe, Entspannung, Körpertraining, Selbstverwirklichung etc.). Diese sind eingebettet in *individuelle Lebensstile bzw. Lebensweisen*, die als Gewohnheiten den jeweiligen Lebensbedingungen sowie den Verhaltenserwartungen der Bezugspersonen und Bezugsgruppen angepaßt sind.

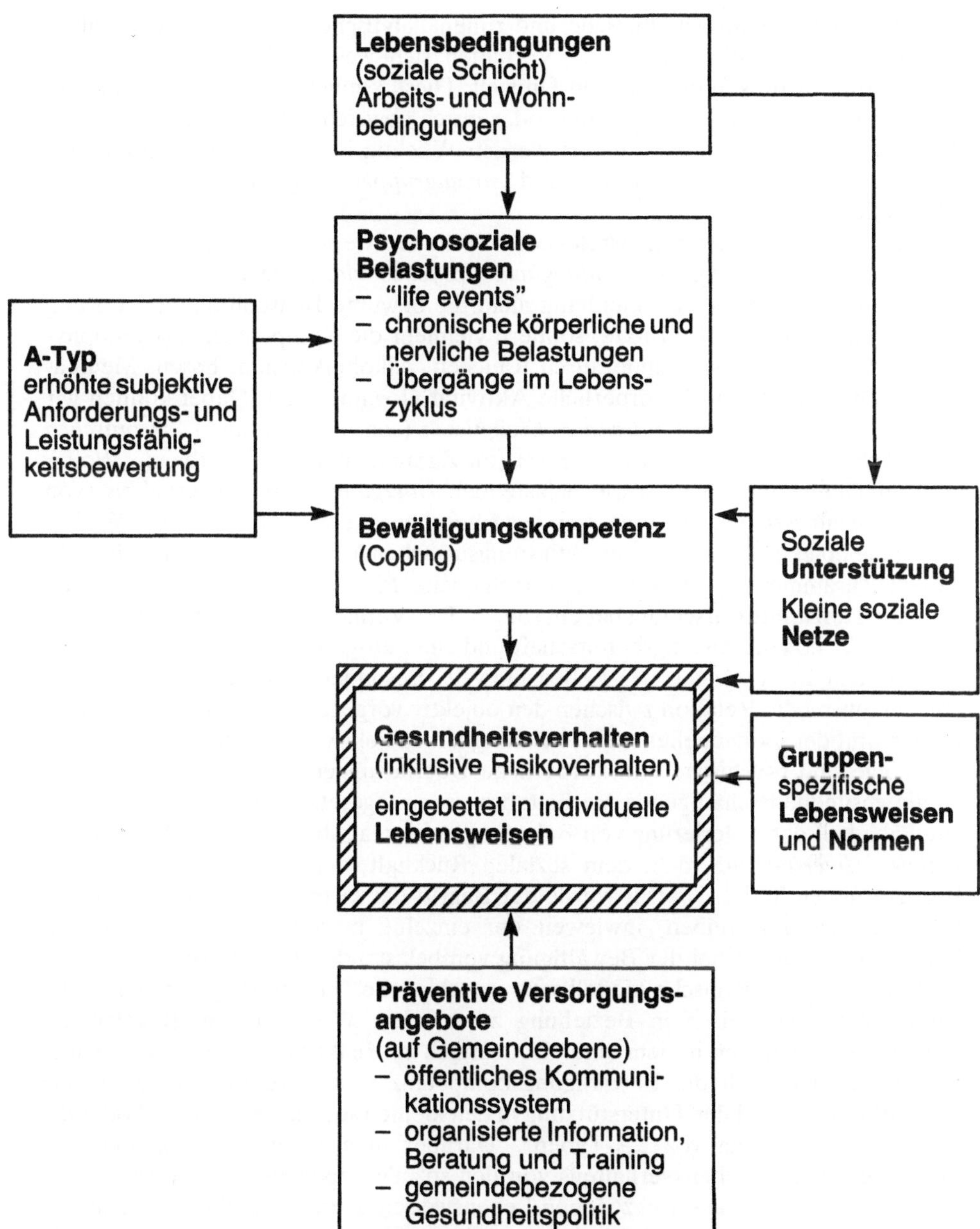

Abb. 2. Sozialwissenschaftliche Erklärungsansätze für Gesundheitsverhalten

Ethnologische, sozialpsychologische und rollenanalytische Untersuchungen haben herausgearbeitet, daß individuelles Verhalten sich wesentlich orientiert an den Verhaltenserwartungen der sozialen Umwelt. Diese können durch Normbefolgung positiv verstärkt (hohe Normgeltung) oder durch abweichendes Verhalten in ihrer Bedeutung relativiert und verändert werden. Wichtig ist der Zusammenhang mit *individuellen Lebensgewohnheiten* und *sozialgruppenspezifischen Lebensweisen* („life styles").

Daneben werden gesundheitsrelevante Verhaltensweisen von vielen Menschen angewandt zur *Bewältigung der alltäglichen psychosozialen Belastungen.* Bewältigung meint in diesem Zusammenhang nicht die bewußte Bearbeitung und Lösung der zugrundeliegenden Konflikte, sondern vielmehr die Kompensation psychophysiologischer Spannungszustände durch Rauchen, Alkoholkonsum, Essen, Medikamente, Drogen oder auch körperliche Aktivität (Jogging etc.). Dabei können wir zwischen *akuten lebensverändernden Ereignissen* (sog. „life events"), *chronischen körperlichen und nervlichen Belastungen* (im Zusammenhang mit Arbeits-, Wohn- und Familienbedingungen) sowie belastenden *Übergängen im Lebenszyklus* (von der Schule zur Arbeitswelt, Verlassen des Elternhauses etc.) unterscheiden. Wichtiger als die objektiv bestimmbaren Belastungsursachen ist das subjektive Erleben. In diesem Zusammenhang lassen sich verschiedene *Persönlichkeitstypen* unterscheiden. Die Herzinfarktforschung hat ein sog. A-Typ-Verhaltensmuster herausgearbeitet mit einer hohen Leistungsbereitschaft und einer ausgeprägten Abhängigkeit von den sozialen Bewertungen der Lebensumwelt. Besondere Probleme können sich ergeben, wenn die Relation zwischen den objektiv vorgegebenen Leistungsanforderungen und der individuellen Leistungsfähigkeit subjektiv falsch eingeschätzt wird. Die Folge sind psychische und körperliche Überlastungen, zu deren Bewältigung häufig gesundheitsschädigende Verhaltensweisen eingesetzt werden. Die individuelle Fähigkeit der Tolerierung von Belastungen ist u. a. abhängig vom Ausmaß der *sozialen Unterstützung*, d. h. dem sozialen Rückhalt, den der einzelne in seinen Bezugsgruppen findet. Hierfür wurde der Begriff der *kleinen sozialen Netze* eingeführt, um zu beschreiben, inwieweit der einzelne in seinen sozialen Gruppen Unterstützung findet bei der Bewältigung von belastenden Erlebnissen.

Dieses psychodynamische Modell setzt verschiedene Teilaspekte gesundheitsrelevanter Verhaltensweisen in Beziehung zueinander. Wie in einem Regelsystem führen Veränderungen in dem einen Teilbereich zu Reaktionen in anderen Teilbereichen. So läßt sich die Bewältigungskompetenz positiv verändern durch eine Verstärkung der sozialen Unterstützung in den kleinen sozialen Netzen und/oder die individuelle Beratung von „A-Typen". Darüber hinaus wird die Abhängigkeit individuellen Gesundheitsverhaltens von den sozialgruppenspezifischen Lebensbedingungen und den darauf bezogenen Lebensweisen deutlich. Schließlich kann die Verfügbarkeit *präventiver Versorgungsangebote* als eine intervenierende Variable unter anderen deutlich gemacht werden.

Nach diesen sozialwissenschaftlichen Erklärungsansätzen wird *individuelles Gesundheitsverhalten* ausgelöst durch Stimuli in sozialen Situationen (wobei die bewußten Vor- und Nachteile von Verhaltensalternativen gegeneinander abgewogen werden – sog. Cost-benefit-Ansatz) und ist eingebettet in das alltägliche Leben sozialer Gruppen sowie beeinflußt durch das Norm- und Wertsystem der umgebenden Gesellschaft bzw. Kultur.

Tabelle 1. Erkenntnisansätze in der Präventivmedizin

Erkenntnisansätze	Ergebnisse	Präventive Schlußfolgerungen
Vornatur-wissenschaftliche Ansätze	Erfahrungswissen Magisch-religiöse Systeme Harmoniemodelle	soziale Normen für „richtiges" Verhalten Religiös begründete Gebote und Verbote Empfehlungen für gesundheitsfördernde Lebensweisen
Hygieneansatz	Vermeidung von Noxen	Hygienevorschriften
Früherkennungsansatz	Frühsymptome von Krankheiten	Frühdiagnose (sog. Vorsorgeuntersuchung) und Frühtherapie
Epidemiologischer Ansatz	Risikofaktoren	Interventionen zur Reduktion von Risikofaktoren
Psychosomatischer Ansatz	Pathogene Wirkungen von Stressoren bzw. psychosozialen Belastungen	Therapien zur Bewältigung von Dysstreß
Sozial-wissenschaftliche Ansätze	Lebensbedingungen, Lebensweisen bzw. -stile Psychosoziale Unterstützung versus soziale Isolation Psychosoziale Bewältigungsmuster („coping") Persönlichkeits-strukturen	Soziale Reformen zur Reduktion gesundheitsschädigender Strukturen und psychosoziale Unterstützungen von Belastungen („network forming") im Sinne des Health promotion Konzeptes des Lotto

Tabelle 1 macht deutlich, daß ärztliche Gesundheitsberatung sich nicht nur auf Informationen über Risikofaktoren sowie Ratschläge zu deren Reduktion beschränken kann. Vielmehr kann sie aufbauen auf Erfahrungswissen von Laien über gesundes Leben und auf sozialwissenschaftlichen Erkenntnissen über den Einfluß psychosozialer Faktoren.

Methoden zur Beeinflussung gesundheitsrelevanter Faktoren

Aus den herausgearbeiteten Begründungsansätzen wurden unterschiedliche Maßnahmen zur Prävention hergeleitet. Dabei können wir grundsätzlich unterscheiden zwischen Maßnahmen, die

- sich direkt oder indirekt an das Individuum wenden, um dieses zu dem als richtig erkannten Gesundheitsverhalten zu bewegen (Erziehung, Aufklärung, Beratung);
- die sozialen Strukturen als Rahmenbedingungen für gesundheitsrelevantes Verhalten zu ändern suchen (Politik).

Die personenbezogene Prävention war bisher vorherrschend. Dabei kann man fünf (z. T. sich überschneidende) Phasen voneinander unterscheiden:

1. Phase: Volksbelehrung durch Unterrichtung und moralische Appelle (typische Medien: Predigt, Flugblätter etc.).

2. Phase: Gesundheitsaufklärung durch Information und Überzeugung (typische Medien: Gesundheitshausbücher).

3. Phase: Werbepsychologische Beeinflussung durch Massenkommunikationsmittel (typische Medien: Broschüren, Merkblätter, Comics, Buttons, TV-Spots, Filme etc.).

4. Phase: Psychische und soziale Unterstützung von Individuen und sozialen Gruppen bei der Realisierung gesundheitsfördernder Verhaltensweisen im Kontext ihrer alltäglichen Lebensumwelt (typische Medien: verhaltenspsychologische Trainingskurse, Selbsthilfegruppen, individuelle Gesundheitsberatung etc.).

5. Phase: Aktivierende Gemeinwesenarbeit zur (Weiter)entwicklung primärer und sekundärer Netzwerke (typische Medien: Sozialarbeit, Selbsthilfeaktionen etc.).

Methodenfragen wurden in der Prävention lange Zeit nicht hinreichend diskutiert. Deshalb verwundert es nicht, daß die Vermittlung medizinischer Informationen verbunden mit moralischen Appellen als ausreichend angesehen wurde. Die geringe Effektivität dieser Bemühungen führte anfangs dazu, daß man versuchte, Informationsmaterialien durch die Berücksichtigung didaktischer und werbepsychologischer Erkenntnisse zu verbessern. So entstand eine Vielzahl von Informationsmedien, die inzwischen kaum noch zu überblicken sind. Erst in den letzten 10 Jahren wurden verstärkt Bemühungen unternommen, interventive Maßnahmen zur Beeinflussung des Gesundheitsverhaltens gezielt einzusetzen und im Zusammenhang mit Theorien zur Erklärung gesundheitsrelevanter Verhaltensweisen zu begründen. Tabelle 2 gibt eine Übersicht über interventive Ansätze und deren theoretische Begründung.

Die *kognitive Dissonanztheorie* von Festinger (1957) erklärt die Tatsache, daß die Wissensvermittlung über richtiges Gesundheitsverhalten häufig nicht zu der erwünschten Verhaltensänderung führt. Wenn andere verhaltensbestimmende Faktoren wirksamer sind, wird das Gesundheitswissen verdrängt oder dem Verhalten angepaßt (z. B. entschuldigt der Raucher sein Verhalten damit, daß er genügend alte Menschen kennt, die viel geraucht haben). Die Tatsache, daß Menschen dazu neigen, Verhalten und Wissen in Einklang zu bringen, kann interventiv dadurch genutzt werden, daß immer wieder neue Informationen gegeben werden, die bei den Adressaten Dissonanzen herstellen, die schließlich dann doch zur Korrektur des Verhaltens führen.

Tabelle 2. Übersicht über Theorien zur Erklärung gesundheitsbezogener Verhaltensweisen bzw. als Ansätze zielgerichteter Gesundheitserziehung, -aufklärung und -beratung

Theoretische Erklärungsansätze	Interventive Ansätze
Einstellungstheorien Kognitive Dissonanztheorie (Festinger 1957)	Interventionsmaßnahmen zur Vermittlung dissonanter Kognitionen zum bisherigen Gesundheitswissen
Health-belief-Modell (Rosenstock 1974) Behavior-decision-Modell (Ajzen u. Fishbein 1980)	Vermittlung von Überzeugungen, daß – bestimmte Verhaltensweisen gesundheitsgefährdend sind, – der Ansprechpartner persönlich betroffen ist, – eine Verhaltensänderung dem Ansprechpartner Nutzen bringt, – der Verhaltensänderung keine großen Barrieren gegenüberstehen.
Social-learning-Theorie (Bandura 1971)	Eingriffe in Prozesse der Sozialisation und Verstärkung gesundheitsbezogenen Verhaltens
Theorien zur Bewältigung („coping") psychosozialer Belastungen (Lazarus 1984)	Vermittlung von Fähigkeiten zur Bewältigung psychosozialer Belastungen (z. B. Autogenes Training)
Social-support-Modelle (kleine soziale Netze; Trojan 1986)	Vermittlung von sozialer Unterstützung durch Selbsthilfegruppen und Selbsthilfeorganisationen Aktivierende Gemeinwesenarbeit
„Life style", Lebensweisenansatz (Levin 1983; Wenzel 1983)	Beeinflussung sozialgruppenspezifischer Lebensstile, u. a. durch die Überzeugung von „opinion leadern" (z. B. Schüler)
Soziale Lage (belastende Arbeits- und Wohnbedingungen; Rose und Marmot 1981)	Verbesserung der sozialen Lage durch politische Entscheidungen

Das *Health-belief-Modell* von Rosenstock (1974) sowie das *Behavior-decision-Modell* von Ajzen und Fishbein (1980) erklären präventives Verhalten als das Ergebnis von Entscheidungsprozessen, bei denen subjektive Überzeugungen bzw. der Glaube an die Richtigkeit gesundheitserzieherischer Botschaften bedeutsam ist. Hieraus läßt sich die Konsequenz ziehen, daß Überzeugungen zu beeinflussen sind durch Methoden, die v. a. glaubwürdig sein müssen. Dabei kommt der persönlichen Beratung durch eine als vertrauenswürdig akzeptierte Person eine besondere Bedeutung zu. In diesem Zusammenhang wurde von der *Social-learning-Theorie* die Funktion des Modellernens herausgearbeitet, d. h. die Tatsache, daß Menschen ihr Verhalten an Bezugspersonen bzw. Bezugsgruppen orientieren, die sie als vorbildhaft einschätzen. Die Konsequenz aus dieser Erkenntnis war, daß versucht wird,

Prominente und Stars dazu zu bringen, sich in der Öffentlichkeit demonstrativ gesundheitsbewußt zu verhalten und somit als Vorbild zu wirken.

Theorien, die die Funktion des Konsums von Genußmitteln zur *Bewältigung psychosozialer Spannungen* herausgearbeitet haben, führten zur Entwicklung von Methoden, die alternative Bewältigungsmuster anbieten bzw. verhaltenspsychologische Trainingsmodelle zur Konditionierung gesundheitsfördernder Bewältigungstechniken einsetzen. Erkenntnisse über die Bedeutung der sozialen Unterstützung wurden präventiv aufgegriffen durch die Förderung von Selbsthilfegruppen und -organisationen, u. a. mit den Methoden der aktivierenden Gemeinwesenarbeit.

Der Lebensweisenansatz wurde umgesetzt in Maßnahmen zur Beeinflussung von Meinungsführern („opinion leadern") in den Peer-groups von Jugendlichen, damit diese die Verhaltensnormen in ihren Gruppen im Sinne einer Reduzierung gesundheitsriskanter Verhaltensweisen einsetzen.

Modellhaft lassen sich die verschiedenen Betrachtungsebenen ineinander geschachtelt – wie eine russische Holzpuppe – darstellen.

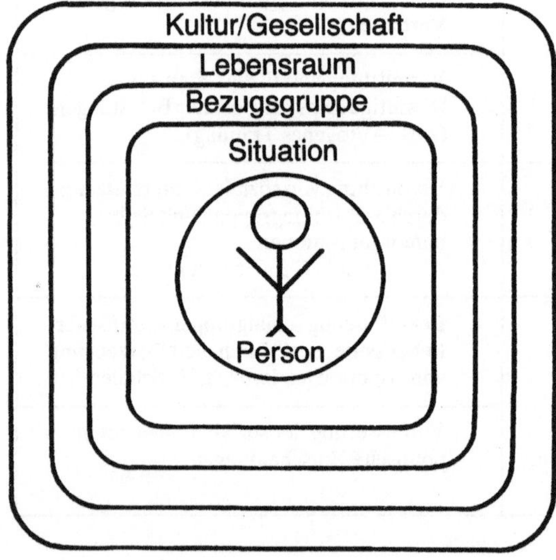

Abb. 3. Die verschiedenen Betrachtungsebenen hinsichtlich der Beeinflussung präventiven Verhaltens

Im Zentrum steht die individuelle Person, die in jeweils aktuellen Situationen ihre (zumeist unbewußten) Verhaltensentscheidungen fällt, beeinflußt durch die Verhaltenserwartungen ihrer Bezugsgruppe in ihren alltäglichen sozialen Lebensräumen und unter den Lebensbedingungen der umgebenden Kultur bzw. Gesellschaft.

So gesehen kommt der haus- bzw. familienärztlichen Gesundheitsberatung eine besondere Bedeutung zu. Der Arzt kennt einen großen Teil seiner Patienten über einen längeren Zeitraum hinweg, er weiß um deren häusliche, familiäre Lebensbedingungen, er kennt ihre Lebens- und Krankengeschichte und kann somit individuell die wesentlichen Faktoren gesundheitsrelevanten Verhaltens beeinflussen.

Tabelle 3 ordnet den aufgezeigten Zielen entsprechende Methoden zu.

Tabelle 3. Ziele und Methoden in der präventiven Gesundheitsberatung

Ziel	Methode
Vermittlung von Kenntnissen über gesundheitsfördernde und gesundheitsschädigende Verhaltensweisen	– Gespräch – Schriftliches Informationsmaterial – Filme, Videos
Beeinflussung von Einstellungen (bzw. Überzeugungen) über die Notwendigkeit gesundheitsbewußten Verhaltens	– Gespräch – Schriftliches Informationsmaterial – Filme, Videos – Selbsthilfegruppen
Training neuer gesundheitsfördernder Verhaltensweisen	– Lernprogramme – Gruppentrainingskurse
Unterstützung zur Beibehaltung der neuen gesundheitsfördernden Verhaltensweisen	– Einzelgespräch – Paargespräch – Selbsthilfegruppen

Eine besonders wichtige Methode ärztlicher Gesundheitsberatung ist das Gespräch, in dem Kenntnisse vermittelt, Einstellungen positiv beeinflußt und Verhaltensänderungen positiv verstärkt bzw. unterstützt werden können.

Zur Informationsvermittlung kann das Gespräch durch schriftliches Informationsmaterial unterstützt werden. Dabei empfiehlt es sich, den Patienten auf solche Textstellen hinzuweisen, die ihn persönlich betreffen, und ihn aufzufordern, wichtige Textpassagen zu Hause in Ruhe nachzulesen. Für die Klärung der noch offenen Fragen sollte dann mindestens noch ein weiteres Gespräch vereinbart werden. Videofilme (die inzwischen von einigen Organisationen für ärztliche Wartezimmer produziert werden) sind ebenfalls geeignet zur Vermittlung von Kenntnissen bzw. zur Einstellungsänderung.

Besonders wirksam sind Selbsthilfegruppen gleichermaßen Betroffener, an die man Patienten weiterverweisen kann. Der Haupterfolg von Selbsthilfegruppen liegt im wechselseitigen Erfahrungsaustausch und der positiven Verstärkung erwünschter Verhaltensänderungen.

Wenn der Patient sich entschlossen hat, sein Verhalten zu ändern, empfiehlt sich auch die Anwendung bzw. Empfehlung lernpsychologischer Programme zum systematischen Verhaltenstraining (z. B. Raucherentwöhnungskurse).

Im Zentrum ärztlicher Gesundheitsberatung steht aber in jedem Fall das Gespräch, in dem die besondere Lebenssituation des einzelnen Menschen herauszuarbeiten ist, um das Gesamt gesundheitsfördernder sowie gesundheitsschädigender Verhaltensweisen zu verstehen und gezielte Empfehlungen geben zu können.

Definitorische Abgrenzungen präventiver Handlungsfelder

An dieser Stelle ist es sinnvoll, einen Überblick über das Gesamt medizinischer Prävention am Beispiel der Begriffsdefinitionen zu geben, die sich in den letzten Jahren eingebürgert haben.

Präventive Maßnahmen lassen sich sowohl der Prophylaxe (d. h. der Krankheitsvorbeugung) sowie der Rehabilitation zuordnen. Nach einer Definition der Weltgesundheitsorganisation unterscheidet man deshalb verschiedene Formen von Prävention:

- *primäre Prävention* („health promotion"), d. h. Maßnahmen zur vorbeugenden Gesundheitserziehung mit dem Ziel der Verhinderung der Entstehung von gesundheitsriskanten Verhaltensweisen;
- *sekundäre Prävention* („health preservation"), d. h. Maßnahmen zur vorbeugenden Gesundheitserziehung mit der Identifikation von Risikofaktoren im Verhalten bzw. in der Umwelt;
- *tertiäre Prävention* („health restauration"), d. h. der unterstützenden Gesundheitserziehung zur Reduktion von Risikofaktoren bzw. Gesundheitswiederherstellung nach einer Erkrankung.

Abbildung 4 ordnet diese verschiedenen Bereiche medizinischer Prävention einem Regelkreismodell der Pathogenese (Krankheitsentstehung) bzw. Sanogenese (Gesundheitsentstehung) zu. Wenn auch die Inhalte und Methoden der verschiedenen Ansätze sich z. T. gleichen, so sprechen sie doch Menschen in ganz unterschiedlichen Lebenssituationen an. Die primäre Prävention richtet sich an gesunde Menschen und versucht, diese zu einer gesundheitsfördernden Lebensweise zu bewegen. Die sekundäre Prävention richtet sich an Menschen, deren Verhalten eine gewisse Krankheitsgefährdung aufweist. Die tertiäre Prävention spricht Menschen an, die bereits krank geworden sind, und versucht, deren Verhalten im Sinne einer Wiedergesundung zu beeinflussen.

Von der bereits angesprochenen individuellen *Gesundheitsberatung* können wir Maßnahmen zur *Gesundheitserziehung* von Kindern und Jugendlichen sowie zur *Gesundheitsaufklärung* bzw. *Gesundheitsbildung* von Erwachsenen unterscheiden. Der Begriff *Gesundheitsschutz* wird gebraucht zur Bezeichnung von Maßnahmen, die Unfälle bzw. Krankheiten am Arbeitsplatz verhindern sollen. Mit dem Begriff *Gesundheitsförderung* werden Maßnahmen der Gemeinwesenarbeit zur Aktivierung von Bürgern für ein verstärktes Engagement für gesundheitsrelevante Fragen zusammengefaßt.

Normen als Orientierungswerte für die ärztliche Gesundheitsberatung

Im ersten Abschnitt dieses Beitrags haben wir verschiedene Ansätze für die Begründung gesundheitsbezogener Normen aufgezeigt. Dabei ist deutlich geworden, daß wir derzeit (noch) nicht über ein umfassendes theoretisch begründetes und empirisch überprüftes sano- bzw. pathogenetisches Modell verfügen, aus dem sich eindeutige Normen für gesundheitsförderndes Verhalten herleiten lassen. Unsere Kenntnisse bestehen aus mehr oder weniger wissenschaftlich abgesicherten Erfahrungswerten, deren grundsätzliche Bedeutung weitgehend belegt ist, deren Umsetzung bzw. Übertragung auf individuelle Verhaltensempfehlungen aber nur begrenzt möglich ist.

Die Normwerte zur Bewertung gesundheitsrelevanter Verhaltensweisen ergeben sich aus der klinischen Erfahrung bzw. aus epidemiologischen Untersuchungen, in

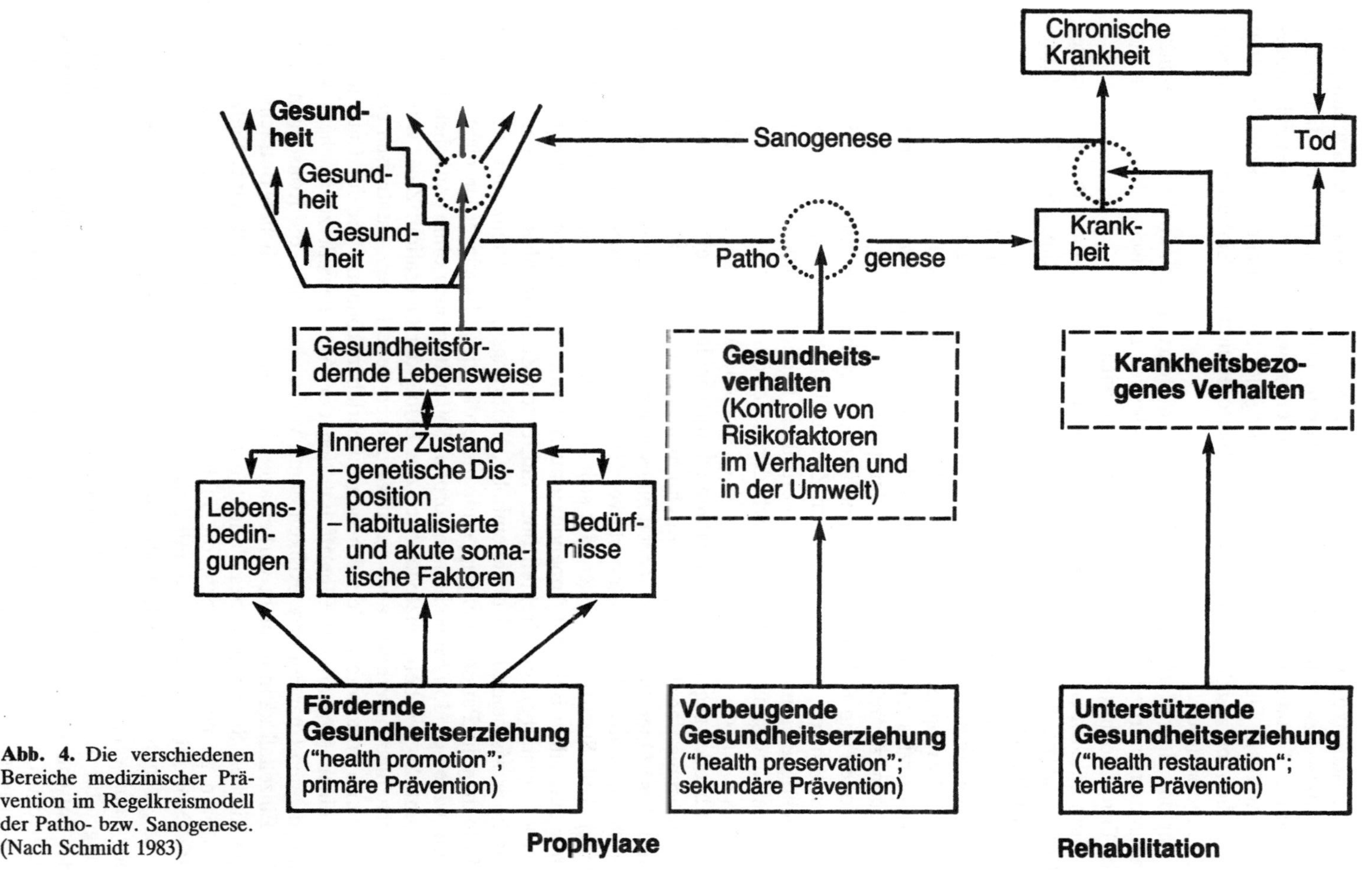

Abb. 4. Die verschiedenen Bereiche medizinischer Prävention im Regelkreismodell der Patho- bzw. Sanogenese. (Nach Schmidt 1983)

denen Risikofaktoren herausgearbeitet wurden, die statistisch überzufällig mit Morbiditäts- bzw. Mortalitätsraten korrelieren. Dabei ist auffallend, daß in der Literatur z. T. unterschiedliche Angaben für Grenzwerte bzw. Grenzbereiche angegeben werden. Dadurch wird die Bedeutung des individuellen Faktors bestätigt sowie die Abhängigkeit von genetischen Faktoren und der Einfluß der verschiedenen Altersphasen.

Für das Herzinfarktrisiko hat die Michigan Heart Association ein Risikopunktwertsystem erarbeitet (Abb. 5), das – von Heyden ins Deutsche übertragen – von der Firma Boehringer, Mannheim, vertrieben wird.

Grundsätzlich ist festzustellen, daß eine derartige Berechnung des individuellen Risikos aufgrund der an Großgruppen gewonnenen Erkenntnisse über Risikofaktorenverteilungen wenig Aussagekraft hat.

Hiermit ist das zentrale Problem einer Prävention charakterisiert, die den Anspruch erhebt, sich wissenschaftlich begründen und belegen zu lassen.

Die Schwierigkeiten einer angewandten Wissenschaft sind im alltäglichen Handeln des Arztes ständig präsent. Unter der Notwendigkeit, einem konkreten Patienten helfen zu müssen, kann sich der praktizierende Arzt nicht mit kritischen Reflexionen und Relativierungen aufhalten. Auch bei einer unklaren Diagnose ist er oft gezwungen, zu handeln und im Zweifelsfall ex juvantibus erst im Nachhinein die Richtigkeit seiner Diagnose zu überprüfen. In der alltäglichen Konfrontation mit Entscheidungssituationen hat er sich daran gewöhnt, mehr oder weniger intuitiv seine Kenntnisse über statistische Wahrscheinlichkeiten zu berücksichtigen, um dann für oder gegen eine Maßnahme zu entscheiden. Ein eindrückliches Beispiel hierfür ist die Entscheidung zur Durchführung einer Appendektomie. Grundsätzlich birgt diese Operation die Chancen eines lebensrettenden Eingriffs ebenso wie die Risiken operativer bzw. postoperativer Gesundheitsschädigungen bis hin zum iatrogenen Tod. Statistisch gesehen läßt sich (nach Klinger 1979) folgende Modellrechnung aufstellen: Bei 1000 Appendektomien können 994 Patienten geheilt entlassen werden, 6 sterben im direkten oder indirekten Zusammenhang mit dem Eingriff (Narkosezwischenfälle, Lungenembolie, Nahrungsinsuffuizienz mit Peritonitis). Hätte man die Patienten mit appendizitisverdächtigen Beschwerden nicht operiert, dann wären ca. 150 Menschen gestorben, 850 hätten auch ohne ärztlichen Eingriff überlebt. So gesehen, relativiert sich der Erfolg der Operation: Zwar wurden 144 Menschenleben gerettet, aber auf der anderen Seite hätten – statistisch gesehen – von den 6 postoperativ Verstorbenen 5 überleben können. Vor der Entscheidung über einen (operativen) Eingriff hat sich der Arzt bewußt zu machen, welche allgemeinen Chancen bzw. Risiken damit verbunden sind – die Konsequenzen für den Einzelfall kann er nicht vorhersagen. In einer ganzheitlichen Betrachtung der spezifischen Situation seines Patienten hat der Arzt deshalb eine Vielzahl von Faktoren zu berücksichtigen, die mehr oder weniger bewußt (z. B. „klinischer Blick") in seine Entscheidung mit eingehen.

So gesehen ist das Problem der statistischen Bestimmung von Risikofaktoren und der damit verbundenen begrenzten Aussagekraft für individuenbezogene Empfehlungen für den Arzt weniger schwerwiegend als z. B. für den Gesundheitspolitiker, der Entscheidungen über strukturelle Veränderungen zur Prävention zu treffen hat, oder den Gesundheitserzieher, der mittels Massenmedien allgemein verständliche Forderungen zu gesundheitsbezogenen Verhaltensweisen verbreiten will.

1	**Raucher**	**0** Nie-Raucher	**1** Ex-Raucher oder Zigarre oder Pfeife (nicht inhalieren)	**2** weniger als 10 Zigaretten	**8** 10–20 Zigaretten	**9** 21–30 Zigaretten	**10** 31 und mehr Zigaretten
2	**Ges. Cholesterin (mg/dl) oder LDL-Cholesterin (mg/dl)**	**0** unter 180 unter 130	**1** 180–199 130–139	**2** 200–219 140–149	**7** 220–249 150–174	**9** 250–280 175–190	**10** über 280 über 190
3	**Oberer Blutdruckwert (in mm Hg)** (= systolisch)	**0** unter 120	**1** 120–130	**2** 131–140	**6** 141–160	**9** 161–180	**10** über 180
4	**Blutzucker (mg/dl)** **a)** 1 h n. Mahlz. **b)** 2 h n. Mahlz. **c)** 12 h n. Mahlz.	**0** a) bis 130 b) bis 120 c) bis 100	**1** Zuckerkranke in der Familie	**2** a) 131–160 b) 121–150 c) 101–120	**5** a) über 160 b) über 150 c) über 120	**6** Diabetiker normale Einstellung a) bis 180 (200) b) bis 150 c) bis 130	**10** Diabetiker schlechte Einstellung a) über 180 (200) b) über 150 c) über 130
5	**Vererbung**	**0** keine atherosklerot. Herzkrankheiten in der Familie	**1** ein Elternteil **über** 60 mit atherosklerot. Herzkrankheit	**2** beide Eltern **über** 60 mit atherosklerot. Herzkrankheit	**3** ein Elternteil **unter** 60 mit atherosklerot. Herzkrankheit	**7** beide Eltern **unter** 60 mit atherosklerot. Herzkrankheit	**8** Eltern u. Geschwister der Eltern unter 60 mit atherosklerot. Herzkrankheit
6	**Körpergewicht** normal kg = Größe (cm) − 100	**0** mehr als 5 kg unter Normalgewicht	**1** ± 5 kg Normalgewicht	**2** 6–10 kg Übergewicht	**3** 11–19 kg Übergewicht	**7** 20–25 kg Übergewicht	**8** 26 kg und mehr Übergewicht
7	**Körperliches Training**	**0** intensive berufliche und sportliche Bewegung	**0** mäßige berufl. und sportl. Bewegung bzw. sitzende Arbeitsweise und intensiver Sport	**1** sitzende Arbeitsweise und mäßiger Sport		**3** sitzende Arbeitsweise und wenig Sport	**6** körperliche Inaktivität
8	**Geschlecht und Alter**	**0** weiblich bis 50 Jahre		**2** weiblich über 50 Jahre		**5** Geschwister mit Herzinfarkt	**6** Frauen mit Zuckerkrankheit
		0 männlich bis 30 Jahre	**1** männlich 31–40 Jahre	**2** männlich 41–45 Jahre	**3** männlich 46–50 Jahre	**4** männlich 51–60 Jahre	**6** männlich über 60 Jahre

Abb. 5. Punktwertsystem zur Abschätzung des Herzinfarktrisikos

Gerade der direkte Bezug auf den einzelnen Menschen und die Möglichkeit zu einer umfassenden Berücksichtigung aller relevanten Faktoren charakterisieren die besondere Rolle des Arztes in der Prävention. Statt pauschal das Rauchen zu verbieten (weil korrelationsstatistisch das höhere Risiko von Rauchern nachgewiesen wurde), kann er unter Berücksichtigung des Alters, der Konstitution bzw. des Allgemeinzustands, der Anamnese, der aktuellen Lebenslage sowie der allgemeinen Lebensbedingungen in differenzierter Form Rat geben und den Patienten bei seiner Lebensgestaltung unterstützen (was u. a. heißen kann, so lange zu warten, bis die Zeit reif und der Patient bereit ist, gesundheitsfördernde Ratschläge anzunehmen und in die Tat umzusetzen).

In diesem Sinne kommt es bei der Gesundheitsberatung v. a. darauf an, das Gesamt aller gesundheitsfördernden bzw. -schädigenden Verhaltensweisen und Lebensbedingungen mit zu berücksichtigen.

Abschließend wollen wir Häussler zitieren:

> Eine Gesundheitsberatung nach Maß der individuellen Verhältnisse (Konstitution, Biographie, Umgebung) muß ausgehen von der Kenntnis der Person und ihrer Lebenswelt. Nur so ist eine gezielte, individuelle Beratung über Lebensführung – Freizeit, Urlaub, Ehe, Schule und Erziehung usw. – möglich. Dies soll geschehen durch
> - verstärkte individuelle Beratung bei vorhandener Motivation, z. B. bei Fragen des Patienten nach solchen Problemen oder insbesondere bei der Bedrohung seiner Gesundheit;
> - rechtzeitige – noch beim Gesunden – Einbeziehung der Bezugspersonen (Lehrer, Ausbilder, Kollegen, Vorgesetzte, Familienangehörige) zur Gesundheitserhaltung;
> - Aktivierung der persönlichen Mitverantwortung für die Gesundheitserhaltung durch individuelle Vorschläge für gesundheitsfördernde Maßnahmen (Ausgleich der einseitigen Berufsbelastung, Ernährung, Hobby, Gruppensport usw.).

Literatur

Ajzen I, Fishbein M (1980) Understanding attitudes and predicting social behavior. Prentice Hall, Englewood Cliffs

Bandura A (1971) Social learning theory. McCaleb-Seiler, New York

BMA (Hrsg) (1981) Selbstbehandlung und Selbstmedikation medizinischer Laien. Bonn Forschungsbericht, Nr 67

Festinger L (1957) A theory of cognitive dissonance. Row, Peterson & Co, Evanston

Frank JP (1779) System einer vollständigen medicinischen Gesundheitspolizey, Bd 1–4. Schwan, Mannheim

Klingler M (1979) Ärztliche Behandlung auf statistischer Entscheidungsgrundlage. Roche-Magazin 7

Lazarus RS, Folkman S (1984) Stress, appraisal and coping. Springer Berlin Heidelberg New York Tokyo

Levin LS (1983) Die Erforschung von Lebensweisen und Strategien zur gesundheitlichen Gefährdung unter besonderer Berücksichtigung mediatisierender Strukturen. Bundeszentrale für gesundheitliche Aufklärung, Köln (Europäische Monographien zur Forschung in Gesundheitserziehung, H 5, S 19–27)

Rose GA, Marmot MG (1981) Social class and coronary heart dissease. Br Heart J 45: 13–19

Rosenstock IM (1974) The health belief model and preventive health behavior. Health Educ Monogr 2: 354–386

Schaefer H (1976) Die Hierarchie der Risikofaktoren. Med Mensch Ges 1: 141–148

Schaefer H, Blohmke M (1978) Sozialmedizin. Thieme, Stuttgart New York
Schmidt W (1983) Planungsaspekte der Gesundheitserziehung: Über die Rolle und die Prioritäten der Gesundheitserziehung in der WGO-Strategie zur Erreichung von „Gesundheit für alle bis zum Jahr 2000". Bundeszentrale für gesundheitliche Aufklärung, Köln (Europäische Monographien zur Forschung in Gesundheitserziehung, H 5)
Trojan A (Hrsg) (1986) Wissen ist Macht. Fischer Alternativ, Frankfurt am Main
Wenzel E (1983) Die Auswirkungen von Lebensbedingungen und Lebensweisen auf die Gesundheit. Bundeszentrale für gesundheitliche Aufklärung, (Europäische Monographien zur Forschung in Gesundheitserziehung, H 5, S 1–18)

Gesundheitsberatung durch Ärzte

K. Jork

Medizin in ihren Anfängen als Erfahrungswissenschaft

Lange bevor sich die Medizin in ihren diagnostischen und therapeutischen Konzepten naturwissenschaftlicher Erkenntnisse bediente, war sie Erfahrungswissenschaft. Dies belegen zahlreiche Schriften der Medizinhistoriker und allgemeinverständliche Abhandlungen. So verfaßte Hellwig 1715 ein Buch mit dem Titel *Geheimer Medicus, welcher denen Patienten so wohl Manns- als Weibs-Persohnen, verheyratheten und unverheyratheten, reichen und armen, in allen Maladien und Krankheiten mit allerhand gnugsam approbirten und offt bewährten Teutsch und Lateinischen Recepten an die Hand gehet.* In der Vorrede dieses Werkes heißt es:

> Zu denen Zeiten, als man in Asia von keinen Medicis und Aerzten etwas wußte, haben die Griechen die löbliche Verordnung gemacht und folgenden Gebrauch gehabt: Nemlich, wann einer ohngefehr eine Probe in der Medicin that und durch dieses oder jenes Kraut oder ander Medicament einen Krancken gesund machte, so mußte er solches auf eine Tafel schreiben und in der Kirchen Dianae zu Epheso ... gleichsam zu einem Gedächtniß und zuverläßigen Nachricht aufhengen, damit man sich ins künfftige in dergleichen Fällen derselben Hülffs-Mittel bedienen könte; und diese nach und nach aufgehängete Tafeln sind auch daselbst unverrückt lange Jahre geblieben. Inzwischen ist es geschehen, daß eilff Jahr nach dem Peloponesischen Krieg der gewaltige Philosophus Hippocrates in einer Insul, Cos genandt, gebohren worden, daher er auch den Nahmen bekommen und Hippocrates Cous zugenahmet worden.
>
> Dieser nun studirete von seinem 14. Jahre an biß in das 35. Jahr, philosophirete und lase in der hohen Schuhl zu Athen, und übertraff mit seiner Gelehrsamkeit alle Philosophos, die daselbst waren: Nechst diesem suchete er auch mit unermuedetem Fleiß nach, daß er einige von andern alten Philosophis von der Medicin geschriebene Bücher möchte finden und derselben habhafft werden, und nachdem es ihm auch hierinnen geglücket, daß er dergleichen bekommen, hat er aus einer sonderlichen Begierde in dieser so edlen als höchstnothwendigen Kunst etwas mehrers zu erfahren, die Academie oder hohe Schuhl zu Athen verlassen, und 12 gantzer Jahr hin und wieder in unterschiedlichen Königreichen und Ländern herumgezogen, bey allen, welche mit curirung derer Krancken zu thun gehabt und sich darauf beflissen, nachgefraget und geforschet, was sie von der Eigenschafft und Tugenden derer Kräuter und anderer Artzeneyen gewußt, und danebst alle Proben, die sie damit gethan fleißig aufgeschrieben; biß er endlich auch in die obbemeldte Kirchen der Dianae zu Epheso kommen, daselbst alle Tafeln der Medicin so von vielen Jahren her daselbst auf Verordnung waren aufbehalten worden, hinweg genommen, solches alles in eine gehörige Ordnung eingerichtet, und über dieses mit vielen andern Sachen, welche er zeithero gefunden und erfahren, rühmlich vermehret.

Beobachten und Wahrnehmen, Kommunizieren und Dokumentieren, Ordnen und Systematisieren bildeten damit als Methoden die Grundlagen der Medizin als Erfahrungswissenschaft. Durch Vergleichen und wiederholtes Bestätigen von Ursache-Wirkungs-Beziehungen konnte Erfahrung auch an bisher unbeteiligte, fernstehende Personenkreise vermittelt werden.

Beobachten, Wahrnehmen und Dokumentieren als Methoden einer Erfahrungswissenschaft sind auch dann noch bedeutsam, als in der Medizin der Begriff des Risikofaktors geprägt wird, aus dem sich der Bereich der Risikofaktorenmedizin im Arbeitsgebiet zwischen Sozialmedizin und Medizinsoziologie entwickelt hat (Gerhardt u. Friedrich 1980). *Risikofaktoren sind meßbare und von der Norm abweichende Stoffwechsel- oder Kreislaufmerkmale, bei deren längerdauerndem Bestand Krankheit mit größerer Wahrscheinlichkeit vorausgesagt werden kann als beim Fehlen derselben.* Es liegt nahe, aus diesem Ansatz einfache Ursache-Wirkungs-Beziehungen aufzustellen, wie sie in der Entwicklung einer naturwissenschaftlichen Medizin üblich sind. Folgerichtig formuliert aus dieser reduktionistischen Betrachtungsweise Gerhardt *2 Probleme der Risikofaktorenmedizin*:

1. die Ersetzung sinn- und kausaladäquater Erklärungen durch *Wahrscheinlichkeitsaussagen*, die als Prognose individueller Gesundheitsgefährdung dienen können;
2. ein *mechanistisches Menschenbild* jenseits eines soziologisch begründeten Behandlungsbegriffs.

Erst die sprunghafte Entwicklung der Naturwissenschaften seit Ende des 19. Jahrhunderts verleitete in der Medizin zu dem Irrtum, fortschreitendes Detailwissen über Krankheiten, pathologische Veränderungen und normale Funktionsabläufe im menschlichen Körper ermögliche letztendlich, die Ursachen jeder Krankheit zu erkennen. Kenntnisse über einzelne Ursache-Wirkungs-Zusammenhänge trübten den Blick für die Erkenntnis der Bedeutung von Gleichgewichten und den vielseitigen Wechselwirkungen in der menschlichen Existenz. Neben diesem über Jahrzehnte gültigen Wissenschaftsanspruch medizinischer Forschung drücken die Formulierungen von C. W. Hufeland (1838) geradezu Bescheidenheit aus, wenn man in seinen Formulierungen zur Naturheilung und Kunstheilung (Heilung durch den Arzt) nachliest. Er schreibt:

> Alle Krankheitsheilungen werden durch die Natur bewirkt; die Kunst ist nur ihr Gehülfe, und heilt nur durch sie. Dies gilt von allen Krankheiten ohne Ausnahme. Bei leichten Fällen sehen wir es täglich, daß die Wiederherstellung ohne alle Hülfe der Kunst erfolgt, aber auch bei schweren, ja bei den schwersten. – *Es giebt keine Krankheit, die nicht schon durch die Natur allein geheilt worden wäre.* Ja, was der Heilkraft der Natur die Krone aufsetzt, ist ihr Sieg über die verschiedensten, entgegengesetztesten, oft unvernünftigsten Heilmethoden. Und selbst bei der künstlichen Behandlung bin ich längst zu der Ueberzeugung gekommen, daß von allen geheilten Kranken der größte Theil zwar *unter* Beistand des Arztes, aber nur der bei weitem kleinste Theil *durch* seinen Beistand allein geneset. Der Arzt soll nicht magister, sondern minister naturae sein, ihr Diener, oder vielmehr ihr Gehülfe, Alliierter, Freund. *Die Heilkunst begreift zweierlei: Erkennen und Handeln.*

Die Ausführungen ermutigen zu präventiven Maßnahmen der Medizin und empfehlen Zurückhaltung bei kurativen Ansätzen, wenngleich heute, 150 Jahre später, die Fortschritte technischer Diagnostik und Therapie unbestritten sind. *Krankheit kann als das Ergebnis inadäquater Reaktionen eines Lebewesens auf instabilisierende Einflüsse angesehen werden. Dem gegenüber bemüht sich Präven-*

tion um das Vermeiden, Erkennen und Behandeln von Risikofaktoren ebenso wie um die Verdeutlichung der Rolle der Lebensweise bei der Entstehung von Krankheit. Hygiene, Sozialmedizin und Psychosomatik erarbeiten in Zusammenarbeit mit der ärztlichen Primärversorgung praktisch umsetzbare Konzepte für ein ganzheitliches Verständnis von Gesundheit und Krankheit.

Zum Verständnis von Gesundheit und Krankheit

Gesundheit und Krankheit sind nicht nur das Ergebnis einfacher Ursache-Wirkungs-Ketten. Gesundheit ist ein Zustand, bei dem zahlreiche Gleichgewichte und Wechselbeziehungen des Körpers durch unterschiedliche Kompensationsmöglichkeiten stabilisiert werden.

Zum Verständnis von Gesundheit und Krankheit bedient man sich semiotischer Modelle, die nicht nur für Patient und Arzt, sondern für den Menschen allgemein und für lebende Systeme gelten. Dabei geht v. Uexküll (1983) von folgenden Grundgedanken aus:

- Alle lebenden Systeme nehmen aus ihrer Umwelt Segmente wahr. Diese betreffen Prozesse, die für das Individuum und sein Gleichgewicht (Homöostase) bedeutsam sind. Die Kommunikation zwischen lebenden Systemen und ihrer Umwelt und auch untereinander vollzieht sich mit Hilfe von Zeichen, d.h. Interaktionssignalen.
- Die Reaktion lebender Systeme auf Umwelteinflüsse kann nicht verstanden werden als ein Gerüst einfacher und linearer Ursache-Wirkungs-Ketten. Sie ist vielmehr als Antwort auf Zeichen zu interpretieren, die in einem komplexen System mit spezifischem Code reagieren.

Die Komplexität sich verändernder Wechselbeziehungen und Zustände variabler Gleichgewichte beim Menschen werden in der Umgangssprache phänotypisch mit „Gesundheit“ bzw. „Krankheit“ bezeichnet. Einen Teil dieser Wechselbeziehungen hat der Holländer van Eijk (1985) für die Entstehung von Krankheit zusammengefaßt (Abb. 1).

Danach sind bedeutende Veränderungen im Leben eines Menschen, so auch psychosoziale Entscheidungskonflikte, geeignet, das individuelle Gleichgewicht zu stören, das durch problemlösendes Verhalten wieder der Stabilität zustrebt. Dieses Bemühen kann unterstützt werden durch problemlösende Gruppen, wie die Familie oder Freunde, oder durch das problemlösende Gesundheitssystem, dessen Vertreter der Hausarzt sein kann. Als Folge dieser Entwicklung führt angemessenes problemlösendes Verhalten zur Abnahme der Störung und Gesundung. Ist die Gesamtheit des problemlösenden Verhaltens als unangemessen einzustufen, dann bleibt die beschriebene Störung oder sie nimmt zu. Durch das Ungleichgewicht wird die Patientenpersönlichkeit empfänglicher für negative Auswirkungen von erheblicher Belastung, Umwelteinflüssen, Ernährung, Krankheitserfahrung oder prägenden Erlebnissen ebenso wie Krankheitserregern. Gesundheit und Krankheit sind damit vornehmlich Ausdruck eines Gesundheits- und Krankheitsverhaltens (Pauli 1983). Prävention könnte hier also bereits beim Erkennen bedeutender Veränderungen im

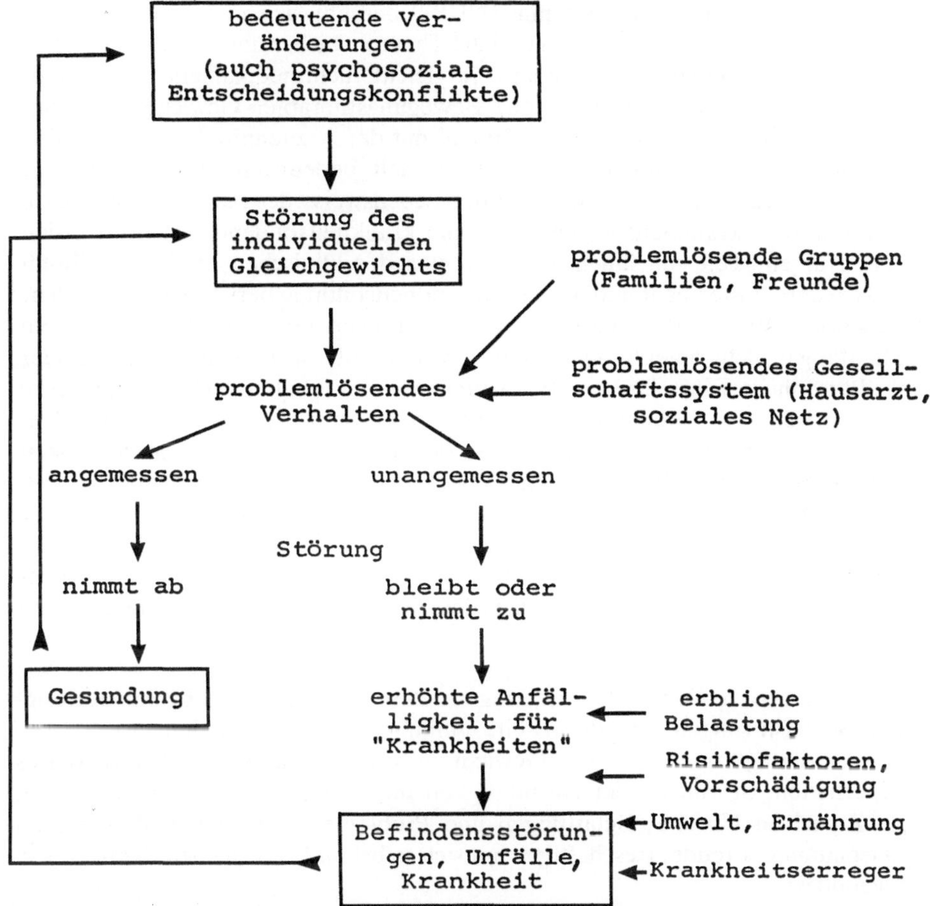

Abb. 1. Gesundheit und Krankheit als Zustandsbezeichnungen in Regelkreisen mit Störeinflüssen bzw. Problemlösungsmöglichkeiten. (Mod. nach van Eijk 1985)

Leben des Patienten einsetzen, Gesundheitsberatung als problemlösendes Verhalten in Zusammenarbeit mit dem Patienten wünschenswerte Veränderungen herbeiführen und damit Gesundheit stabilisieren.

Gesundheitsberatung zu Risikofaktoren und Lebensweise

Das Risikofaktorenmodell berücksichtigt verschiedene Störgrößen als Voraussetzung von Krankheiten. Gesundheitserziehung und -beratung sollten deswegen zum Ziel haben, durch die Beobachtung, Analyse und Beeinflussung von Lebensumständen und Lebensweisen den krankheitsbegünstigenden Einfluß von Risikofaktoren herabzusetzen oder zu verhindern.

Das „Nationale Blutdruckprogramm (NBP)“ bemüht sich in seiner Projektbeschreibung nicht nur um das Erfassen und die Therapie bisher unerkannter Hypertoniker („incidental screening“), sondern vergleicht nichtmedikamentöse Behandlungsmöglichkeiten, wie Salzreduktion, Bewegungstherapie, Gewichtsreduktion, Entspannung und psychosoziale Maßnahmen, mit der Arzneimitteltherapie. Dabei sind Faktoren im Zusammenhang mit Krankheit bedeutsam, die nicht per se Risikofaktoren darstellen, sondern als in der Lebensweise des Patienten integrierte Verhaltensmuster krankheitsbegünstigend und krankheitsbildend wirksam werden können. Nur ein Teil von ihnen ist bisher von der klinischen Medizin in ihrem Einfluß erkannt, untersucht und bei der Gesundheitsbildung berücksichtigt worden.

Schipperges (1985) vertritt aus diesen Beobachtungen heraus die Ansicht, daß ein Arzt häufig gar nicht objektiv festzustellen vermag, ob ein Patient gesund ist oder krank. Persönliche Einstellungen, Erwartungen und Verhaltensweisen sollten deswegen in erweiterten Interventionskonzepten der Medizin berücksichtigt werden, statt zur „zu behandeln“. Wie jedoch lassen sich *Störungen des Gleichgewichts beim Individuum* erkennen? Störfelder im Lebensablauf von Patienten drücken sich häufig in Befindensstörungen aus. Befindensstörungen sind Störungen des somatischen oder psychischen Wohlbefindens, durch die sich der Patient krank fühlt. Sie bedürfen der Verlaufsbeobachtung, aber nicht immer einer Therapie. Diese Beeinträchtigungen des Gesundheitsbefindens lassen sich meist *3 Grundphänomenen* zuordnen:

1. dem *„Nicht-mehr-Können“*: Vorgetragene Beschwerden sind z. B. Appetitlosigkeit, Schlafstörungen, Freudlosigkeit, Unfähigkeit zu Entscheidungen;
2. dem *„Zuwenig“* oder *„Zuviel“*: Gewichtszu- oder -abnahme durch verändertes Eßverhalten, Störungen der Darmtätigkeit mit Durchfällen oder Verstopfung, ein Zuviel an Unruhe, Belastungen und Problemen steht einem Zuwenig an Entspannung, Freude, Beschäftigen mit sich selbst und den eigenen Bedürfnissen gegenüber;
3. dem *Empfinden, „anders zu sein“*: Geschildert werden Leistungsabfall, Konzentrationsschwäche, Vergeßlichkeit, erhöhte Reizbarkeit oder Aggressivität.

Ausgehend von diesen Grundphänomenen lassen sich aus den Wahrnehmungen des Patienten nach Vescovi (1985) präventive Maßnahmen konzipieren, indem *6 Regelkreise* beachtet werden.

1. *Natürliche und zivilisatorische Umwelt*: Übungen im Umgang mit Licht, Luft, Wasser und Boden zielen auf gelockerte und gesunde Atmung, Anpassung an Klima und Wetter, und das Umgehen mit Angst vor Zugluft, Wetterfühligkeit oder Infekten (Schlemmer 1984).
2. *Umgang mit Speisen und Getränken*: Die Auseinandersetzung mit diesem Regelkreis beinhaltet sowohl das Verhältnis von zugeführter und verbrauchter Energie, die ausgewogene Nahrungszusammensetzung von Kohlenhydraten, Eiweißen und Fetten als auch den Umgang mit den Genußmitteln Alkohol, Kaffee und Tabak.
3. *Rhythmen der Lebensvorgänge*: Wachsein und Schlaf im Tag-Nacht-Rhythmus, Anspannung und Erholung im Rhythmus von Arbeit und Ruhe sind im Körper gebunden an das vegetative Nervensystem mit den Regelmechanismen durch

Vagus und Sympathikus (Vescovi 1985). Aktuelle Ansätze dieser Denkweise finden sich z. B. auch in einer Chronopharmakologie (Lemmer 1984).

4. *Belastung und Muße bzw. Anspannung und Erholung*: Aus der Belastung am Arbeitsplatz entspringt das Bedürfnis nach Entspannung und Freizeitgestaltung. Arbeit und Hobby als Gegenpole sind jedem Arzt aus Beispielen bekannt: Wird Arbeit zum alleinigen Lebensinhalt, dann drohen bei der Pensionierung oft gesundheitliche Krisen.
5. *Körperlichkeit und Körpersprache*: In der leistungsbezogenen Industriegesellschaft geht häufig bei aufgabenorientierter Anpassungsnotwendigkeit die Sensibilität für Körperempfindungen, körperliche Bedürfnisse und vegetative Rhythmen verloren. Körperpflege, Sexualleben, soziale Kommunikationsformen und die eigene Körpersprache müssen neu entdeckt und entwickelt werden. Normierte gesellschaftliche Verhaltensrituale sind durch individuelle Ausdrucksformen und unterschiedliche Arten der Kreativität zu ersetzen.
6. *Emotionalität und Konfliktverarbeitung*: Das Erkennen der Bedeutung von Angst, Scham und Abneigung ermöglicht die angemessene Konfliktbewältigung bei emotionaler Belastung. Das Akzeptieren persönlicher Vorzüge und Schwächen und der Umgang mit ihnen sind die Voraussetzung für die eigene positiv empfundene Identität und deren Wechselspiel in sozialen Bezügen.

Hausärzte werden täglich mit den 3 Grundphänomenen von Befindensstörungen im Gespräch mit Patienten konfrontiert. Bisherige Aus- und Weiterbildung berücksichtigt jedoch in keiner Weise das Umsetzen dieser Krankenempfindungen in inhaltlich und methodisch klar orientierte Konzepte. Denkansätze wie in den 6 Regelkreisen werden zwar bei der direktiven Gesundheitsberatung berücksichtigt, entbehren jedoch in den meisten Fällen der persönlichen Auseinandersetzung und damit Erfahrung bei den Beratenden. Dies bedeutet, daß Einstellung und Verhalten des Arztes in seiner Vorbildfunktion gegenüber dem Patienten zuwenig beachtet werden.

In verschiedenen Untersuchungen und Modellen haben sich direktive, d. h. empfehlende und ratende Hinweise als erheblich ineffektiver erwiesen als nichtdirektive Beratung. Diese motiviert zu Verhaltensänderungen unter Berücksichtigung individueller Verhaltensmuster und von Persönlichkeitsmerkmalen des Patienten, leitet an bei der Verhaltensänderung, auch in kleinen Schritten, und begleitet diesen Prozeß bis zu seiner Stabilisierung und Integration neuer, erlernter Verhaltensweisen im Alltag. Eine kritische Einschätzung der Möglichkeiten und Grenzen ärztlicher Gesundheitsberatung ist deswegen nötig.

Gesundheitsberatung: Der Arzt zwischen kurativem und präventivem Arbeitskonzept

Langzeitbetreuung und Verlaufsbeobachtung von Patienten disponieren den Hausarzt als Koordinator bei gesundheitsfördernden und präventiven Maßnahmen. Bei der derzeitigen Aus- und Weiterbildung sind Ärzte jedoch erst nach einer spezifischen Fortbildung als befähigt zu erachten, Gesundheitsberatung zu Risikofaktoren und Lebensweisenkonzept kompetent durchzuführen. Dabei entspricht das Risikofaktorenkonzept mit seinen Ursache-Wirkungs-Beziehungen eher dem kurativen ärztlichen Verständnis als das Lebensweisenkonzept, welches sich der Wechselbeziehungen und Gleichgewichte verschiedener Regelkreise als Arbeitshypothese bedient. Der Arzt wird ausgebildet, um Kranke zu heilen. Diese kurative Arbeitshypothese bedeutet, daß sich der Arzt vordergründig um die Beseitigung oder Linderung entstandener Schäden am menschlichen Körper – an Organsystemen, Organen oder ihren Funktionen – bemüht. Eindeutige Ursachen dieser Schäden sind jedoch nur teilweise bekannt, wie bei Infektionskrankheiten und Traumen. Doch ist selbst dabei häufig nicht exakt die Frage zu beantworten, warum ein Organismus gerade jetzt z. B. an einer Streptokokkeninfektion erkrankt, obwohl er auch zu anderen Zeitpunkten mit den Erregern in Berührung kam. Das Verständnis dieser Zusammenhänge wird erleichtert bei Berücksichtigung der beschriebenen 6 Regelkreise nach Vescovi (1985).

Kurative Maßnahmen zur Wiederherstellung von Gesundheit benutzen als Arbeitshypothese häufig vereinfachte Ursache-Wirkungs-Schemata. Dabei wird vernachlässigt, daß Krankheit das Ergebnis vielfältiger Ereignisabläufe sein kann, die von einem Endzustand aus nicht sicher zurückzuverfolgen sind. *Präventive Konzepte* hingegen setzen einen komplexen Zustand als Gesundheit eines Menschen voraus, dessen Eigenschaften, Funktionen und Besonderheiten des Kommunikationsverhaltens beschrieben werden. Der Unterschied zum kurativen Konzept ergibt sich aus einer komplexen, multifaktoriellen Betrachtungsweise variabler Gleichgewichte, die wiederum auch nur teilweise bekannt sind und deren Störanfälligkeit unterschiedlich groß ist. Begriffe wie „Ganzheit" und „Lebensweise" werden verwendet und zahlreiche Einzelfaktoren benannt, vor allem aus dem psychosozialen Bereich.

Bedauerlicherweise zeichnet sich in den letzten Jahren eine *Kontroverse zwischen kurativen und präventiven Konzepten* ab. Welches Konzept ist „besser", effizienter, mehr patientenzentriert? Wünschenswert wäre die Integration beider Arten der Bemühungen um den Patienten und seine Gesundheit, die Kooperation aus dem Verständnis, daß nur die Berücksichtigung beider Bestrebungen erfolgversprechend sein kann. Jede Therapie sollte Prävention einschließen. Andererseits wird Prävention nur in seltenen Fällen ohne kurative Bemühungen auskommen. Unzweifelhaft bedienen sich kurative Medizin und Prävention unterschiedlicher Methoden und bedürfen deswegen auch einer Forschung in interdisziplinärem Ansatz. Integratives Ziel jedoch sollte der Patient bleiben, dem sich beide Konzepte entweder Gesundheit zu erhalten oder wiederherzustellen zur Aufgabe gesetzt haben.

Mutet andererseits nicht gerade das Bemühen von Ärzten um (primäre) Prävention paradox an, da sie ganz überwiegend von der Behandlung von Krankheiten leben? Die ablehnende Haltung gegenüber der Selbstmedikation scheint dies zu bestätigen. Sinnvoll wäre die Kooperation zwischen Patienten und Ärzten, das Akzeptieren der Realität und des Ausmaßes der Selbstmedikation im Vorfeld ärztlicher Betreuung und das gemeinsame Erarbeiten von Grenzen sowie das Bemühen um die Sicherheit ihrer Anwendung. Selbstmedikation stellt die ärztliche Autorität und die alleinige Kompetenz bei Beschwerden und Befindensstörungen in Frage. Selbstmedikation und Prävention setzt, anders als meist in klinischer und ambulanter Medizin, kein dominantes und direktives Verhalten gegenüber dem Patienten voraus, sondern partnerschaftlichen Ansatz. Dieser verlangt Zuhörenkönnen, Auseinandersetzen mit den Vorstellungen, Ängsten, Erwartungen, Erfahrungen und der Akzeptanz des Patienten. In der situationsbezogenen Kommunikation sind die Besonderheiten der Patientenpersönlichkeit zu erkennen sowie ihre Möglichkeiten und Grenzen bei Problemlösungen und Verhaltensänderungen zu berücksichtigen. Bisher werden bei der Gesundheitsberatung zu selten Verfahren beachtet und geübt, welche die Möglichkeiten der *Selbstheilung* im Menschen beachten und unterstützen. Manche Ausführungen psychologischer und psychosomatischer Abhandlungen scheinen mit Vorstellungen der rein naturwissenschaftlich orientierten Medizin unvereinbar, wenn Krankheit als eine Möglichkeit der Anpassung betrachtet wird und Heilung dadurch erfolgt, daß der Patient den Zusammenhang zwischen Krankheit und Gefühlen aufdeckt und aufarbeitet (Jaffe 1984). Die Beschränkung auf traditionelles medizinisches Verständnis und die daraus resultierenden reduzierten Interpretationen und Arbeitsansätze bergen in sich die Gefahr der Ignoranz bisher unbeachteter Aspekte von Krankheit und verhindern methodische Weiterentwicklungen (Feyerabend 1980). Ziel präventiver Maßnahmen sollte es jedoch sein, Störfaktoren zu erkennen und ihren Einfluß zu beseitigen, bevor sie zu manifesten krankhaften Veränderungen geführt haben.

Literatur *zur Basisinformation*

Gerhardt U, Friedrich H (1980) Risikofaktoren, primäre Prävention und das Problem des richtigen Lebens. In: Jahrbuch IV „Medizinische Soziologie". Campus, Frankfurt am Main

Pauli HG (1983) Begriffe von Gesundheit und Krankheit als Grundlagen der ärztlichen Versorgung und Ausbildung sowie der medizinischen Wissenschaft und Forschung. Med Mensch Ges 8: 223–233

Van Eijk JTM (1985) Ein Modell über die Entstehung von Krankheiten. In: Grol RPTM (Hrsg) Die Prävention somatischer Fixierung. Springer, Berlin Heidelberg New York Tokyo, S 8

Vescovi G (1985) Uhren, die das Leben stellt. Atrioc, Bad Mergentheim

Weiterführende Literatur

Feyerabend P (1980) Erkenntnis für freie Menschen. Suhrkamp, Frankfurt am Main (Edition Suhrkamp, B 1011)

Hellwig LC (1715) Geheimer Medicus... Joh. Christ. Stössels Erben, Erfurt

Hufeland CW (1838) Enchiridion medicum oder Anleitung zur medizinischen Praxis. Jonas, Berlin

Jaffe WT (1984) Kräfte der Selbstheilung. Klett-Cotta, Stuttgart

Lemmer B (1984) Chronopharmakologie. Wissenschaftliche Verlagsgesellschaft, Stuttgart

Schipperges H (1985) Entwicklungen und Tendenzen der modernen Medizin. Festvortrag zum 100. Gründungstag der Südwestdeutschen Bau-Berufsgenossenschaft, Straßburg, 20. Juni 1985 (nicht im Buchhandel)

Schlemmer J (1984) Die Umwelt als mein Zuhause. Atrioc, Bad Mergentheim

Uexküll T von (1983) Responses of the health care system to maintain and restore health: Psychological considerations. Workshop on: Scientific analysis of health and health care: paradigms, methodologies and organization. WHO-Seminar, Ulm, 1.–4. November 1983 (nicht im Buchhandel)

Rahmenbedingungen der Gesundheitsberatung im Sozialversicherungssystem

W. Wekel

Gesundheitsberatung im Versicherungs- und Kassenarztrecht

Aufgabe der nachstehenden Ausführungen soll es sein, den rechtlichen Rahmen aufzuzeigen, den bisher ärztliche Gesundheitsberatung in unserem Sozialversicherungssystem einnimmt. Dabei stehen im Mittelpunkt der Überlegungen:
- die Definition der Gesundheitsberatung und
- die Einordnung der Gesundheitsberatung in unser Sozialversicherungssystem.

Diese Fragestellung wirft rechtliche und medizinische Fragen auf. Eine Vertiefung dieser Probleme führt uns in Grundsatzfragen des Kassenarztrechts und des versicherungsrechtlichen Leistungsrechts. Schon allein der Begriff „Gesundheitsberatung" und dessen vermeintlicher Inhalt führen zu Auslegungsschwierigkeiten; er ist wohl als Gegensatz zur Krankenberatung gemeint. Sprachlich empfindet der Leser „Gesundheit" als etwas Positives und „Krankheit" als etwas Negatives. Im folgenden soll der Versuch unternommen werden, die Gesundheitsberatung am Recht und den Maßstäben des sozialen Versicherungssystems zu messen und einzuordnen.

Der Beitrag versteht die Gesundheitsberatung aufgrund der thematischen Vorgabe als eine ärztliche Gesundheitsberatung. Dieser Hinweis ist deshalb notwendig, weil es bereits seit Jahren eine Vielzahl von Gesundheitsberatungen gibt, die von nichtärztlichen Personen erbracht werden. Beispielhaft sollen hier die AOK-Gesundheitszentren mit ihren Fachkräften, wie Diätberater, Psychologen, sowie Selbsthilfegruppen genannt werden.

Gesundheitsberatung aus der Sicht der gesetzlichen Krankenversicherung

Begriffsdefinition

Eine rechtliche Definition des Begriffs Gesundheit als Gegenstand einer ärztlichen Beratung ist bislang nicht gefunden worden. Man ist zunächst versucht zu argumentieren, daß Gesundheit das ist, was nicht Krankheit ist. Dieser Erklärungsversuch führt aber nicht viel weiter, weil auch der Gesetzgeber den Begriff Krankheit im Gesetz, d. h. in der Reichsversicherungsordnung (RVO), nicht definiert hat. Zum einen korrespondiert er mit den Fortschritten der medizinischen Wissenschaft, und zum anderen ist er vielfältigen Wandlungen im sozialrechtlichen Denken unterworfen. Was unter Krankheit im sozialversicherungsrechtlichen Sinn zu verstehen ist, hat deshalb die Praxis der Sozialleistungsträger und die Rechtsprechung der Sozialgerichtsbarkeit entwickelt. Heute verstehen wir unter *Krankheit* im Sinne der gesetzlichen Krankenversicherung den regelwidrigen Körper- und Geisteszustand, dessen Eintritt entweder allein die Notwendigkeit einer Heilbehandlung oder zugleich oder ausschließlich Arbeitsunfähigkeit zur Folge hat (Peters 1985). Die medizinische Krankheitsursache tritt dabei zurück, das Schwergewicht liegt in der Notwendigkeit der Heilbehandlung oder Arbeitsunfähigkeit. Es soll ein regelwidriger Zustand des Körpers oder des Geistes vorliegen, der also von der Norm abweicht und der durch eine Heilbehandlung behoben, gebessert, gelindert oder zumindest vor einer drohenden Verschlimmerung bewahrt werden kann. Wenn diese Voraussetzungen vorliegen, dann tritt versicherungsrechtlich der Leistungsanspruch des Versicherten ein, und die Krankenkasse gewährt die im Gesetz vorgesehenen Leistungen.

Diese Definition des Krankheitsbegriffs führt zu der Konsequenz, daß ein nicht kranker Mensch damit aber auch noch nicht gesund sein muß. Denn es gibt eine Reihe von sog. Befindensstörungen, die zwischen der Krankheit und der Gesundheit einzuordnen sind. Wenn man allerdings danach fragt, was sich konkret hinter diesem Begriff verbirgt, dann erhält man auch hierauf nur allgemeinorientierende Antworten. Oft werden hier beispielsweise Husten, Schnupfen u. ä. genannt. Folgt man diesen Überlegungen, dann stellt sich die Frage, wo denn dann eigentlich die „Gesundheit" beginnt. Darauf werden bezüglich der Komplexität der Problematik sehr unterschiedliche Antworten gegeben. Auf der einen Seite finden wir die Definition der Weltgesundheitsorganisation aus dem Jahre 1946, die nur denjenigen gesund nennt, der sich in biologischer, psychologischer und sozialer Hinsicht optimal fühlt (Peters 1985). Dies ist sicherlich ein sehr hochgesteckter Anspruch, dessen Realisierung in weiter Ferne liegt. Auf der anderen Seite verstehen sich viele Diabetiker trotz erheblicher Unpäßlichkeiten noch als gesunde Menschen. Das gleiche gilt auch für Menschen, die mit einem Herzschrittmacher leben müssen. Schon aus diesen wenigen Darlegungen läßt sich ableiten, daß es wohl keine objektiven Kriterien für die Annahme von „Gesundheit" gibt. Die Definition hängt letztlich vom sozialen Verständnis des einzelnen und der jeweiligen Gesellschaftsordnung sowie der Entwicklung des medizinischen Fortschritts ab. Als Fazit dieser Darlegungen läßt sich deshalb festhalten, daß Gesundheit im sozialen Sicherungssystem ein sich ständig wandelnder Begriff ist, der auch an Maßstäben der jeweiligen Gesundheitspolitik zu messen sein wird. Als Konsequenz dieser Feststellung wird verständlich, daß sich im Laufe der letzten Jahre unterschiedliche Maßnahmen zur Erhaltung der Gesundheit, z. B. die sog. Gesundheitsberatung, entwickelt haben und praktiziert werden.

Substantielle Ausgestaltung der Gesundheitsberatung

Angesichts der dargestellten Unmöglichkeit, allgemeingültig den Begriff Gesundheit zu definieren und der Krankheit gegenüberzustellen, befassen sich die bisherigen Modellversuche pragmatisch mit bestimmten Risikofaktoren für die Gesundheit. Niedergelassene Ärzte, Krankenkassen, Volkshochschulen und andere Beteiligte haben ihre Bemühungen darauf ausgerichtet, Risikofaktoren festzustellen und zu versuchen, bei den Betroffenen Verhaltensänderungen zu erreichen mit dem Ziel, die Risikofaktoren zu relativieren oder zu beseitigen. Beispielhaft sollen folgende Beratungsgebiete genannt werden: Ernährungsberatung, Raucherentwöhnung, Streßbewältigungsprogramm (autogenes Training o. ä.), Krankenselbsthilfegruppenarbeit, gesundheitsfördernde Maßnahmen (z. B. bei Bewegungsmangel und Übergewicht) und psychosoziale Beratung sowie Betreuung durch soziale Dienste der Krankenkassen.

Die AOK-Gemeinschaft bietet bundesweit eine Vielzahl von Maßnahmen zur Gesundheitsförderung und Gesundheitsberatung an (Gerster 1985). So wurden im Rahmen eines auf die Prävention von Herz-Kreislauf-Erkrankungen ausgerichteten Modellversuchs von der AOK für den Kreis Mettmann 5 Gesundheitsberatungsstellen mit einem breiten Angebot an Präventionsmaßnahmen aufgebaut. Den Schwerpunkt bildeten verhaltenstherapeutisch orientierte Gruppenkurse für Erwachsene zur Reduktion der Risikofaktoren Rauchen, Übergewicht, Bewegungsmangel und Streß. Zwischen Juni 1978 und Ende 1982 hatten die sukzessiv aufgebauten Einrichtungen im projektrelevanten Bereich annähernd 76 000 Besucher. Es wurden rund 300 Gruppenkurse der verschiedenen Programme durchgeführt. Im Mittelpunkt der wissenschaftlichen Begleitung, die vom Institut für Therapieforschung (IFT), München, durchgeführt wurde, stand die Evaluierung der Kursprogramme, wobei Ergebnisse sowohl für den Kurszeitraum als auch für einen Nachkontrollzeitraum von bis zu 2 Jahren berichtet werden. Die Grundlage für die Evaluierung bilden Fragebogendaten, die zu Kursbeginn, zu Kursende und zu den Nachkontrollzeitpunkten erhoben wurden.

Nach den vorliegenden Ergebnissen haben sich die Programme bei der Erprobung an den Gesundheitszentren bewährt und können für eine Übertragung in die breitere Anwendung empfohlen werden. Die langfristigen Ergebnisse sind insgesamt positiv zu bewerten, auch im Vergleich zur wissenschaftlichen Literatur. Weitere Einzelheiten ergeben sich aus dem Abschlußbericht (Wengle 1984).

Diese Programme sind mittlerweile auch von zahlreichen anderen Ortskrankenkassen übernommen worden. Darüber hinaus sind folgende weitere Initiativen zu nennen:

- Zusammenarbeit mit gesundheitsbezogenen Selbsthilfegruppen (z. B. zur Reduktion von Übergewicht),
- Ernährungsberatung,
- Kursprogramme zur Raucherentwöhnung und zum Streßabbau,
- Trimm-dich-Aktionen,
- Angebot von autogenem Training in Zusammenarbeit mit Volkshochschulen und anderen Einrichtungen,
- Gesundheitsausstellungen u. a. m.

Verschiedentlich sind auch Absprachen mit den niedergelassenen Ärzten über die notwendige Kooperation getroffen worden, die Einzelheiten darüber enthalten, in welcher Weise die Ärzte die in Frage kommenden Patienten an diese Einrichtungen „überweisen“ können.

Modellversuche von Krankenkassen

Zur ärztlichen Gesundheitsberatung wurden bereits einige Modellversuche initiiert, so z. B. der eben beschriebene durch die AOK Mettmann in Zusammenarbeit mit der Kassenärztlichen Vereinigung Nordrhein (Gerster 1985). Im Rahmen dieses Projekts konnten Versicherte und deren Familienangehörige eine Gesundheitsberatung bei niedergelassenen Ärzten als zusätzliche Kassenleistung in Anspruch nehmen. Diese Gesundheitsberatung umfaßt die Anamneseerhebung, die körperliche Untersuchung sowie ein Beratungsgespräch. Das Ziel dieses Projekts besteht darin, Personen mit identifizierbaren Risikofaktoren (schwerpunktmäßig für Herz-Kreislauf-Erkrankungen) durch gezielte Aufklärung zu gesundheitsbewußtem Verhalten zu motivieren, wobei die verfügbaren Gesundheitsangebote der AOK-Gesundheitszentren bei Bedarf als Unterstützung genutzt werden sollen.

Auch andere Kassenarten führen derartige Modellversuche durch. Abschlußberichte und abschließende Wertungen dieser Modellversuche liegen bisher noch nicht vor. Feststellen kann man aber wohl schon jetzt, daß die den Modellversuchen zugeführte Population gering und die Inanspruchnahmequote ebenfalls hinter den Erwartungen zurückgeblieben ist. Das mag wohl auch im Zusammenhang damit stehen, daß in der Bevölkerung eine zunehmend kritische Einstellung zur Gesundheits„erziehung“ und der Effizienz der Vorsorgemaßnahmen festzustellen ist. Eine endgültige Bewertung soll jedoch den Abschlußberichten der oben genannten Modellversuche vorbehalten bleiben.

Anforderungen an den Arzt

Die Erfahrungen der letzten Jahre haben gezeigt, daß die Aus- und Weiterbildung der Ärzte in den Fächern Gesundheitserziehung und -beratung noch stark defizitär ist. Die Ausbildungsinhalte sind undifferenziert, und auch die Fortbildungsangebote sind nur vereinzelt zu finden und meist unzureichend strukturiert. Beim Modell Mettmann konnte festgestellt werden, daß eine gelegentliche, auch mehrstündige Einführung in die Problematik nicht genügt, um effiziente Gesundheitsberatung umzusetzen. Verschiedene ärztliche Organisationen, wie z. B. der NAV, unternehmen zwar gegenwärtig zahlreiche Bemühungen, diese Defizite auszugleichen. Im Rahmen der Fortbildungsveranstaltungen wird jedoch immer wieder deutlich, daß es dem mit den bisherigen Lehrinhalten vertrauten Arzt in der Regel große Schwierigkeiten bereitet, sein Rollenverständnis im Rahmen der Gesundheitsberatung zu finden. Vielen Ärzten wird erst im Laufe der Zeit bewußt, daß sie auf dem Feld der Gesundheitsberatung auf zahlreiche nichtärztliche Mitkonkurrenten treffen. Es kommt hinzu, daß sie dabei nichtärztlichen Behandlern begegnen, die bereits über jahrelange Erfahrungen in der Gesundheitsberatung verfügen.

Als besonders problematisch hat sich erwiesen, daß der Arzt seinen Patienten in der Sprechstunde in der Regel lediglich zielgerichtete Impulse, Anregungen und Ratschläge gibt, die weitere Vertiefung jedoch außerhalb der Praxis in Selbsthilfegruppen, bei nichtärztlichen Behandlern oder anderen Einrichtungen stattfindet. Dabei ist der Arzt in der Situation, daß er auf die nichtärztlichen Behandler keinen anweisenden Einfluß ausüben kann. Vom Arzt wird also ein hohes Maß an

Bereitschaft zur Kooperation und Teamgeist verlangt. Gleichwohl sollte der Arzt vom begrifflichen Ansatz der Gesundheitsberatung her als auch aufgrund seiner medizinischen Vorbildung versuchen, eine Art Schaltstelle für die einzuleitenden Maßnahmen zu bilden. In dieser Funktion werden von ihm Flexibilität und vielfältige Initiativen erwartet, ein Selbstverständnis, das nicht immer seiner überkommenden Rolle als Arzt entspricht. Es wird deshalb für die Effizienz einer zukünftigen Gesundheitsberatung von entscheidender Bedeutung sein, ob der Arzt die vorhandene Infrastruktur in seinem örtlichen Gebiet akzeptiert und ob er bereit ist, mit anderen Beteiligten kooperativ zusammenzuarbeiten.

Gesundheitsberatung aus der Sicht der gesetzlichen Rentenversicherung

Auch im Rahmen der gesetzlichen Rentenversicherung und ihrer Leistungen wird Gesundheitsberatung gewährt, und zwar ärztliche und nichtärztliche Gesundheitsberatung. In Kurheimen, Kurkliniken und anderen Rehabilitationseinrichtungen sind bereits seit Jahren Diätberaterinnen, Sportlehrer, Gymnastiklehrerinnen, Psychologen und andere Personengruppen tätig. Im wesentlichen betreuen sie Personengruppen nach Operationen bzw. schweren Erkrankungen und Personengruppen mit bestimmten Risikofaktoren. In diesen stationären Einrichtungen obliegt es auch den Ärzten, gesundheitsberatend mit ihren Patienten zusammenzuarbeiten. In den letzten Jahren haben überdies zahlreiche Kurkliniken und -verwaltungen sich der Gesundheitsberatung verstärkt angenommen und bieten am Kurort vielfältige Möglichkeiten zur Gesundheitsförderung und -erziehung an. Beispielhaft sollen hier Vorträge von Ärzten und anderem Heilpersonal über das Verhalten der Patienten nach Abschluß der Kur und der Rückkehr an ihren Heimatort genannt werden.

Rechtliche Einordnung der Gesundheitsberatung in den Leistungsrahmen der gesetzlichen Krankenversicherung

Für rechtliche Betrachtungen zur Gesundheitsberatung soll eine Übersicht über die in Frage kommenden Leistungen der Krankenversicherung vorangestellt werden. Bedeutsam sind hierfür im Rahmen der kurativen Medizin Früherkennungsmaßnahmen und Vorsorgeleistungen.

Kurative Medizin

Im Rahmen der kurativen Medizin wird als Krankenhilfe die ärztliche Behandlung gewährt (§ 182 Abs. 1. Ziff. 1a RVO; Peters 1985). Die Leistung ist zu erbringen, sobald die gesetzlichen Voraussetzungen hierfür gegeben sind. Sie ist damit Satzungsregelungen der einzelnen Krankenkassen entzogen. Diese Leistungen der Krankenpflege sind ihrem rechtlichen Charakter nach Sachleistungen. Die ärztliche Behandlung wird vom Beginn der Krankheit an gewährt. Sie dauert fort, solange die Krankheit besteht. Die ärztliche Behandlung ist Teil der kassenärztlichen Versorgung (§ 368 Abs. 2 RVO).

Zur Berechnung der Vergütung haben die Vertragspartner auf Bundesebene einen einheitlichen Bewertungsmaßstab für die ärztlichen Leistungen vereinbart (§ 368 g Abs. 4 RVO). Diese *Gebührenordnung* enthält alle in der kassenärztlichen Versorgung abrechnungsfähigen ärztlichen Leistungen. Der Bewertungsmaßstab hat einen rechtlichen Ausschließlichkeitscharakter: Nicht enthaltene Leistungen sind nicht abrechnungsfähig. Der einheitliche Bewertungsmaßstab in der derzeit geltenden Fassung enthält jedoch keine Position für eine „Gesundheitsberatung". Und zwar deshalb, weil die ärztliche „Gesundenberatung" keine ärztliche Behandlung eines Kranken, sondern die Beratung eines Gesunden ist. In der kassen- bzw. vertragsärztlichen Versorgung kann demnach eine ärztliche Gesundheitsberatung nicht abgerechnet werden.

Früherkennungsmaßnahmen

Um nach Möglichkeit potentiellen Krankheiten in einem frühen Stadium begegnen zu können, hat der Gesetzgeber seit 1971 verschiedene Maßnahmen zur Früherkennung von Krankheiten eingeführt. Von Bedeutung ist in diesem Zusammenhang, daß der Gesetzgeber dabei erstmals von der „Sicherung der Gesundheit" gesprochen hat (Peters 1985). Damit ist eine besondere Form der ärztlichen Betreuung zur rechtzeitigen Erkennung von Krankheitszuständen geschaffen worden. Hierbei handelt es sich um eine Pflicht- und nicht etwa um eine freiwillige Leistung der Krankenversicherung. Im einzelnen enthält das Früherkennungsprogramm

- bei Kindern bis zur Vollendung des 4. Lebensjahrs Untersuchungen zur Früherkennung von Krankheiten, die eine normale körperliche oder geistige Entwicklung des Kindes im besonderen Maße gefährden;
- bei Frauen vom Beginn des 20. Lebensjahrs an 1mal jährlich eine Untersuchung zur Früherkennung von Krebserkrankungen;
- bei Männern vom Beginn des 45. Lebensjahrs an 1mal jährlich eine Untersuchung zur Früherkennung von Krebserkrankungen.

Von einer Änderung der Altersgrenze abgesehen, hat der Gesetzgeber diesen Früherkennungskatalog seit seinem Inkrafttreten nicht geändert.

Freiwillige Mehrleistungen der Krankenkassen

Nach § 187 Abs. 1 Ziff. 2 RVO kann die Satzung der Krankenkasse andere Maßnahmen zur Verhütung von Erkrankungen der einzelnen Kassenmitglieder vorsehen. Diese Bestimmung gibt den Krankenkassen die rechtliche Handhabe, im Rahmen der Prävention tätig zu werden (Peters 1985). Früher wurden dieser Bestimmung die Vorsorgeuntersuchungen zugeordnet, die der Früherkennung von Krankheiten dienen sollten. Mit der Einführung des Früherkennungsprogramms können diese Untersuchungen nicht mehr dem § 187 zugeordnet werden. Die genannte Vorschrift gibt aber der Krankenkasse die rechtliche Legitimation, beispielsweise Modellversuche zur Gesundheitsberatung durchzuführen. Die dazugehörigen Verträge basieren auf dem Rechtscharakter der freiwilligen Mehrleistungen nach § 187 und geben der einzelnen Krankenkasse die Möglichkeit, hiervon nach pflichtgemäßem Ermessen Gebrauch zu machen. Die Krankenkassen sind also nicht verpflichtet, sich an derartigen Modellversuchen bzw. Untersuchungsreihen zu beteiligen. Dies weist auf die rechtliche Problematik der Zuordnung von Gesundheitsberatungen im Leistungsrahmen der gesetzlichen Krankenversicherung bzw. der kassenärztlichen Versorgung hin. Die Krankenkassen sind z. B. nicht verpflichtet, bei Modellversuchen zur Gesundheitsberatung die Kassenärztlichen Vereinigungen oder Kassenärzte zu beteiligen. Die Krankenkassen können deswegen auch mit nichtärztlichen Berufsgruppen zusammenarbeiten.

Ausblick

Wie soll bzw. wird es nun mit der Gesundheitsberatung im Rahmen der gesetzlichen Krankenversicherung weitergehen? In erster Linie sind die Auswertungen und die sich daraus ergebenden Bewertungen der verschiedenen Modellversuche abzuwarten. Bisher bekannt gewordene Einzelergebnisse könne nicht verallgemeinert werden. Sie sind vielmehr noch einer abschließenden wissenschaftlichen Beurteilung zu überlassen. Im Mittelpunkt der kritischen Bewertung dürfte dabei die Frage nach der Effizienz dieser Beratungen stehen. Das setzt aber eine Beobachtung der angestrebten Verhaltensänderungen über einen längeren Zeitraum voraus. In der Zwischenzeit werden auch Erfahrungen darüber gesammelt werden, wie sich in den einzelnen Modellgebieten die Kooperation zwischen den niedergelassenen Ärzten und anderen Beteiligten entwickelt und welche Schlußfolgerungen daraus für die weitere Gestaltung der Gesundheitsberatung zu ziehen sind.

Gesundheitsberatung fällt nicht pflichtgemäß nach der RVO in das Gebiet der kassenärztlichen Versorgung. Dadurch besteht für die Krankenkassen die Möglichkeit, Gesundheitsberatung selbst zu organisieren. Dies kann in Zusammenarbeit mit Kassenärzten, Nichtkassenärzten und nichtärztlichen Berufsgruppen erfolgen. Auch im ab 1. Oktober 1987 gültigen einheitlichen Bewertungsmaßstab (EBM) kassenärztlicher Leistungen und den daraus resultierenden Abrechnungsziffern sind Positionen für Maßnahmen zur Gesundheitsberatung nicht berücksichtigt.

Literatur

Gerster U (1985) Verhaltensorientierte Herz-Kreislauf-Prävention. Die Ortskrankenkasse 67: 142–147

Heinemann GW, Liebold R (1985) Kassenarztrecht, 13. Aufl. Engel, Wiesbaden

Peters H (1985) Handbuch der Krankenversicherung, 18. Aufl. Kohlhammer, Stuttgart

Wengle E (1984) Modellversuch Gesundheitsberatungsstellen bei der AOK für den Kreis Mettmann; Abschlußbericht. Institut für Therapieforschung, München

Teil 2

Gesundheitsberatung – Information, Motivation und Handlungsanleitung

Gesundheitsberatung in der ambulanten Krankenversorgung

K. Jork

Analyse des Handlungsbereichs Allgemeinmedizin

Um die Bedeutung der Gesundheitsberatung in der ambulanten Krankenversorgung zu verdeutlichen, soll sie im Rahmen einer Analyse des Handlungsbereichs der Allgemeinmedizin dargestellt werden. – Die Wissenschaftstheorie als ein System philosophisch gesicherter Aussagen bemüht sich um das Erfassen des Phänomens Wissenschaft durch den Versuch, die Voraussetzungen und Methoden des wissenschaftlichen Vorgehens zu ermitteln und darauf aufbauend die Aussagekraft wissenschaftlicher Theorien zu beurteilen (Essler 1982). Die Analyse des Handlungsbereichs Allgemeinmedizin verwendet wissenschaftstheoretische Begriffe, um Handlungsleitlinien darzustellen und methodisch zu definieren (Jork 1986).

Handlungsleitlinien sind eine gebietstypische, objektiv darstellbare und bewußt oder unbewußt angewendete Abfolge von Schritten zur ärztlichen Entscheidungsfindung in unterschiedlichen Erkenntnisebenen. Handlungsleitlinien werden der Übersicht halber linear dargestellt; realiter sind Regelkreise in jeder Phase mit einem oder mehreren der vorausgegangenen Informationsträger möglich. Zur *Präzisierung in der Realität*, d. h. in der Anwendung beim einzelnen Patienten, ergeben sich bei speziellen individuellen Fragestellungen auch Überschneidungen und die Anwendung mehrerer Handlungsleitlinien in unterschiedlichen Erkenntnisphasen.

Die Analyse des Handlungsbereichs der Allgemeinmedizin differenziert im ärztlichen Erkenntnisprozeß vom Angebot bzw. Anliegen des Patienten bis zur Therapie oder Problemlösung 4 *Erkenntnisphasen* unter Verwendung wissenschaftstheoretischer Begriffe.

1. Selektionsphase:

In ihr werden die Angebote bzw. Anliegen des Patienten erfaßt. Nach der Anamneseerhebung und einfachen körperlichen Untersuchung erfolgt das Einschätzen und Klassifizieren in kognitiven Kategorien oder objektiven Krankheitsstadien, d.h. nach ordinal- oder nominalskalierten Merkmalen (Abb. 1).

2. Interventionsphase:

Nach dem Differenzieren der Angebote bzw. der Anliegen des Patienten werden sinnvolle Handlungskonzepte abgeleitet und angewendet (Abb. 2). Besonderer Schwerpunkt liegt auf der Kooperations-, Koordinations- und Integrationsfunktion sowie der Verlaufsbeobachtung.

3. Evaluationsphase:

Die Ergebnisse der Handlungskonzepte sind zu prüfen, zu bewerten und prognostisch einzuschätzen, um weiterführende Maßnahmen festzulegen (Abb. 3). Die Bewertung bisheriger diagnostischer und therapeutischer Maßnahmen erfolgt ordinalskaliert.

4. Stabilisierungsphase:

Nach dem Bewerten sind ergänzende oder die Wiederholung bereits angewendeter Methoden erforderlich, um den Behandlungserfolg zu sichern (Abb. 4). Dabei liegt der Schwerpunkt auf der Verlaufsbeobachtung und Langzeitbetreuung. In allen 4 Phasen haben Beratungsfunktionen eine zentrale Bedeutung.

Selektionsphase

Patienten suchen den Arzt auf mit Befindensstörungen, Symptomen und Befunden. *Befindensstörungen* sind Beeinträchtigungen des somatischen oder psychischen Wohlbefindens, durch die sich der Patient krank fühlt oder Krankheit befürchtet. Sie bedürfen der Verlaufsbeobachtung, aber nicht immer einer Therapie. *Symptome* sind Krankheitszeichen bzw. Beobachtungstatsachen, deren Interpretation zu Diagnosen führen kann. Symptome können sich von Ort zu Ort oder im Laufe der Zeit ändern, im Prozeßcharakter eines Störungsablaufs initial oder abklingend beobachtet werden. Diese Angebote des Patienten lassen sich in den somatischen, psychosomatischen, psychischen und psychosozialen Bereich unterteilen. Andere Anliegen des Patienten betreffen sozialmedizinische und soziale Leistungen unseres Gesundheitssystems (Abb. 1). Hierzu gehören die Beratungsfunktionen zu Vorsorge und Früherkennungsmaßnahmen, Prävention, Rehabilitations- und Rentenverfahren, Heilbehandlungen und Kuren, Pflege und sozialen Hilfen ebenso wie Gutachten und Bescheinigungen.

Unter *psychosozialen Angeboten* des Patienten werden z. B. Beziehungsprobleme verstanden, Schulkrisen bei Kindern mit Verhaltens- und Lernstörungen, Krisen am Arbeitsplatz und Entscheidungskonflikte. *Psychische Störungen* betreffen Verhaltensstörungen, Neuropathien und Erregungszustände ebenso wie Psychosen. Die Unterteilungen in somatisch, psychosomatisch, psychisch und psychosozial sind künstlich geschaffene Kategorien, welche die Prognostik, Therapie und Kommunikation im professionellen Bereich erleichtern.

Nach dem *Erkennen* der Angebote bzw. Anliegen des Patienten klärt der Hausarzt durch Erinnerung an ihm bekannte Informationen oder durch Nachschlagen in der Krankenkartei, ob die Symptomatik in irgendeiner Weise erfaßt oder in vorliegenden Befunden festgehalten ist. Bewußt oder unbewußt wird die Frage beantwortet: Treten die Beschwerden oder Anliegen des Patienten *erstmalig oder wiederholt* auf?

Nachdem so eine erste grobe Zuordnung der Angebote des Patienten durchgeführt ist, erfolgt im somatischen Bereich ein *differentialdiagnostisches Abwägen* unter Bevorzugung *exkludierender und synthetischer Diagnostik* und Überlegungen.

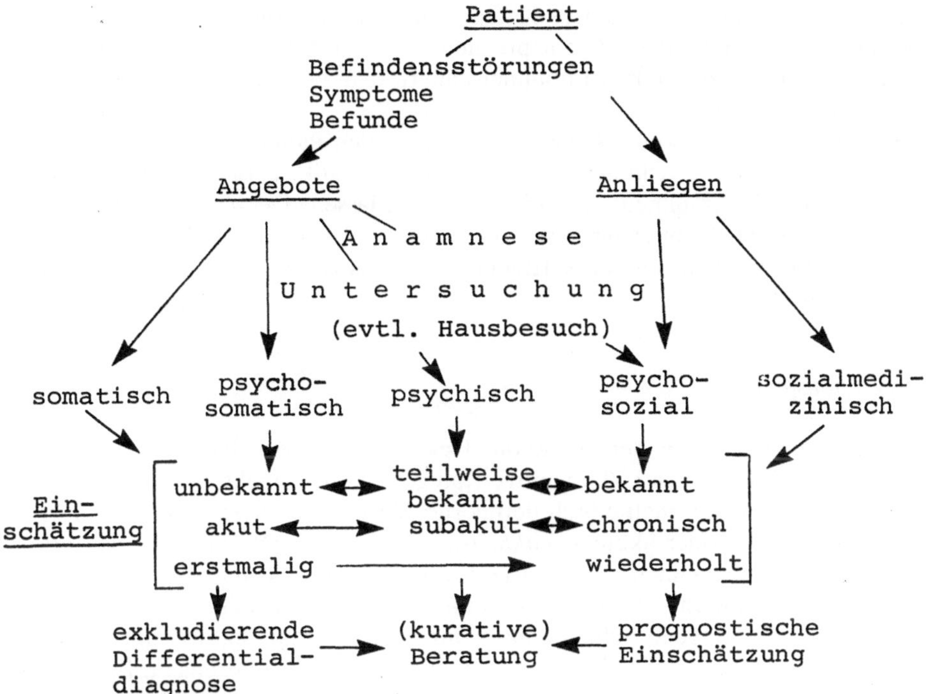

Abb. 1. Selektionsphase im ärztlichen Erkenntnisprozeß

Die *Vorfelddiagnostik* eincs *unausgelesenen Patientenguts* erfolgt durch die *Anamneseerhebung* und *einfache körperliche Untersuchung.* Sie besteht aus einer 5-Sinne-Diagnostik durch den Arzt mit Inspektion, Palpation, Perkussion und Auskultation. Das erste exkludierende differentialdiagnostische Abwägen ordnet nach Anamneseerhebung und einfacher körperlicher Untersuchung das Beschwerdebild des Patienten einer der 3 *kognitiven Kategorien* oder *objektiven Stadien* zu:

kognitive Kategorien:	*objektive Stadien:*
– unbekannt,	– akut,
– teilweise bekannt,	– subakut,
– bekannt;	– chronisch.

Dabei beziehen sich die *kognitiven Kategorien* auf ein Klassifizieren, das durch Symptome, Befunde und Daten belegt werden kann. Die *objektiven Stadien* sind Einteilungen, die sich am Patienten und seinem Krankheitsbild orientieren. Kognitive Kategorien und objektive Stadien können miteinander gekoppelt sein, aber auch als Klassifizierung allein erfolgen. Sie sind also nicht notwendig miteinander verbunden. Fehler der Zuordnung in den 3 Kategorien oder Stadien können bereits gravierende Folgen für den Patienten haben, ohne daß im klinischen Sinne eine Fehldiagnose gestellt wird. Mit und ohne Therapie können die beschriebenen 3 Zustandsformen von Krankheit ineinander überwechseln.

Objektive Stadien und kognitive Kategorien sind im vorliegenden Modell ordinalskalierte Merkmale, d. h. sie entsprechen einer Rangplatzskala. Die Einteilung „erstmalig" und „wiederholt" ist nominalskaliert, d. h. es findet sich in der Ausprägung keine Rangfolge.

Das Nichterkennen akuter Symptome kann für den Patienten lebensgefährdend sein, und eine nicht beachtete veränderte Symptomatik, z. B. von subakut nach akut, kann ernste Krankheitszustände übersehen lassen. Deswegen beinhaltet die Selektionsphase auch ein erstes *prognostisches Einschätzen*. Nach der meist kurativen Beratung beeinflussen seine Ergebnisse die Auswahl von Maßnahmen der Interventionsphase.

Interventionsphase

Nach der Interpretation der Angebote bzw. Anliegen des Patienten und ihrer Selektion durch Einstufen in 3 kognitive Kategorien oder objektive Stadien bedient sich der Allgemeinarzt methodisch definierter Vorgehensweisen. Erstmalig auftretende, unbekannte oder akute *Krankheitszustände* im somatischen Bereich erfordern nach dem Erkennen das *Abwenden gefährlicher Krankheitszustände und -verläufe*(Abb. 2). Man versteht darunter das allgemeinmedizinische Vorgehen zum Auffinden einer dringend behandlungsbedürftigen Erkrankung aus einer Gruppe primär gleichartig und ungefährlich erscheinender Befindensstörungen. Bei Kennt-

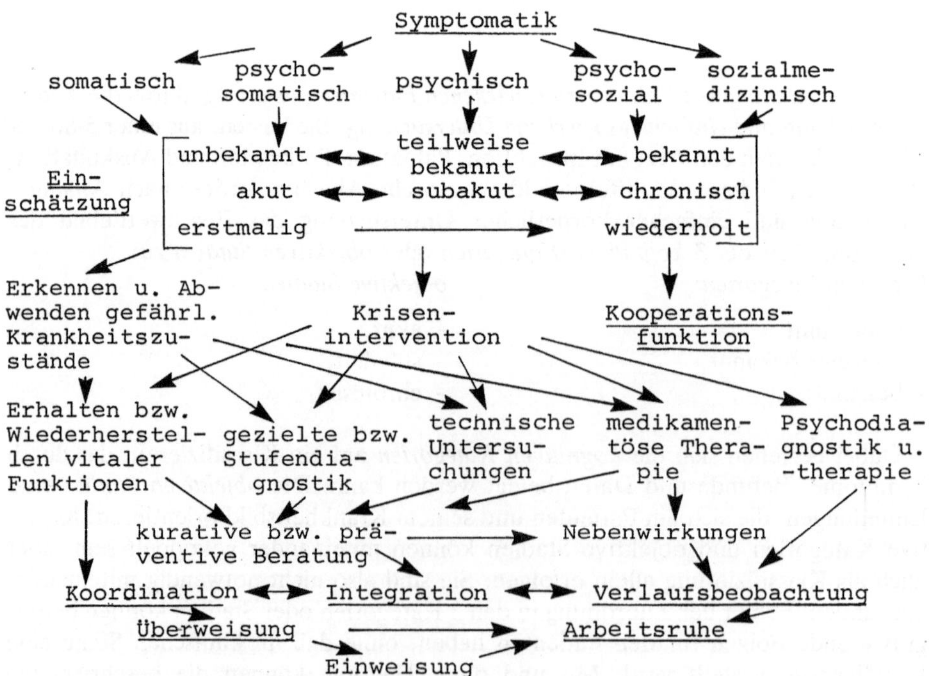

Abb. 2. Interventionsphase im ärztlichen Erkenntnisprozeß

nis der Gesamtpersönlichkeit, von Familie und sozialer Umwelt wird exkludierendes Vorgehen bevorzugt, das eine synthetische Diagnostik unter Berücksichtigung von Organismus und Umgebung begünstigt (Pauli 1986). Konkret bedeutet dies das *Erhalten bzw. Wiederherstellen vitaler Funktionen.* Unbekannte oder akute psychische Krankheitsbilder veranlassen Maßnahmen zur *Krisenintervention* mit Psychodiagnostik und -therapie durch Gesprächs- und Verhaltenstherapie, evtl. unterstützt durch Pharmakotherapie oder begleitende gezielte bzw. Stufendiagnostik im somatischen Bereich. Sind psychosoziale Zustandsbilder als akut oder bedrohlich einzustufen, dann geben sie Anlaß zu integrativen Maßnahmen. Als Beispiel sei hier das Verwahrlosungssyndrom alter und multimorbider Patienten genannt.

Eine Sonderform der Intervention sind Maßnahmen mit *Integrationsfunktion.* Sie bedeutet in Ergänzung zu kurativen medizinischen Aufgaben das Helfen durch Abwenden von Störungen des individuellen Gleichgewichts, das Beraten und Begleiten zum Erhalten der Autonomie vor allem chronisch kranker und alter Menschen in Zusammenarbeit mit Kontaktpersonen aus dem sozialen Umfeld und mit nicht ärztlichen Berufsgruppen. Integrative Maßnahmen können also auch Psychodiagnostik und -therapie erfordern. Die Integrationsfunktion kann sich beschränken auf die *Koordinationsfunktion*, die allerdings häufiger allein bei sozialmedizinischen und sozialen Anliegen notwendig wird. Koordination bezeichnet die hausärztliche Aufgabe, welche bei Kenntnis der Funktionsbereiche medizinischer Spezialgebiete geeignete Spezialisten für eine dem Patienten zumutbare Diagnostik und Therapie auswählt und die Resultate bzw. Auswirkungen der getroffenen Maßnahmen nach Interpretation und Mitteilung an den Patienten in seinem subjektiven, ganzheitlichen Behandlungsplan abstimmt und durch Verlaufsbeobachtung begleitet.

Interventionen bei *teilweise bekannter oder subakuter Symptomatik* bedingen Maßnahmen einer gezielten oder Stufendiagnostik unter Berücksichtigung des Exkludierens von Krankheitsbildern. Jedoch auch bei *bekanntem, wiederholt beobachtetem und chronischem Beschwerdebild* kann Integration und Koordination notwendig werden, wenn z.B. Personen des sozialen Umfelds ebenfalls erkranken.

Häufig wird dabei ausschließlich die *Verlaufsbeobachtung* geübt. Sie bedeutet die kriteriendefinierte Überprüfung von Befindensstörungen und erhobenen Befunden zur Bestätigung oder Korrektur daraus resultierender ärztlicher Arbeitshypothesen. Die zu überprüfenden Kriterien sind dabei entsprechend den Symptomen bzw. Befunden der einzelnen Krankheitsbilder oder psychosozialen Problemdefinitionen festzulegen. Sozialmedizinische und soziale Anliegen betreffen die *Kooperationsfunktion* des Allgemeinarztes. Damit werden Maßnahmen und Tätigkeiten bezeichnet, zu deren Durchführung der Allgemeinarzt den erforderlichen Anteil ärztlicher Kompetenz einbringt, um in partnerschaftlichem Arbeitsansatz zusammen mit nichtärztlichen Berufsgruppen die für den Patienten bestmögliche Lebensweise in somatischer, psychischer und sozialer Hinsicht zu sichern.

Interventionen im sozialmedizinischen und sozialen Bereich betreffen neben der medizinischen Kompetenz die Beratungsfunktion des Allgemeinarztes zur Prävention, vor allem die Gesundheitsberatung. Sie hat die Risikofaktoren ebenso wie die Lebensweise des Gesunden und Kranken zu berücksichtigen und zielt mit adäquaten Methoden der Motivation auf eine Verhaltensmodifikation.

Evaluationsphase

Die Maßnahmen der Selektions- und Interventionsphase führen durch die angewendeten Methoden bei somatischen, psychischen und psychosozialen Angeboten bzw. sozialmedizinischen oder sozialen Anliegen zu einer vorläufigen oder abschließenden Beschreibung der Krankheitsbilder. Sie finden ihren Ausdruck in Symptom-, Situations- oder Bestandsdiagnosen (Schrömbgens 1971) bzw. Problembeschreibungen als Arbeitshypothesen (Abb. 3). Dies trifft für alle Patienten zu, die nicht im Rahmen der Kooperations- und Koordinationsfunktion oder integrativer Maßnahmen durch andere Gebietsärzte oder nichtärztliche Berufsgruppen weiterbetreut werden.

Mit der Beschreibung von Krankheitsbildern und ihrer prognostischen Einschätzung nimmt der Allgemeinarzt auch eine *Bewertung* vor. Diese läßt sich, vergleichbar mit der Selektionsphase, in mehreren Kategorien durchführen;

objektive Stadien:

- persistierend,
- teilweise abgeklungen,
- (spontan) abgeklungen;

kognitive Klassifizierung:

- nicht geklärt
- teilweise geklärt
- geklärt.

Auch hier können – müssen aber nicht – beide Kategorien miteinander gekoppelt sein. Das Stadium „abgeklungen" kann Folge eines therapeutischen Effekts sein, aber ebenso spontan während des abwartenden Offenlassens der Diagnose eingetre-

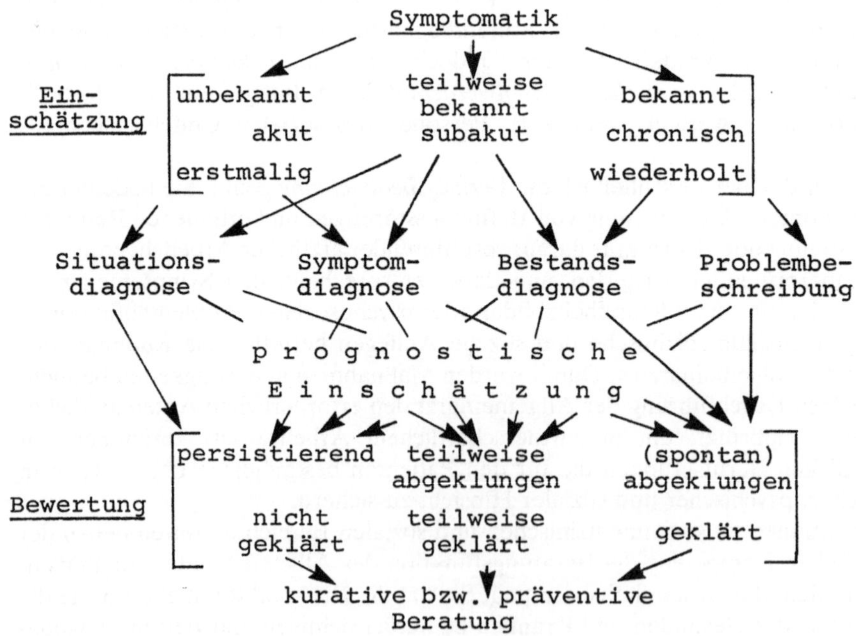

Abb. 3. Evaluationsphase im ärztlichen Erkenntnisprozeß

ten sein. Gerade der Anteil spontan abgeklungener Beschwerdebilder stellt in der Allgemeinmedizin eine bedeutende Gruppe dar. Aus der Beurteilungsabstufung resultiert durch sinnvolle und logische Auswahl die Bildung von Regelkreisen mit Maßnahmen der Selektions- oder Interventionsphase. Die *Evaluationsphase* entscheidet demnach, ob entsprechend der Einstufung des Krankheitsbildes einzelne bisher beschriebene Methoden wiederholt angewendet oder andere Handlungsleitlinien erstmals verfolgt werden müssen. Damit wird gleichzeitig zum Ausdruck gebracht, daß Krankheitsverläufe eine *Dynamik* aufweisen. Der behandelnde Arzt sieht seine Aufgabe darin, in gestörten Gleichgewichten regelnd und stabilisierend zu wirken.

In den Erkenntnisphasen der Selektion und Intervention, wiederholt jedoch in der Evaluationsphase, sollte das *Überprüfen* stattfinden, ob die bisherigen ärztlichen Maßnahmen die in den Eingangsformulierungen des Patienten geäußerten Anliegen und Beschwerden weitgehend berücksichtigt haben. Das heißt: Hat sich die *Persönlichkeit des Arztes* mit den Ängsten, Erwartungen, Vorstellungen und Möglichkeiten des Kranken auseinandergesetzt und ihn als Partner in der Patient-Arzt-Beziehung anerkannt? Denn einmal sind die verschiedenen Erkenntnisphasen des Handlungsbereichs Allgemeinmedizin rational durch Fakten und Daten, also klar definierte Inhalte, geprägt. Andererseits beeinflussen emotionale Faktoren, also Beziehungsaspekte, ganz wesentlich den Entscheidungsprozeß.

Diese Selbsteinschätzung des Arztes – „medical audit" – kann in der Evaluationsphase durch verschiedene objektive Methoden der *Qualitätssicherung* (Conen 1984; Selbmann 1984; Jork 1986) ergänzt werden. Mit ihr lassen sich sowohl Wissen, Können und Verhalten des Arztes einschätzen als aber auch die Validität und Reliabilität der von ihm in Diagnostik und Therapie angewandten Methoden.

Stabilisierungsphase

Nach Prüfen und Bewerten bisheriger Maßnahmen in der Selektions-, Interventions- und Evaluationsphase leiten sich in der Allgemeinpraxis daraus sinnvolle Methoden weiterführender Diagnostik oder Therapie ab (Abb. 4). Aus der Evaluationsphase können sowohl differentialdiagnostische als auch gezielte diagnostische Verfahren resultieren, ebenso wie Symptom-, Palliativ- und Kausaltherapie oder eine *Therapie ohne Diagnose*. Man versteht darunter therapeutische Maßnahmen bei mono- oder polysymptomatischen Befindensstörungen, die eine weitere Klärung nicht behindern.

Die *Verlaufsbeobachtung* in der Interventions- und Stabilisierungsphase berücksichtigt in ihrer Konsequenz besondere Maßnahmen. Sie kann ein *abwartendes Offenlassen der Diagnose* bedeuten, worunter ein zeitweiliger Verzicht auf weitergehende Diagnostik einer Befindensstörung verstanden wird, um durch Verlaufsbeobachtung eine Klärung herbeizuführen. Besonders bei Befindensstörungen und monosymptomatischen Beschwerden kann dies sinnvoll erscheinen. Bei komplikationslosem Krankheitsverlauf schließt die Verlaufsbeobachtung auch die *Langzeitbeobachtung* ein, womit eine Erweiterung des anamnestischen Wissens über den Patienten durch Beobachtung auch ohne regelmäßigen oder direkten Kontakt verstanden wird. Die Langzeitbeobachtung ist Teil der *Langzeitbetreuung*. Sie

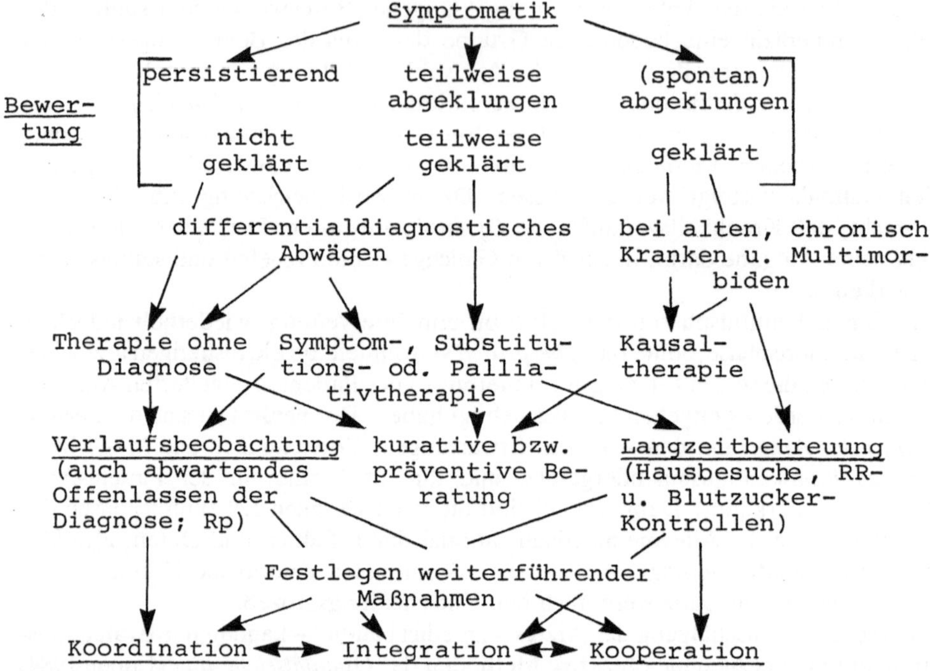

Abb. 4. Stabilisierungsphase im ärztlichen Erkenntnisprozeß

bedeutet das hausärztliche Betreuen und Begleiten somatischer, psychischer, psychosozialer und sozialer Angebote bzw. Anliegen von Gesunden und Kranken über Jahre. Wesentliche Informationen über allein oder in Gruppen (Familien) lebende akut und chronisch Kranke, multimorbide und ältere Patienten werden dabei durch den *Hausbesuch* gewonnen. Er dient dem Erhalten und Wiederherstellen von Gesundheit und Selbständigkeit sowie der Beratung zu gesundheitsfördernder Lebensweise.

Stabilisierung bedeutet demnach medikamentöse Therapie ebenso wie Verlaufsbeobachtung mit therapeutischen Maßnahmen im psychischen, psychosozialen und sozialen Bereich mit Kooperation, Koordination und Integration, also auch Überweisungen, Einweisungen, Verordnung von Arbeitsruhe oder Einleitung von Rehabilitations- und Rentenverfahren, und Maßnahmen in Zusammenarbeit mit nichtärztlichen Berufsgruppen. Dem Hausarzt obliegt ganz wesentlich das Sichern gebietsübergreifender und klinischer Diagnostik bzw. des therapeutischen Erfolgs durch die Verlaufsbeobachtung.

Die Ausführungen verdeutlichen, daß in allen Erkenntnisphasen allgemeinärztlichen Handelns präventive Maßnahmen durch Gesundheitsberatung zu Krankheiten, Risikofaktoren und zum „Lebensweisenkonzept" notwendig, ja für eine umfassende Gesundheitsbetreuung unverzichtbar sind. Dies betrifft sowohl inhaltlich und methodisch festzulegende Interventionen im direkten Patienten-Arzt-Kontakt als aber auch die Beteiligung an präventiven und beratenden Maßnahmen mit nicht ärztlichen Berufsgruppen. Vor allem die Aktivitäten des Allgemeinarztes bei seiner Kooperations-, Integrations- und Koordinationsfunktion sowie bei der Verlaufsbeobachtung umfassen unterschiedliche Inhalte und Methoden der Gesundheitsberatung.

Langzeitkontakt und Altersverteilung der Patienten

In der BRD konsultieren 90% der Bevölkerung mindestens einmal im Jahr einen Arzt. Bei Befragung erklären ungefähr 82%, als kontinuierliche Bezugsperson einen Hausarzt zu haben (v. Troschke u. Stößel 1981). Unberücksichtigt bleibt dabei allerdings, daß vor allem multimorbide und chronisch Kranke in der Langzeitbetreuung eine konstante Patienten-Arzt-Beziehung schätzen.

Bei der Analyse des Patientenguts einer südhessischen Allgemeinpraxis werden in einem Ort mit 31 000 Einwohnern und 32 Ärzten aller Fachgebiete im 4. Quartal 1982 von 2 156 Personen (1 278 Frauen und 878 Männern) 46,2% (996 Patienten) länger als 10 Jahre, 19,9% (429 Patienten) mindestens 5 Jahre und nur 33,9% (731 Patienten) weniger als 5 Jahre in der gleichen Praxis betreut (Abb. 5). Damit

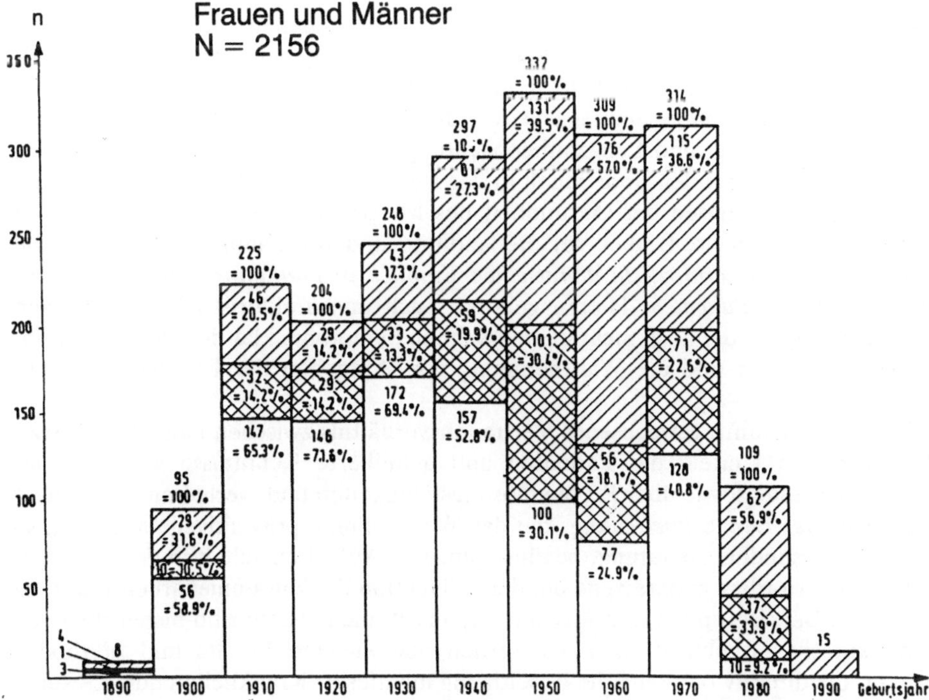

Abb. 5. Unterschiedlich lange Kontakte zwischen Arzt und Patient, aufgeschlüsselt nach Altersgruppen der Patienten in Dezennien der Geburtsjahrgänge. □ mehr als 10 Jahre, □ 5 Jahre und mehr, □ weniger als 5 Jahre (n = 2156)

besteht zu ca. 2/3 aller betreuten Patienten ein Langzeitkontakt von mindestens 5 Jahren. Gleichzeitig läßt sich nachweisen, daß ältere Patienten, eingeteilt nach Dezennien, seltener den Arzt wechseln als jüngere. Arztkontakte bei jüngeren Menschen wegen nur temporärer Erkrankungen bedingen im allgemeinen eine geringere Bindung durch ein tragfähiges Patient-Arzt-Verhältnis als bei älteren Menschen. Gegenseitiges Verständnis, die Kenntnis persönlicher Besonderheiten und die gemeinsame Erfahrung beim Überwinden gesundheitlicher Krisen bedingen ein stärkeres Gefühl von Vertrautsein, Gekanntwerden, des Sich-Verlassen-Könnens. Kenntnisse aus der erlebten Anamnese ermöglichen es andererseits dem Arzt, verschiedene Lebenssituationen und Klagen des Patienten umfassender einzuschätzen als beim Kurzzeitkontakt.

Langzeitbetreuung durch den Hausarzt

Die Koordinationsfunktion des Hausarztes und die Langzeitbetreuung mit Verlaufsbeobachtung von Gesunden und Kranken über Jahre als zentrale Aufgabe der ambulanten Krankenversorgung werden im Rahmen medizinischer Ausbildung bisher unzureichend berücksichtigt.

Koordinationsfunktion und Verlaufsbeobachtung sind gebunden an lokale Informationen über die Kooperationsmöglichkeiten mit anderen ärztlichen Gebietsbezeichnungen. Diese können in der Ausbildung nur schematisch vermittelt werden und sind für jede ärztliche Praxis durch die vorhandenen diagnostischen und therapeutischen Institutionen bzw. Spezialisten verschiedener Fachgebiete zu präzisieren und zu benennen. Das trifft in gleicher Weise zu für Einrichtungen, die bei präventiven Aufgaben zusammenarbeiten (Jork u. Schüffel 1987).

Langzeitbetreuung und Langzeitbeobachtung sind vordergründig an die Person des Hausarztes gebunden, individuell in der Beziehung zum Patienten geprägt und beinhalten auch Phasen der Gesundheit des Menschen, in denen nur sporadisch Kontakte bestehen, z. B. bei der Behandlung anderer Familienmitglieder. Die *Langzeitbetreuung ermöglicht damit einen Einblick in Funktionsabläufe bzw. Entwicklungen von Patienten.* Hierzu gehören auch uncharakteristische Frühstadien von Krankheiten, die noch nicht die klassischen Symptome klar definierter Erkrankungen aufweisen und die Wahrnehmung von Aufgaben der Prävention begünstigen.

Ein oft über Jahre gewachsenes Vertrauensverhältnis zwischen Patient und Arzt, das Leben im Umfeld des Patienten und detaillierte Kenntnisse verschiedener Lebensumstände sowie über Problemlösungsfähigkeiten und -verhalten sind andere *Merkmale der Langzeitbetreuung*, die das Wahrnehmen präventiver Aufgaben, so auch der Gesundheitsberatung, begünstigen. Die Aufgabenvielfalt in der Langzeitbetreuung erfordert andererseits bei der Prävention die Zusammenarbeit mit nicht ärztlichen Berufsgruppen und sozialen Organisationen. Ärzte sind bisher überwiegend kurativ ausgebildet, d. h. es werden überwiegend Inhalte und Methoden erlernt, die direktiv beratend die Beseitigung manifester Krankheiten oder Gesundheitsstörungen anstreben.

Langzeitbetreuung und Koordinationsfunktion des Hausarztes dienen auch dem Aufrechterhalten der Autonomie des Kranken und verzögern bei älteren Patienten die Aufnahme in Pflegeheime. Kenntnisse über Leistungsmöglichkeiten im sozialen Netz sind deswegen für den Hausarzt bei der Langzeitbetreuung von Patienten unverzichtbar.

Langzeitbeobachtung bedeutet die Erweiterung des anamnestischen Wissens über den Patienten durch Beobachtung auch ohne direkten Kontakt. Gerade hierbei werden oft scheinbar beiläufig von Kontaktpersonen des Patienten Fragen gestellt, die dem Bereich der Gesundheitsberatung zuzuordnen sind.

Beratungsanlässe in der Allgemeinpraxis

Neben sachbezogenem, inhaltlichem Wissen sowie der Fähigkeit zu sprachlicher Verständigungsmöglichkeit zwischen Patient und Arzt setzt die Durchführung von Gesundheitsberatung befriedigende soziale Interaktion und die Entwicklung hinreichend komplexer psychischer Strukturen voraus. Emotionale Stabilität als Basis dafür ermöglicht, daß Aktionen und Reaktionen der Umwelt auf produktive, weiterführende Weise bearbeitet werden können (Auwärter 1985). Dies präzisieren Abelin u. Zahnd (1983), wenn sie in einem Überblick zu Möglichkeiten der Prävention in der ärztlichen Praxis Lebensgewohnheiten ebenso wie die physische Umwelt, die individuelle Disposition oder Resistenz in ihrem Einfluß auf Krankheitsprozesse berücksichtigen. Lebensweise und physische Umwelt werden demnach weitgehend von der sozialen Umgebung des Menschen geprägt.

Tabelle 1 faßt Ansatzpunkte der Prävention durch Gesundheitsberatung in der ärztlichen Praxis und Maßnahmen des Arztes hierfür zusammen. Danach können einmal *Maßnahmen zur Erhöhung der Resistenz* des Individuums gegenüber krankheitsverursachenden Einflüssen ergriffen werden. Impfungen und die Vitamin-D-Prophylaxe beim Säugling und Kleinkind sind neben medikamentöser Prophylaxe,

Tabelle 1. Ziele der Prävention und Maßnahmen zur Abschätzung und Analyse der individuellen Risikokonstellationen

Ziel	Maßnahmen
Erhöhung der Resistenz	Impfungen medikamentöse Prophylaxe Beratung bei Infektanfälligkeit und psychischer Instabilität
Reduktion des persönlichen Risikos Lebensstil Arbeitsplatz und Familie	Abschätzen der individuellen Risikosituation im somatischen und psychosozialen Bereich Analyse der Möglichkeiten zur Risikoreduktion Beratung und Unterstützung bei Verhaltensänderung Erkennen uncharakteristischer Frühstadien pathologischer Prozesse
Verhinderung des Fortschreitens pathologischer Prozesse	Früherkennung und Frühbehandlung von Schäden und Krankheiten

z. B. gegen Malaria, einige Beispiele. Andererseits sind *Maßnahmen zur Abschätzung und Analyse der individuellen Risikokonstellation* bedeutsam. Gesichtspunkte des Lebensstils oder Fragen der Arbeits- und Wohnhygiene stehen hierbei im Vordergrund. Die Disposition des persönlichen Risikos eines Menschen wird also nur teilweise durch meßbare Risikofaktoren erfaßt. Sie ist vielmehr weitgehend durch seinen Lebensstil bedingt, das Umgehen mit Streß, psychosozialen Belastungen und sein Interaktionsverhalten gegenüber Mitmenschen. Negative Befunde bei labortechnisch meßbaren Risikofaktoren schließen also ein bestehendes Krankheitsrisiko bzw. eine Risikosituation nicht aus. Wissenschaftliche Ergebnisse über die Intervention bei uncharakteristischen Frühstadien von Krankheiten liegen noch nicht vor.

Der Anteil von Konsultationen mit der Hauptdiagnose „präventivmedizinische Leistungen" liegt in der ärztlichen Primärversorgung der Schweiz bei 32,8% und steht damit vor der Gruppe derer bei Gynäkologen, Pädiatern und Ärzten für innere Medizin. Dies belegt die Notwendigkeit, Inhalte und Methoden zur aktuellen und kompetenten Gesundheitsberatung in der ärztlichen Aus- und Weiterbildung zu berücksichtigen. Vergleichbare Zahlen findet Kirchner (1982). Danach entfallen von 4 554 Konsultationen in 10 Arztpraxen 23,3% auf die Gesundheitsberatung.

Wichtigste Bereiche der Konsultationen zu „präventivmedizinischen Leistungen" sind dabei die psychosoziale Beratung (5,6%), Renten-(2,9%) und Attestanliegen (2%), Fragen zur Lebensführung (6,9%) sowie Reise- (1,3%), arbeitsmedizinische (0,6%), Hygiene- (0,3%) und Impfberatungen (0,2%). Das weite Altersspektrum der Patienten beim Haus- und Familienarzt bedingt entsprechend diesen Anlässen einen inhaltlich und methodisch breiten Beratungsbedarf.

Obwohl diese Zahlen die Bedeutung von Aufgaben der Gesundheitsberatung in der primärärztlichen Versorgung unterstreichen, finden sich bei vergleichenden Untersuchungen über Beratungsursachen in der Allgemeinpraxis keine entsprechend differenzierten Bezeichnungen. So führt Hamm (1986) nach Braun (1957) und Göpel (1975) bei Beratungsursachen unter Nr. 019 „polymorphe Beschwerden, kurze Führung" auf, die damit die Bedeutung von Beratungsanlässen keineswegs realistisch wiedergeben. Dies ist sicherlich teilweise dadurch bedingt, daß auch in der deutschen Gebührenordnung für Ärzte die Position für die Beratungstätigkeit nur pauschal, d. h. ohne Berücksichtigung des Beratungsanlasses, vorgesehen ist.

Klassifizierungen von Beratungsanlässen, Diagnosen und ärztliche Leistungsziffern sind zu völlig unterschiedlichen Zwecken verwendbar. Sie können dienen:
- zur Handlungsrechtfertigung gegenüber einem Versicherungsträger;
- zur Dokumentation von Diagnostik und Therapie eines Patienten;
- zu statistischen Untersuchungen im Sinne der Forschung, d. h. zur Gewinnung gesundheitspolitisch relevanter Aussagen.

Krankendaten und Klassifizierungen von Krankheiten sind zur wissenschaftlichen Bewertung bzw. Forschung nur verwendbar, wenn in ihnen enthaltene Informationen durch einheitliche Definitionen vergleichbar werden. Hierzu ist eine dem Entscheidungsgehalt vorgegebener Fragestellungen entsprechende spezifische Klassifizierung von Befindensstörungen, Symptomen und Befunden ebenso notwendig wie von Beratungsanlässen. Im klinischen Bezugssystem der Krankenversorgung überwiegt entsprechend den Fragestellungen ein Klären, Analysieren, Beweisen und Empfehlen. Die allgemeinen Fragestellungen im Bezugssystem ambulanter Krankenversorgung führen eine Klassifizierung durch zum Selektieren, Koordinieren, Abwenden und Begleiten (Jork 1985; Giere 1986). Eine Voraussetzung zur wissenschaftlichen Verwendbarkeit dokumentierter Daten ist allerdings nur gegeben, wenn sie tatsächlich ein Abbild der Realität sind. Bisher verwendete Klassifikationen lassen entweder Benennungen für die Gesundheitsberatung völlig vermissen oder bezeichnen diese sehr pauschal als „Eheprobleme, Ernährungsprobleme, Familienprobleme, Gesundheitsanleitung, Patientenbetreuung, Tabakmißbrauch, Trunkenheit", wie in der internationalen Klassifikation der Krankheiten ICHPPC-2. Andererseits können sich bei der üblichen krankheitsorientierten Dokumentation Beratungstätigkeiten von Ärzten hinter Diagnosen verbergen, wie bei Hypertonie, Herzinsuffizienz, Diabetes mellitus, Hyperurikämie und Hyperlipoproteinämie, wenn dazu eine Beratung stattgefunden hat. Auch im EVaS-Projekt des Zentralinstituts für die kassenärztliche Versorgung in der BRD von 1984 sind reine Beratungsanlässe ebenso wie Aufgaben der Prävention nicht ausreichend berücksichtigt.

Die bisher geübte Praxis der Beratungsdokumentation belegt die von Ärzten geäußerte Ansicht, daß sie sehr pauschal in unterschiedlicher Weise Gesundheitsberatung betreiben, in einer krankheitsbezogenen Klassifikation jedoch keine differenzierten Bezeichnungen vorgesehen sind. Bei der Beratungstätigkeit des Arztes in der Primärversorgung ist es deswegen erforderlich, die Beratung problembezogen zu benennen und zu registrieren, um vergleichende Untersuchungen über die beratende Tätigkeit verschiedener Ärzte durchführen zu können.

Einführung zur ärztlichen Gesundheitsberatung

Zur praktischen Durchführung ist es notwendig, *3 Begriffe ärztlicher Gesundheitsberatung* klar abzugrenzen und zu definieren:

1. das *Ziel* der Gesundheitsberatung, z. B. Reduzierung des Übergewichts, Verhaltensmodifikation begleitend zur Hypertoniebehandlung;
2. Festlegen der *Inhalte*, die zum Verständnis und bei der Durchführung der Gesundheitsberatung zum Erreichen des Ziels notwendig sind. Der Arzt muß in der Lage sein, dem Patienten in verständlicher Weise die Notwendigkeit seiner Verhaltensänderung an anatomischen und physiologischen Gegebenheiten des Körpers zu verdeutlichen;
3. der die Gesundheitsberatung Durchführende muß *Kenntnisse und Fertigkeiten im Umgang mit Methoden* der Gesundheitsberatung besitzen, die vor allem die *Motivation und Verhaltensänderung* betreffen. So ist es oft wenig effizient, Patienten nur anzuraten, Kochsalz in der Ernährung zu reduzieren und sich mehr körperlich zu bewegen. Die Notwendigkeit einer Verhaltensänderung muß vom Kranken eingesehen, d.h. akzeptiert werden. Andererseits sind Hilfen zu organisieren, das gesetzte Ziel schrittweise zu erreichen.

Die *Voraussetzungen zur Gesundheitsberatung* durch den Allgemeinarzt können in allgemeine und individuelle unterteilt werden. Unter *allgemeinen Voraussetzungen* des Arztes sind das notwendige medizinische Wissen, Fähigkeiten der

Gesprächsführung, Erfahrung in Gruppendynamik, Motivations- und Verhaltenspsychologie sowie die Kenntnis des Leistungsspektrums sozialer Hilfsmöglichkeiten im unmittelbaren Lebensraum des Patienten zu nennen. *Individuelle Voraussetzungen* gegenüber dem Kranken sind der Langzeitkontakt zu Patient und Familie, die Kenntnis der Lebensweise des Patienten, seiner persönlichen Eigenheiten aus der erlebten Anamnese, seiner Fähigkeit, mit Gesundheit und Krankheit umzugehen und sie zu bewältigen, sowie der Gewohnheiten der Selbstmedikation und Besonderheiten der Compliance.

Bei der Vielzahl möglicher Beratungsanlässe in der Allgemeinpraxis und beim Hausarzt ist zu differenzieren zwischen:

- *Beratungsanlässen zur Wissensvermittlung,* wie z. B. bei Informationen über Diätetik, Sport und bei Reisen;
- *Beratungsanlässen mit dem Ziel einer Verhaltensänderung* (Modifikation), wie z. B. bei Risikofaktoren (Rauchen, Übergewicht usw.) oder Partnerkonflikten.

Zur Wissensvermittlung genügen häufig *Kenntnisse,* die in einer kurativ orientierten medizinischen Aus- und Weiterbildung erworben wurden. Effiziente Gesundheitsberatung zur Verhaltensänderung erfordert zusätzlich Fertigkeiten und Erfahrungen mit Methoden der *Lern- und Motivationspsychologie* sowie *Verhaltenstherapie.* Verfahren, die in der Gesundheitsberatung Anwendung finden, basieren auf der *verhaltensorientierten Exploration*, für die lern- und verhaltenstheoretische Grundkenntnisse und -begriffe erforderlich sind. Sie leitet durch systematische Verhaltensbeobachtung über zur verhaltensorientierten Beratung. Bedeutsam ist dabei vor allem die Motivation zur Verhaltensänderung.

Zusammenfassend haben Hildebrand u. von Troschke (1981) ein 7stufiges *Lehrzielkonzept zur Gesundheitsverhaltensberatung* formuliert. Die einzelnen Stufen sind:

1. das *Bewußtmachen* des bisherigen Gesundheitsverhaltens;
2. die *Aufklärung* über gesundheitsschädigende Wirkungen;
3. die *Analyse* der individuellen Verhaltensdeterminanten;
4. das Erarbeiten von *Verhaltensalternativen*;
5. die selbstverantwortliche *Entscheidung* über das zukünftige Verhalten;
6. das *Planen* der Verhaltensänderung;
7. die *Kontrolle* der Verhaltensänderung.

Zur effektiven Ausübung von Gesundheitsberatung ist *Verhaltenslernen auch beim Arzt* erforderlich. Das Erleben des partnerschaftlichen Ansatzes sowie Selbst- und Fremderfahrung sind hierzu ebenso Voraussetzung wie das Erlernen des Umgangs mit eigenen Ängsten und Widerständen. Die methodischen Fertigkeiten ärztlicher Gesundheitsberatung, vornehmlich also der Motivation und Verhaltensmodifikation, bedürfen der Übung auch in Gruppen.

Ein wichtiges Merkmal verhaltensorientierter Beratung ist, daß *neue Verhaltensweisen nur in kleinen, aufeinander aufbauenden Schritten* erlernt werden können. *Nahziele* sind hierbei von *Fernzielen* zu unterscheiden. Verhaltensweisen, die häufiger auftreten sollen, sind zu verstärken. Möglichkeiten zur Nachahmung erleichtern das Lernen. Zum anderen können unerwünschte Verhaltensweisen durch die Ausbildung erwünschten Verhaltens „verlernt" werden. Verbindliche Absprachen und Vereinbarungen erleichtern eine Verhaltensänderung, während Bestrafung nur zu einer kurzzeitigen Unterdrückung eines unerwünschten Verhaltens führt (Franke et al. 1984).

Bemühungen zum Verhaltenslernen wären wenig erfolgreich, wenn sie sich allein in Informationen und Anweisungen erschöpfen würden. Erfolgversprechender sind Kurse und Schulungsprogramme für Patienten, in denen bisheriges Verhalten analysiert und neues Verhalten geübt wird. Kenntnisse in allgemeiner *Beratungspsychologie* (Dietrich 1983) sind dazu ebenso notwendig wie die Bereitschaft zur Offenheit als therapeutische Basiskompetenz in der Patient-Arzt-Interaktion (Goez 1980). Wichtige Basisinformationen für die ärztliche Gesundheitsberatung bei den verschiedenen Risikofaktoren vermitteln Weber-Falkensammer u. Geissler (1984).

Voraussetzungen und Grundlagen ärztlicher Gesundheitsberatung

Die Beziehungen zwischen ärztlicher und gesundheitserziehender Tätigkeit können aus den Handlungsperspektiven des Arztes in Form heuristischer (weiterführender, richtunggebender) Theoreme unterschieden werden (Volkholz 1978). Diese sind:

- das Theorem der *Identität,*
- das Theorem der *Korrespondenz* und
- das Theorem der *Trennung* von ärztlicher und gesundheitserzieherischer Tätigkeit.

Das *Theorem der Identität* besagt, daß bei der ärztlichen Tätigkeit medizinische und gesundheitserziehende Tätigkeit identisch sind. Während der Arzt diagnostiziert und therapiert, erzieht er auch.

Nach dem Theorem der *Korrespondenz* hat die gesundheitserziehende Tätigkeit den Charakter zusätzlicher Fertigkeiten, die erwerbbar und der ärztlichen Tätigkeit einzuordnen sind.

Das Theorem der *Trennung* geht davon aus, daß ärztliche und gesundheitserziehende Tätigkeit nicht zusammentreffen. Dort, wo es versucht wird, geschieht es „um den Preis der Verstümmelung der einen oder anderen Veranstaltung". Aus Überlegungen hierzu wird deutlich, daß die Leitvorstellung bezüglich der Beziehung des Arztes zur Gesundheitserziehung unterschiedliche Kontexte ergibt, die über gesundheitserziehende Aktivitäten hinausreichen. Ärztliche Autorität, Entwicklung kooperativer ärztlicher Praxisformen oder die Konzipierung differenzierter Systeme sind dabei richtungsweisend.

Volkholz (1978) weist in seinen Abhandlungen nach, daß sich Gesundheitserziehung immer an den *Bürger* wendet, der Arzt diesen jedoch nur in der Sondersituation des *Patienten* sieht. Daraus läßt sich ableiten, daß der Arzt den gesundheitserziehenden Anteil übersieht, der von ihm erwartet wird und zu dem er ungenügend vorbereitet ist. Dieses Argument läßt allerdings die Entwicklungen unberücksichtigt, daß sich eine psychosomatisch orientierte ärztliche Primärversorgung um eine weitgehende Differenzierung und Kooperation zwischen ärztlichen und erziehenden Maßnahmen bemüht. So werden die grundlegenden Unterschiede zwischen krankheitszentrierter und patientenbezogener Medizin in der Art von Beobachtungen,

Denkweisen und Beziehungen zum Patienten definiert (Balint et al. 1969). Die folgenden Ausführungen verdeutlichen einige Schritte zu diesem Verständnis, sie sind Voraussetzung und Grundlagen ärztlicher Gesundheitsberatung.

Kommunikation, Motivation und Lernen

Schaefer (1979) äußert die Ansicht: „Die Prävention der Zukunft kann ... nur eine Prävention der Verhaltensweisen und Sozialfaktoren sein. Wo die Gesellschaft nicht zu ändern ist (und das ist sie selten ohne größte Gefahr durch obligate Nebenwirkungen), ist die Therapie der Wahl die einer Verbesserung der Anpassung an die Umwelt". Während die Änderung von Sozialfaktoren sowohl vom Betroffenen als auch von Kontaktpersonen zu gestalten ist, erfolgt die unmittelbare Realisierung von Verhaltensweisen durch den Betroffenen selbst. *Gesundheit und Wohlbefinden sind ganz überwiegend selbst bestimmt und persönlichkeitsabhängig*, also Bestandteil der Selbstverwirklichung. Wie können dabei Hilfen angeboten werden?

Zur Bestimmung der Rolle des Teilnehmers an Lernprozessen erfolgt meist ein Rückgriff auf psychologische Lerntheorien. Dafür existieren jedoch keine einheitlichen Vorstellungen, da Lernen als bedingte Verhaltensänderung unterschiedlich in Gang gesetzt, mit unterschiedlichen Modellen erklärt werden kann und in unmittelbarer Verbindung zur Persönlichkeitsentwicklung zu sehen ist. Lernprozesse sind dann besonders nachhaltig, wenn sie mit Sinn- und Bedeutungsvollem für die Person befaßt sind. *„Das Individuum steht im Mittelpunkt der Betrachtung und nicht das Problem. Das Ziel ist es nicht, ein bestimmtes Problem zu lösen, sondern dem Individuum zu helfen, sich zu entwickeln, so daß es mit dem gegenwärtigen Problem und mit späteren Problemen auf bessere und integrierte Weise fertig wird"* (Rogers 1972). Diese Ausführungen verdeutlichen, daß Gesundheitserziehung und -beratung nicht Raten, Empfehlen und Anweisen allein bedeuten können, sondern Anleiten und Begleiten in partnerschaftlichem Sinne voraussetzen. *„Lernen wird gefördert, wenn der Lernende den Lernprozeß verantwortlich mitbestimmt"* (Rogers 1972).

Deswegen bewirken *Überreden*, Raten und Empfehlen bei Gesundheitsberatung nur unzureichende Erfolge. Hierbei wird über Prozeßinhalte das Interesse eines dominierenden Kommunikators (Arzt) gegenüber einem Rezipienten (Patient) durchgesetzt. Dieser ändert sein Verhalten, wenn überhaupt, nur kurzfristig, d. h. er paßt sich dem Geforderten an. Eine gewünschte schrittweise und überdauernde Verhaltensänderung als Ergebnis eines Lernprozesses bleibt jedoch meist aus.

Unter *Kommunikation* wird im Hinblick auf Lernen ein Vorgang verstanden, durch den eine Nachricht als Zeichen oder Symbol von einem Organismus zu einem anderen gelangt und dessen Verhalten ändert. *Lernen* kann damit als das aus Kommunikation hervorgehende Ergebnis verstanden werden und ist die in der Auseinandersetzung mit der Umwelt erworbene zweckmäßige Veränderung (Ahlborn 1975). Kommunikation mit dem Ziel überdauernder Verhaltensänderung hat sich um *Überzeugen* zu bemühen, statt zu überreden. Argumente stehen dabei vor Interessen. Argumente bestimmen eine Vertiefung des Interaktionsgeschehens und dienen der Vervollkommnung des Überzeugungsanspruchs auf Wahrheitsfindung.

Lernen setzt Bereitschaft zum Lernen – *Lernmotivation* – voraus. Man versteht darunter die momentane Bereitschaft eines Individuums, sensorische, kognitive und motorische Funktionen in einer Lernsituation darauf zu richten und derart zu koordinieren, daß ein gegebenes Lernziel erreicht wird. Wichtige Auswirkungen der Lernmotivation sind der *Grad der Aufmerksamkeit, Konzentration, Ausdauer* und die *Senkung der Wahrnehmungsschwelle* für bestimmte Inhalte. Die zahlreichen in der Literatur beschriebenen Motivationskonzepte unterscheiden (seit 1963) zwischen *intrinsischer und extrinsischer Motivation.* Alle Autoren sind sich jedoch darin einig, daß der Lernprozeß seinen Ausgang von dem Erlebnis eines Konflikts mit der Umwelt nimmt, wodurch ein Bedürfnis entsteht, die gestörte Harmonie mit der Umgebung wiederherzustellen. Je stärker die Bedürfnisspannung ist, umso intensiver ist auch die Motivation. Intrinsische Motivation meint – im Gegensatz zu Annahmen der Triebreduktionstheorie, wobei Verhalten „von außen", extrinsisch, in Gang gesetzt wird – aus primären Trieben abgeleitete Motive. Intrinsische Motivation wird auch als zweckfreie Motivation bezeichnet und geht als Frühform während der Kindheit aus der zweckgerichteten Form hervor.

Partnerschaftlicher Ansatz der Gesundheitsberatung

Kommunikationsübungen gelten als „ein außerordentlich flexibles Instrument" (Stadter 1979) und besitzen Relevanz bei jeder Art von Erziehung und für die verschiedensten sozialen Konstellationen. Gesundheitsberatung als Maßnahme primärer Prävention und eine Form der Kommunikationstherapie bedient sich lerntheoretischer Grundsätze unter Anwendung von Verstärkern und Verhaltensübungen mit Feedback. Beratung bzw. Therapie vermitteln durch formale Strategien ein Lernprogramm. Eigenkontrolle und Selbständigkeit sind dabei wesentliche Momente und setzen Introspektion voraus. Sensibilität und Selbstbeobachtung betreffen jedoch Patienten und Therapeuten gleichermaßen (Zimmer 1979). *Gesundheitsberatung setzt einen partnerschaftlichen Ansatz auch beim Arzt voraus.* Das bedeutet, daß der Patient im Gespräch mit dem Arzt zeitweilig die dominante Rolle übernehmen kann. Auch in solchen Interaktionsphasen werden Besonderheiten der Persönlichkeit deutlich, die im therapeutischen Prozeß genutzt werden können.

In einfacher und pragmatischer Weise leiten Schindler et al. (1980) zur Bewältigung von Partnerproblemen nicht nur in Ehen an, sondern vermitteln ganz allgemein Grundlagen sozialer Gemeinschaften. Verhalten, das Lerngesetzen unterliegt und bei dem auslösender Reiz, Reaktion und Konsequenz zu unterscheiden sind, wird beeinflußt durch seine Konsequenzen. Positive Konsequenzen wie Lob und Belohnung können Verhalten aufbauen, negative Konsequenzen wie Tadel und Bestrafung Verhalten unterdrücken. Zwischenmenschliche Mitteilungen haben dabei einen Inhaltsaspekt und einen Steuerungsaspekt, der die Reaktion des Partners betrifft. Offenheit und das Formulierenkönnen eigener Empfindungen und Einschätzungen bei Patient und Arzt sind weitere Voraussetzungen effektiver Gesundheitsberatung. Offene Fragen, die zum Beschreiben ermuntern, sollten von Bestätigung gefolgt sein. Verhaltensänderungen werden erst dann durchführbar, wenn sie spezifische Absprachen über konkrete wünschenswerte Verhaltensweisen zu bestimmten Situationen enthalten. Zu betonen sind dann besonders Fortschritte und nicht das, was sich noch nicht verändert hat.

Überwiegend kurativ orientiert aus- und weitergebildeten Ärzten mit dem Selbstverständnis der allein Sachkundigen und zu klaren Anweisungen Befugten bereitet Offenheit in der Patient-Arzt-Beziehung oft Schwierigkeiten. *Offenheit („self-disclosure") auf dem Gebiet der Wahrnehmung* (Goez 1980) jedoch bedeutet:

- Abwehrminderung der Selbstwahrnehmung;
- Aufgeschlossenheit für Fremdwahrnehmung;
- zugewandte Aufmerksamkeit;
- sich einstellen auf mehrere Alternativen.

Offenheit auf dem Gebiet der Mitteilung bedeutet:

- Deutlichkeit;
- Bemühen, eindeutig verstehbar zu sein;
- Rückmeldung über Wahrnehmungen zu geben, die den Inhalt oder die Beziehung betreffen;
- Spontanität und Echtheit.

Offenheit auf dem Gebiet der Interaktion bedeutet:

- gegenseitige Offenheit;
- Zuwendung;
- Handlungs- und Entscheidungshilfen zu geben;
- Verwundbarkeit;
- Risiko in der Beziehung.

Diese Kompetenz zur Gesprächsführung und Gesundheitsberatung läßt sich nur teilweise aus Büchern erlernen. Sie bedarf der Übung in der praktischen Auseinandersetzung und in Gruppenarbeit vor der praktischen Anwendung mit dem Patienten.

Beratungspsychologie und Verhaltenstherapie

Unter Beratungspsychologie versteht man jene Disziplin der Psychologie, welche die im Zusammenhang mit Beratung stehenden psychischen Vorgänge und Veränderungen bei Klienten beschreibt und erklärt (Dietrich 1983). Die Grundfrage der Beratungstheorie müßte dabei lauten: „Wie ist Beratung theoretisch zu begründen, die sich als Akt menschlicher Hilfe für ein Selbst versteht, das auf Freiheit angelegt ist?" (Martin 1975)

In der Literatur sind vielfältige Bemühungen beschrieben, Beratung, Psychotherapie und Erziehung aus Formen der Lebens- und Entwicklungshilfe zu präzisieren und gegeneinander abzugrenzen. Danach wird Beratung überwiegend durch Zielsetzungen definiert, die sich um Entwicklung, Erziehung und Prävention sowie seelische Gesundheit bemühen. So besteht häufig zwischen Psychotherapie und Beratung ein fließender Übergang. Andererseits gibt es auch einen engen Zusammenhang zwischen Beratung und Erziehung. Während sich Beratung überwiegend auf die Gegenwart bezieht, bemüht sich Erziehung vorwiegend um die Zukunft. Am sinnvollsten lassen sich Beratung, Therapie und Erziehung durch die 6 Unterscheidungskriterien Anlaß bzw. Grund, Personen, Ziel, Zeit, Mittel und Rollen definieren.

Beratung ist sinnvoll bei akuten Schwierigkeiten und Problemen, die subjektiv als belastend oder als schwer lösbar empfunden werden. Während sich Erziehung im wesentlichen auf die ersten beiden Lebensjahrzehnte bezieht, können Beratung und Therapie über das ganze Leben durchgeführt werden. Ziel der *Erziehung* ist der kontinuierliche Aufbau und Ausbau der Gesamtheit körperlicher, seelischer und geistiger Möglichkeiten und Funktionen eines Menschen. *Beratung* hingegen hat in stärkerem Maße die Herstellung eines begrenzten Bereichs personaler Kompetenz und Bereitschaft, die Förderung der Selbsthilfeintention, der Selbststeuerungsfähigkeit und der Handlungskompetenz des Beratenen zum Ziel.

Erziehung erfolgt kontinuierlich über die ersten beiden Lebensjahrzehnte, *Beratung* ist demgegenüber ein diskontinuierliches Geschehen und relativ kurzdauernd. Sie arbeitet mit anregenden und stützenden „Umbauhilfen" und sollte in erster Linie die persönlichen Probleme, Bereitschaften und Kompetenzen des Patienten berücksichtigen. Beratungsgeschehen zeichnet sich durch das Betroffensein der Beteiligten von der Problematik aus, die Bemühungen um ihre präzise Erfassung, die Suche und das Hinarbeiten auf möglichst eindeutige Lösungen unter Respektierung und Inanspruchnahme der Selbständigkeit und Eigenverantwortung des Ratsuchenden. Abschließend erfolgt ein retrospektives und prospektives Bewerten der Lösungen (Dietrich 1983). Die Qualität der Beratung zeigt sich an der Qualität und am Ausmaß der Veränderung der psychischen Verfassung des Patienten in Richtung auf ein „besseres Niveau". Gesundheitsberatung bedeutet beim Patienten das Erlernen neuer Verhaltensweisen. Unter der Vielfalt lernpsychologischer Ansätze in der Psychotherapie lassen sich 3 verschiedene Möglichkeiten abgrenzen (Blöschl 1979):

1. die *Erklärung der Genese* von Verhaltensstörungen durch Schwierigkeiten im Lernprozeß;
2. die *Übersetzung* von Begriffen in lernpsychologische Termini, wie sie in der Psychotherapie üblich sind;
3. die Anwendung lernpsychologischer Gesetzmäßigkeiten beim *Erlernen* angepaßter Verhaltensweisen.

Verhaltenstherapeutisch relevant sind nach heutiger Ansicht nur die Methoden der 3. Gruppe, die sich mit der Modifikation von Symptomen, d. h. von Verhaltensweisen beschäftigen. Im Rahmen dieses Beitrags kann nicht auf die Entwicklung und die Details der einzelnen Verhaltenstherapien und ihrer Theorien eingegangen werden. Der Interessierte sei hier auf Übersichtsarbeiten verwiesen (Blöschl 1979).

Patient und Arzt im Gespräch

Die bisherigen Ausführungen haben versucht darzustellen, daß der Kranke mehr ist als der unpersönliche Träger einer Krankheit. Kranksein betrifft auch das Wahrnehmen und Erleben der Krankheit durch den Patienten sowie ihre Auswirkungen auf die soziale Situation. Das schließt ein, daß die Reaktion lebender Systeme auf

Umwelteinflüsse nicht als ein Gerüst einfacher und linearer Ursache-Wirkungs-Ketten verstanden werden kann. Wir müssen sie hingegen interpretieren als Antworten auf Zeichen, die in einem komplexen System mit spezifischen Codes reagieren (v. Uexküll 1983). Einen Teil dieser Wechselwirkungen, die Gesundheit ebenso bedingen wie Krankheit, hat der Holländer Van Eijk (1985) zusammengefaßt.

Mit der Gesundheitsberatung greift der Arzt unterstützend in die Wechselbeziehung des Patienten mit seiner Umwelt ein. Dazu reicht jedoch ein rein kuratives Verständnis wie bei Diagnostik und Therapie von Krankheiten nicht aus. Balint et al. (1969) sehen 3 grundlegende Unterschiede zwischen der krankheitszentrierten und patientenzentrierten Medizin:

> Jede von ihnen verlangt verschiedene *Beobachtungen*. Krankheitszentrierte Medizin beruht auf Beobachtungen durch einen unbeteiligten, objektiven Beobachter, während patientenzentrierte Medizin Beobachtungen durch einen teilnehmenden Beobachter erfordert.
>
> Jede fordert verschiedene *Denkweisen*. Die heutige Medizin denkt wenn irgend möglich in den Begriffen von pathologisch veränderten Körperteilen oder Teilfunktionen des Körpers, d. h. in den Begriffen von „Krankheiten"; die patientenzentrierte Medizin hingegen denkt in Begriffen von Persönlichkeitsproblemen, Konflikten und gestörten menschlichen Beziehungen, ebenso wie in denen von organischer Krankheit.
>
> Jede verlangt vom Arzt eine andere Art der *Beziehung zum Patienten*. Die krankheitsorientierte Medizin erlaubt dem Arzt, Informationen zu verwenden, die er nicht selbst erhalten kann (Röntgenbilder, Berichte von Sozialarbeitern, Laboruntersuchungen, psychiatrische Konsultationen), um diese für die Behandlung ohne Zustimmung oder Teilnahme des Patienten zu verwenden. Im Gegensatz dazu muß die allein verwendbare Information in der patientenzentrierten Medizin dem Patienten wie dem Arzt gleichermaßen bekannt sein.

Das beschriebene erweiterte Verständnis kann in Balint-Gruppen geübt werden. Die Fähigkeit zum Einfühlen in andere Menschen und das Vermögen, über diese Erlebnisse zu reden, sind dabei wesentlicher Bestandteil. Balint-Arbeit soll damit den Mitarbeitern solcher Gruppen helfen, ein besseres Verständnis vom Patienten zu gewinnen und dem Patienten die Beziehung zum Arzt erleichtern (Knoepfel 1980; Luban-Plozza 1974). Die in Balint-Gruppen geübte Sensibilisierung genügt jedoch nicht, um den inhaltlichen und methodischen Anforderungen einer effizienten Gesundheitsberatung gerecht zu werden.

Beziehungslernen in einer patientenzentrierten Medizin

Balint-Gruppen stellen eine Möglichkeit der Übung zur Interaktion zwischen Patient und Arzt dar. Für Studenten und Ärzte besteht an allen deutschen Universitäten und in vielen Städten die Möglichkeit, in Balint-Gruppen diese Fertigkeiten zu erlernen. Da sich Gesundheitsberatung jedoch auf klaren inhaltlichen Konzepten aufbaut und der Möglichkeit zur Auswahl und Anwendung unterschiedlicher Methoden bedient, muß Gesundheitsberatung durch Ärzte in Weiter- und Fortbildungsveranstaltungen geübt werden. *Themenzentriertes Lernen von Faktenwissen kann aus Büchern erfolgen. Gesundheitsberatung jedoch geschieht problemorientiert und bedarf der Erfahrung durch Übung. Das Verstehen psychodynamischer Vorgänge beim Patienten und das verantwortliche Eingreifen in solche Prozesse setzt beim Arzt Erfahrung im Umgang mit eigenen psychodynamischen Vorgängen voraus.*

Alltagsverhalten und gesellschaftliche Umgangsformen verdrängen die Fähigkeit zum Erkennen und Verstehen von Gefühlen und analogen, averbalen Mitteilungen zugunsten normierter Interaktionsrituale. Das Wiederentdecken und Kennenlernen des Umgangs mit Gefühlen des Patienten und von sich selbst kann mit Verunsicherung, Ängsten und Widerständen verbunden sein. Deswegen sind Einstellungen, Einstellungsänderungen und überdauernde Verhaltensweisen nicht durch Vorträge, sondern durch Erfahrungen bei der Auseinandersetzung mit Gruppenteilnehmern und Patienten zu erreichen.

Entsprechend dem Zielkonzept von Hildebrandt u. v. Troschke (1981) ergibt sich ein anwendungsorientierter interdisziplinärer *Ansatz von Gesundheitsberatung*:

1. Umsetzung theoretischen Grundlagenwissens durch Übung

Mitteilung von Faktenwissen erfolgt durch Mediziner, Soziologen, Psychologen und andere nichtärztliche Berufsgruppen. Nach Anleitung zur Interaktion schafft Gruppenarbeit die Möglichkeit der Umsetzung des Faktenwissens und zur Rückkopplung durch Gruppenmitglieder. Das Infragestellen eigener Verhaltensweisen ermöglicht die Verhaltenskorrektur.

2. Anwendung situationsbezogener Kommunikation bei der Gesundheitsberatung

- Welches sind die *inhaltlichen Anliegen* des Patienten?
- Welche *Persönlichkeitsstruktur* finde ich beim jeweiligen Patienten vor? Bedeutsam sind auch Vorstellungen, Ängste, Erwartungen und Kooperationsmöglichkeiten beim Patienten.
- Wie schätze ich meine eigene *Beziehung zum Patienten* ein? Bedeutsam sind gegenüber dem Patienten das Registrieren von Sympathie und Antipathie, Akzeptanz oder Ablehnung, Skepsis oder Vorbehalten, Mitgefühl und Engagement, Geduld oder Ungeduld.
- Wie glaube ich dem Patienten am besten helfen zu können? Methodische Überlegungen leiten über zu *Interventionskonzepten*.
- *Unterstützen und Begleiten* des Patienten *während der Verhaltensmodifikation*: Anbieten von Hilfen, Ermutigen, Bestätigen, Verständnis signalisieren.
- Konstruktiv kritische *Beurteilungen der Ergebnisse:* Auch kleine Schritte positiv herausstellen. Neben der teilnehmenden Beurteilung ist auch eigenes Interaktionsverhalten kritisch in Frage zu stellen.

3. *Erfahrungsaustausch* mit gesundheitsberatenden Ärzten und Nichtärzten zur Aktualisierung des Wissens- und Erfahrungsstandes.

Prävention somatischer Fixierung

Holländische Hausärzte haben sich mit kurativen und präventiven Maßnahmen gegenüber ihren Patienten kritisch auseinandergesetzt (Grol 1985). Sie beziehen sich dabei auf eine Formulierung Balints, daß Arzt und Patient die Krankheit „machen". Dabei verspricht die Medizin oft mehr, als sie halten kann.

Der Hausarzt kann entscheidend dazu beitragen, daß der Patient Gesundheitsstörungen und Probleme dort verarbeitet, wo sie entstehen, d.h. bevor sie somatisch fixiert sind. Man spricht von *somatischer Fixierung*, wenn ein Mensch infolge unzureichender Problemlösungsfähigkeiten im Umgang mit Mißempfindungen, Beschwerden, Krankheiten oder psychosozialen Konflikten mehr als unbedingt nötig von anderen abhängig wird. Dies kann sowohl die Abhängigkeit von Ärzten als auch von Leistungen des medizinischen oder sozialen Versorgungssystems betreffen.

Drei *Verstärkungszyklen* sind geeignet, somatische Fixierung zu begünstigen:

1. die *Veranlagung*, die im Sinne eines „inneren Zyklus" erlernte Verhaltensweisen konditioniert;
2. das *soziale Umfeld*, das als „äußerer Zyklus" durch Zuwendung, Belohnung und materielle Abhängigkeitsbildung Eigenverantwortlichkeit und Initiative unterdrückt;
3. das *Hausarzt-Patient-Verhältnis* als Vermittler zwischen dem Kranken und seinem Umfeld.

Die Gefahr somatischer Fixierung kann z.B. durch *Hinweise auf den inneren Zyklus* erkannt werden. Die Patienten sprechen überwiegend über körperliche Beschwerden, suchen die Ursachen ihrer Mißempfindungen und ihres Leidens meist außerhalb von sich selbst. Oft leugnen sie psychosoziale Schwierigkeiten und übernehmen nur allzu gern die Krankenrolle.

Hinweise auf den äußeren Zyklus bei somatischer Fixierung finden sich darin, daß in der Familie des Kranken viel von Krankheit gesprochen wird. Häufig bieten solche Familien wenig individuellen Freiraum, es bestehen symbiotische Beziehungen bei ungenügenden realen Hilfen. Typisch ist die Zuweisung von Sonderrollen, wie der des Sündenbocks oder des Tugendbolds. Eltern in entsprechenden Familiensituationen sind sich oft uneinig, ihr Urteilen und Verhalten bleibt inkonsequent; sie scheinen den familiären Konflikten nicht gewachsen.

Hinweis auf Verstärkung durch den Arzt bei somatischer Fixierung des Patienten ist oft die Beschränkung ihrer Interaktion auf die somatische Ebene von Beschwerden. Durch überflüssige, evtl. sogar schädliche medizinische Untersuchungen und Behandlungen unterbleiben die dringend notwendigen diagnostischen und therapeutischen Maßnahmen im psychischen, psychosozialen und vor allem im Beziehungsbereich.

Neben medizinischen Kenntnissen setzt der Umgang mit der somatischen Fixierung des Patienten beim Hausarzt ein gezieltes, systematisches und möglichst wissenschaftliches Vorgehen voraus, das auf seiner psychosozialen Kompetenz aufbaut. Diagnostische und therapeutische Schritte sollten für den Patienten verständlich, nachvollziehbar und damit durchschaubar sein. Der strukturierte Behandlungsprozeß sollte so wenig wie möglich von somatischer ärztlicher Hilfe abhängen und vordergründig die Bewältigungsmöglichkeiten und -fähigkeiten des Patienten berücksichtigen und nutzen. Mitdenken und Mitentscheiden des Patienten setzen jedoch den partnerschaftlichen Arbeitsansatz des Arztes voraus. Bei der Bewältigung körperlicher Krankheit und der Auseinandersetzung mit belastenden medizinischen Maßnahmen (Basler u. Florin 1985) bedarf der Patient der Hilfe und Unterstützung seines sensibilisierten und psychosozial erfahrenen Hausarztes.

Literatur *zur Basisinformation*

Basler H-D, Florin I (1985) Klinische Psychologie und körperliche Krankheit. Kohlhammer, Stuttgart

Blöschl L (1979) Grundlagen und Methoden der Verhaltenstherapie. Huber, Bern

Braun RN (1957) Die gezielte Diagnostik in der Praxis. Schattauer, Stuttgart

Conen D (1984) Die Qualität ärztlicher Leistungen. Huber, Bern

Dietrich G (1983) Allgemeine Beratungspsychologie. Hogrefe, Göttingen

Goez B (1980) Offenheit kann man lernen. Aschendorff, Münster

Grol RPTM (1985) Die Prävention somatischer Fixierung. Springer, Berlin Heidelberg New York Tokyo

Jork K (1986) Handlungsbereich Allgemeinmedizin – Analyse mit systemischen Kategorien. MMW 128: 799-803

Jork K, Schüffel W (1987) Ärztliche Erkenntnis – Entscheidungsfindung mit Patienten. Springer, Berlin Heidelberg New York Tokyo

Knoepfel HK (1980) Einführung in die Balint-Gruppenarbeit. Fischer, Stuttgart

Rogers CR (1972) Die nichtdirektive Beratung. Kindler, München

Weiterführende Literatur

Abelin T, Zahnd R (1983) Der Stellenwert der Prävention in der ärztlichen Praxis. Soz Präventivmed 28: 112-117

Ahlborn HU (1975) Kommunikation und Lernprozesse. Kohlhammer, Stuttgart

Auwärter M (1985) Erziehungsratschläge. Kursbuch Verlag, Berlin (Kursbuch 80)

Balint M, Ball DH, Hare ML (1969) Unterrichtung von Medizinstudenten in patientenzentrierter Medizin. Psyche (Stuttgart) 23: 532-546

Essler WK (1982) Wissenschaftstheorie I. Alber, Freiburg, München

Eijk JTM van (1985) Ein Modell über die Entstehung von Krankheiten. In: Grol RPTM (1985). Die Prävention somatischer Fixierung. Springer, Berlin Heidelberg New York Tokyo, S 8

Franke B, Scharlau-Brühne C, Zielke M (1984) Gesundheitsberatung durch Ärzte; Kursleiter-Manual zur ärztlichen Fortbildung. Zentralinstitut für die Kassenärztliche Versorgung, Köln

Giere W (1986) Baik-Befunddokumentation u. Arztbriefschreibung im Krankenhaus. Media, Taunusstein

Göpel H (1975) Beratungsursachen in einer Allgemeinpraxis. Prakt Arzt 12: 3508-3526

Hamm H (1986) Allgemeinmedizin – Familienmedizin. Thieme, Stuttgart New York

Hildebrand N, Troschke J von (1981) Was kann der praktische Arzt zum Gesundheitsverhalten seiner Patienten beitragen? In: Fassbender CF (Hrsg) Arzt, Patient Zusammenarbeit. Boehringer, Mannheim, S 46-61

Jork K (1985) Fragen der Datenerfassung u. -verarbeitung beim Allgemeinarzt. In: Abt K, Giere W, Leiber W (Hrsg) Krankendaten, Krankheitsregister, Datenschutz. Springer, Berlin Heidelberg New York, S 512-522

Jork K (1986) Ärztliche Entscheidungsfindung. MMW 128 :60-64

Kirchner H-G (1982) Die Gesundheitsberatung in der Allgemeinpraxis. Inaug. Med. Dissertation, Universität München

Luban-Plozza B (1974) Praxis der Balint-Gruppen. Lehmann, München

Martin LR (1975) Ansätze zu einer Theorie der Bildungsberatung. In: Heller K, Rosemann B (Hrsg) Handbuch der Bildungsberatung, Bd 2. Klett-Cotta, Stuttgart

Pauli HG (1986) Konzepte für eine Forschungsstrategie in der Allgemeinmedizin. MMW 128: 438-440

Schaefer H (1979) Plädoyer für eine neue Medizin. Piper, München

Schindler L, Hahlweg K, Revenstorf D (1980) Partnerschaftsprobleme: Möglichkeiten zur Bewältigung. Springer, Berlin Heidelberg New York

Schrömbgens H (1971) Diagnostik in der allgemeinärztlichen Praxis. Therapiewoche 21: 65-71

Selbmann HK (1984) Qualitätssicherung ärztlichen Handelns. Bleicher, Gerlingen (Beiträge zur Gesundheitsökonomie Bd 16)

Stadter E (1979) Philosophische Aspekte der Partnerbeziehung und Kommunikationstherapie. In: Mandel A, Mandel KH, Stadter E, Zimmer D (Hrsg) Einübung in Partnerschaft durch Kommunikationstherapie und Verhaltenstherapie. Pfeiffer, München, S 325-402

Troschke J von, Stößel U (1981) Möglichkeiten und Grenzen ärztlicher Gesundheitsberatung. Gesomed, Freiburg i. Br.

Uexküll T von (1983) Responses of the health care system to maintain and restore health: Psychological considerations. Workshop on Scientific Analysis of Health and Health Care: Paradigms, Methodologies and Organization. Ulm, 1.-4. Nov. 1983 (nicht im Buchhandel)

Volkholz V (1978) Arzt und Bürger - Drei konkurrierende Theoreme zum gesundheitserzieherischen Beitrag des Arztes. Kohlhammer, Stuttgart (Arzt und Gesundheitserziehung. Schriftenreihe des Bundesministers für Jugend, Familie und Gesundheit, Bd 52)

Weber-Falkensammer H, Geissler KA (1984) Gesundheitsberatung. Perimed, Erlangen

Zimmer D (1979) Kommunikationstherapie und Verhaltensmodifikation. In: Mandel A, Mandel KH, Stadter E, Zimmer D (Hrsg) Einübung in Partnerschaft durch Kommunikationstherapie und Verhaltenstherapie. Pfeiffer, München

Inhalte und Beispiele ärztlicher Gesundheitsberatung

J. v. Troschke

Allgemeine Strategie in ärztlicher Gesundheitsberatung

Grundsätzlich kann man als Arzt davon ausgehen, daß bei den Patienten ein ausgeprägtes Beratungsbedürfnis vorhanden ist. Alle diesbezüglich durchgeführten demoskopischen Befragungen haben gezeigt, daß der Arzt eindeutig als der Experte für Gesundheit und Krankheit angesehen wird, dem man ein großes Vertrauen entgegenbringt. Auch ist die Bereitschaft von Patienten relativ groß, sich immer wieder aufs neue gute Ratschläge zur Veränderung von Risikoverhaltensweisen anzuhören. Das hat verschiedene Gründe. Ältere Patienten leiden bekanntermaßen häufig unter sozialer Isolation und nutzen deshalb den Arztbesuch zur Befriedigung ihrer kommunikativen Bedürfnisse. Darüber hinaus befinden sich viele Patienten im Sprechzimmer des Arztes in einem Gefühlszustand ängstlicher Gespanntheit, in der sie dem Arzt gerne und bereitwillig zuhören, häufig allerdings ohne das Gesagte richtig verstehen zu können oder längere Zeit zu behalten. Dies gilt vor allem, wenn das Beratungsgespräch sich nicht als Dialog abspielt, sondern die Kommunikation einseitig ist, dergestalt, daß der Arzt monologisiert und der Patient zuhört. Schließlich ist zu bedenken, daß im Kontext der ärztlichen Behandlung Gesundheit und Gesundheitsverhalten eine besondere Bedeutsamkeit erlangt. Im Alltag werden dann die vielen anderen verhaltensbestimmenden Faktoren wirksam und häufig so dominant, daß sie die guten Vorsätze zurückdrängen. Als Arzt sollte man sich die besondere Kommunikationssituation im Sprechzimmer immer wieder deutlich machen, insbesondere da in der medizinischen Alltagsroutine vieles selbstverständlich wird, was aus der Perspektive des „Besuchers“ ungewöhnlich und neu ist. Im Aufbau und in der Durchführung eines Beratungsgesprächs ist es wichtig, eine gleichgewichtige Kommunikation herzustellen, in der der Arzt immer wieder prüft, ob er den Patienten bzw. ob ihn der Patient richtig verstanden hat.

Vor allem sollte man sich als Arzt bemühen, seinen Patienten genau zuzuhören und sich damit Zeit zu lassen. Als Beispiel für die „Kunst des Zuhörens“ ein Zitat aus dem Buch *Momo* von M. Ende (1973, S. 14-16):

> So kam es, daß Momo sehr viel Besuch hatte. Man sah fast immer jemand bei ihr sitzen, der angelegentlich mit ihr redete. Und wer sie brauchte und nicht kommen konnte, schickte nach ihr, um sie zu holen. Und wer noch nicht gemerkt hatte, daß er sie brauchte, zu dem sagten die andern: „Geh doch zu Momo!“ ...
>
> Aber das ist ein Irrtum. Wirklich zuhören können nur ganz wenige Menschen. Und so wie Momo sich aufs Zuhören verstand, war es ganz und gar einmalig.

> Momo konnte so zuhören, daß dummen Leuten plötzlich sehr gescheite Gedanken kamen. Nicht etwa, weil sie etwas sagte oder fragte, was den anderen auf solche Gedanken brachte, nein, sie saß nur da und hörte einfach zu, mit aller Aufmerksamkeit und aller Anteilnahme. Dabei schaute sie den anderen mit ihren großen, dunklen Augen an, und der Betreffende fühlte, wie in ihm auf einmal Gedanken auftauchten, von denen er nie geahnt hatte, daß sie in ihm steckten.
>
> Sie konnte so zuhören, daß ratlose oder unentschlossene Leute auf einmal ganz genau wußten, was sie wollten. Oder daß Schüchterne sich plötzlich frei und mutig fühlten. Oder daß Unglückliche und Bedrückte zuversichtlich und froh wurden. Und wenn jemand meinte, sein Leben sei ganz verfehlt und bedeutungslos und er selbst nur irgendeiner unter Millionen, einer, auf den es überhaupt nicht ankommt und der ebenso schnell ersetzt werden kann wie ein kaputter Topf – und er ging hin und erzählte alles das der kleinen Momo, dann wurde ihm, noch während er redete, auf geheimnisvolle Weise klar, daß er sich gründlich irrte, daß es ihn, genauso wie er war, unter allen Menschen nur ein einziges Mal gab und daß er deshalb auf seine besondere Weise für die Welt wichtig war.
>
> So konnte Momo zuhören!

Es empfiehlt sich, Beratungsgespräche mit der gezielten Abgabe von schriftlichem Informationsmaterial zu verbinden. Hierzu sollte man sich zu den wichtigsten Themenbereichen geeignete Materialien auswählen und vorrätig halten. Besonders wirksam läßt sich schriftliches Informationsmaterial einsetzen, wenn der Patient auf Passagen speziell hingewiesen wird, die ihn persönlich betreffen. Es hat sich bewährt, einen 2. Besprechungstermin auszumachen, bis zu dem der Patient die Broschüre durchgearbeitet hat. Fragen, die ihm dabei kommen, sollte er möglichst aufschreiben, damit sie bei der Besprechung mit dem Arzt nicht vergessen werden.

Die Gesundheitsberatung sollte in verschiedenen Phasen ablaufen und über mehrere Gesprächstermine verteilt werden, zwischen denen der Patient das Besprochene überdenken und ggf. seine gesundheitsbezogenen „Hausaufgaben" machen kann. Wir unterscheiden dabei zwischen 7 Phasen.

1. Phase: Bewußtmachung des bisherigen Gesundheitsverhaltens

Grundsätzlich müssen wir davon ausgehen, daß aufgrund der breiten öffentlichen Information in Tageszeitungen, Illustrierten, Rundfunk und Fernsehen die meisten Menschen ihre Risikofaktoren kennen. Trotzdem sollte man die im Rahmen der ärztlichen Untersuchung und Anamnese festgestellten Risikofaktoren benennen und prüfen, inwieweit der Patient darüber informiert ist.

2. Phase: Aufklärung über gesundheitsschädigende Wirkungen

Auch hier ist mit einem relativ hohen Bekanntheitsgrad zu rechnen. Deshalb empfiehlt es sich, den Patienten zu fragen, was er über die gesundheitsschädigenden Wirkungen seiner Risikofaktoren weiß, um diese Kenntnisse ggf. zu ergänzen bzw. zu vertiefen. Hierzu eignet sich besonders das oben angesprochene schriftliche Informationsmaterial (z. B. zu Bluthochdruck, Diabetes, Rauchen, gesunder Ernährung u. a.).

3. Phase: Analyse der individuellen Verhaltensdeterminanten

In einem umfassenden anamnestischen Gespräch sollte geklärt werden, welche der in meinem 1. Beitrag in diesem Buch beschriebenen Verhaltensdeterminanten bei diesem Patienten wirksam sind. Dabei sollte auf das Gesamt gesundheitsfördernder bzw. -schädigender Verhaltensweisen geachtet werden sowie deren wechselseitige Beeinflussung. Es empfiehlt sich, diese Anamnese über mehrere Sitzungstermine zu verteilen, so daß der Patient zwischenzeitlich sein Verhalten bewußter wahrnehmen und registrieren kann. Hierbei hat sich das Führen von sog. Gesundheitstagebüchern bewährt, bei denen, bezogen auf den jeweiligen Risikofaktor, der Patient über mehrere Tage hinweg sein Verhalten protokolliert. Diese Notizen können dann im Rahmen der ärztlichen Sprechstunde besprochen und ausgewertet werden.

4. Phase: Erarbeitung von Verhaltensalternativen

Auf dieser Basis ist der Patient zu motivieren, selber Vorschläge zu machen, wie er sein Risikoverhalten durch andere, gesundheitsneutrale bzw. gesundheitsfördernde Verhaltensweisen ersetzen kann. Wichtig ist, daß diese primär vom Patienten kommen und er voll dahintersteht. Aufgabe des Arztes ist es, den Patienten zu solchen Vorschlägen zu führen, die dieser auch wirklich realisieren kann.

5. Phase: Selbstverantwortliche Entscheidung über das zukünftige Verhalten

Bevor der Patient sich zu einer Verhaltensänderung entscheidet, sollte ihm eine Bedenkzeit bis zum nächsten Gespräch gegeben werden. Nur wenn er wirklich fest zur Verhaltensänderung entschlossen ist, kann diese erfolgreich sein. In Zweifelsfällen ist es besser, eine Entscheidung zu verschieben, als trotzdem den Versuch zu machen und dann zu scheitern. Dabei ist zu bedenken, daß in der Regel Verhaltensweisen am erfolgreichsten geändert werden, wenn dies von einem auf den anderen Tag passiert. Seltener ist ein „Ausschleichen“ aus dem Risikoverhalten wirksam.

6. Phase: Plan zur Verhaltensänderung

Gemeinsam mit dem Patienten sollte in dieser Phase ein Plan aufgestellt werden, auf welche Weise dieser sein Verhalten ändern will. Dabei ist es wichtig, von vornherein positive Verstärker im alltäglichen Leben einzubauen. Diese sind besonders wirksam, wenn nahe Bezugspersonen aus der Familie oder am Arbeitsplatz in den Plan zur Verhaltensänderung mit einbezogen sind.

7. Phase: Kontrolle der Verhaltensänderung

In regelmäßigen Besprechungsterminen ist zu kontrollieren, inwieweit der Patient den selbstgefaßten Plan auch eingehalten hat. Erfolge sollten vom Arzt positiv verstärkt werden, bei Mißerfolgen sollte überlegt werden, inwieweit Änderungen im vorgefaßten Plan möglich und sinnvoll sind.

Das hiermit vorgestellte Phasenmodell soll deutlich machen, daß es sich bei der ärztlichen Gesundheitsberatung nur um einen Beratungs*prozeß* handeln kann. In mehrfachen Gesprächen, in denen der Patient zu einer eigenen Entscheidungsfindung geführt werden soll, kommt es darauf an, ein höheres Maß an Bewußtheit über das praktizierte Gesundheitsverhalten herzustellen und herauszuarbeiten, wo besonders günstige Ansätze für Verhaltensänderungen liegen.

Beratungsinhalte am Beispiel typischer Beratungsprobleme

Es ist offenkundig, daß Gesundheitsberatung nicht gleich Gesundheitsberatung sein kann, sondern diese sich vielmehr zu orientieren hat an den spezifischen Bedingungen des jeweils individuellen Patienten. In den vorangegangenen Beiträgen dieses Buches haben wir herausgearbeitet, daß wir dabei zwischen verschiedenen Verhaltenstypen unterscheiden können, bei denen das praktizierte Verhalten eine jeweils unterschiedliche Bedeutung hat. Davon unabhängig ergeben sich unterschiedliche Motivationsstrukturen entsprechend den verschiedenen Altersphasen (Kinder und Jugendliche, Erwachsene in den mittleren Lebensjahren, alte Menschen). Eine besondere Problemgruppe sind schwangere Frauen wegen der erwiesenen gesundheitsschädigenden Wirkungen von Alkohol- und Nikotinkonsum auf den Fötus. Auch Menschen in besonderen Problemsituationen (z. B. Arbeitslose, Obdachlose etc.) erfordern ein besonderes Beratungsangebot. Schließlich sei auf den Faktor Persönlichkeitsstruktur noch einmal hingewiesen, den wir oben unter der Kategorie des „A-Typ-Verhaltens" von Rosemann u. Friedmann (1975) kurz charakterisiert haben.

Wir können uns auf diese kurzen Hinweise beschränken, da wir davon ausgehen, daß der Arzt in seiner Praxis gewohnt ist, derartige Aspekte in sein diagnostisches und therapeutisches Handeln mit einzubeziehen.

Im folgenden wollen wir exemplarisch an typischen Fällen Vorgehensweisen der ärztlichen Gesundheitsberatung besprechen zu den Gesundheitsrisiken Rauchen, Alkohol, Hypertonus und Übergewicht.

Risikobereich Nikotinkonsum

Zigarettenrauchen ist ein eindeutiger Risikofaktor für eine Vielzahl von Krankheiten wie: chronische Bronchitis, Bronchialkarzinom, ischämische Herzerkrankungen, arterielle Verschlußkrankheiten der Extremitätenarterien, fötale Mangelentwicklungen bei rauchenden Müttern.

Das Risiko steigt mit der Zahl der gerauchten Zigaretten. Exraucher haben nach ca. 10 Jahren Abstinenz wieder das gleiche Risiko wie Nichtraucher.

Grundsätzlich lassen sich verschiedene Motive für das Rauchen unterscheiden, die in Abb. 1 übersichtsartig zusammengefaßt sind.

Grundsätzlich kann man zwischen psychischen und sozialen Motiven unterscheiden. Besonders wichtig ist das Motiv des „Affektmanagements", d. h. der Provoka-

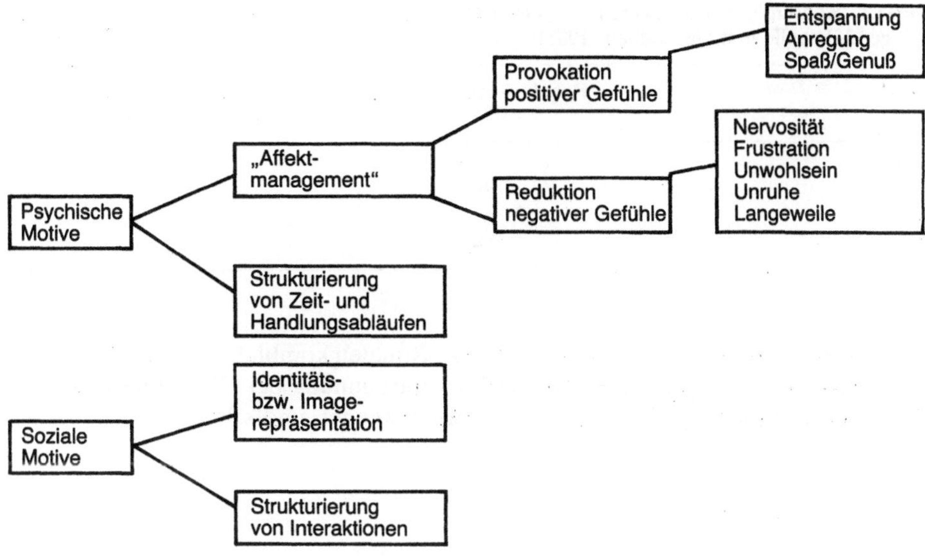

Abb. 1. Motive für das Zigarettenrauchen

tion positiver oder der Reduktion negativer Gefühle. Hier sind die spezifischen Wirkungen des Nikotin von Bedeutung, die benutzt werden können sowohl zur Anregung wie zur Entspannung. Darüber hinaus lassen sich durch das Rauchen von Zigaretten Zeit- und Handlungsabläufe strukturieren ebenso wie Interaktions- und Kommunikationsprozesse. Schließlich kann der Raucher durch die Zigarettenmarke sowie bestimmte Rauchrituale sich mit einem Vorbild identifizieren bzw. sich selbst in seiner sozialen Umwelt darstellen (v. Troschke 1987).

Im Verlauf einer „Raucherkarriere“ können wir verschiedene Phasen voneinander unterscheiden:

Initiationsphase

Im Alter zwischen 10 und 14 Jahren wird das Zigarettenrauchen zum 1. Mal ausprobiert. Vorherrschende Bedürfnisse sind dabei die Anerkennung durch Peergroup-Mitglieder, die Identifikation mit Vorbildern sowie die Demonstration des Erwachsenseins. Ein Rauchgenuß ist zumeist nicht vorhanden.

Stabilisierungsphase

Im Alter zwischen 14 und 20 Jahren gewöhnt man sich an das Rauchen und wird zum regelmäßigen Raucher. Eine Studie aus dem Jahr 1983 zeigt die Verbreitung des Rauchens bei jungen Menschen (Tabelle 1).

Tabelle 1. Konsum von Tabakwaren bei jungen Menschen. (n = 11711; aus: Der Bundesminister für Jugend, Familie und Gesundheit, 1983)

Alter	Regelmäßige Raucher [%]	Durchschnittliche Zigarettenzahl/Tag
12-14	9	7
15-17	36	11
18-20	51	15
21-24	54	17

Rauchen wird mit sozialen Situationen bzw. Ritualen kombiniert. Darüber hinaus lernt man die Wirkungen des Rauchens zur Entspannung bei Überforderung, zur Anregung bei Lustlosigkeit und Unterforderung kennen und schätzen.

Habitualisierungsphase

Zwischen 20 und ca. 50 Jahren ist das Rauchen zur Gewohnheit geworden. Die Zahl der konsumierten Zigaretten schwankt entsprechend den jeweiligen Belastungsphasen.

Problematisierungsphase

Ab 40 Jahre häufen sich die Versuche, mit dem Rauchen aufzuhören bzw. die Zahl der konsumierten Zigaretten zu vermindern. Zumeist sind diese Versuche nur kurzfristig erfolgreich. Dies gilt insbesondere für Raucher, die vom Entspannungsmittelaspekt abhängig geworden sind, d. h. das Rauchen brauchen zur Bewältigung ihrer alltäglichen Konflikte.

Entwöhnungsphase

Ein Teil derjenigen, die das Rauchen problematisiert haben, schafft es, zumeist von einem Tag auf den anderen, endgültig mit dem Rauchen aufzuhören. Dabei kommt es vor allem darauf an, den richtigen Zeitpunkt zu finden.

Für die ärztliche Gesundheitsberatung sind v. a. die Initiationsphase sowie die Problematisierungsphase von Bedeutung. Hier kann der Arzt mit gezielten positiven Verstärkungen der latent vorhandenen Motivation, mit dem Rauchen aufzuhören, unterstützend wirksam werden. In den anderen Phasen muß er damit rechnen, daß seine Ratschläge weitgehend wirkungslos bleiben. Insbesondere sollte man vermeiden, Bewältigungsraucher zusätzlich unter Druck zu setzen, insbesondere wenn vorauszusehen ist, daß es ihnen nicht möglich ist, mit dem Rauchen aufzuhören. In diesen Fällen können ständige Ermahnungen zu einem zusätzlichen Streßfaktor werden, der wiederum durch eine Erhöhung der konsumierten Zigarettenzahl kompensiert wird.

*Beispiel zur Raucherberatung**

Herr K. ist 35 Jahre alt und war in diesem Jahr schon 2mal mit einer akuten Bronchitis in der Sprechstunde von Herrn Dr. X. Auch jetzt sitzt er ihm wieder mit den typischen Symptomen gegenüber.

Schon früher hatte Dr. X bei seinem Patienten die gelben Finger seiner rechten Hand und die ebenso verfärbten Zähne bemerkt. Auch trug jener unübersehbar eine Packung der Zigarettenmarke in der Brusttasche, die sich mit ihrem Werbehinweis auf die überdurchschnittlich hohen Nikotin- und Kondensatwerte speziell auf die Zielgruppe „harte Männer" eingestellt hatte. Auf die damalige Frage seines Arztes hatte er auch unumwunden zugegeben, daß er „schon so 2–3 Päckchen Zigaretten pro Tag, je nach der Arbeitsbelastung im Betrieb" rauchen würde.

Schon damals hatte Dr. X kurz angedeutet, daß seine therapeutischen Bemühungen hinsichtlich der Bronchitis wohl nur sehr schwer erfolgreich sein könnten, solange sein Patient weiter rauchte. Dann war es ihm unter dem Eindruck seines überfüllten Wartezimmers doch ganz recht gewesen, daß Herr K. darauf nicht näher eingegangen war.

Jetzt also saß er ihm in der Sprechstunde wieder gegenüber. Die Beschwerden waren nach wie vor dieselben, doch war die damalige Bemerkung hinsichtlich des Rauchens wohl doch nicht ganz ohne Wirkung geblieben. Inzwischen hatte ein Kollege dem Vater des Patienten nach einem Herzinfarkt das Rauchen verboten, seine Kinder brachten aus dem Gesundheitsunterricht in der Schule die neuesten Forschungsergebnisse über die schädlichen Wirkungen des Rauchens mit nach Hause und hatten ihn mit ihren Fragen schon mehrmals in Verlegenheit gebracht. Ganz entgegen seinen Erwartungen war es inzwischen sogar seiner Frau gelungen, zusammen mit ihrer Freundin mit dem Rauchen aufzuhören. Er selbst hatte dies schon mehrere Male erfolglos versucht.

Seine nochmalige Frage nach den durch das Zigarettenrauchen bedingten Gesundheitsschäden konnte Dr. X aufgrund seiner medizinischen Ausbildung recht einleuchtend beantworten. Allerdings vermied er es peinlich, den Patienten durch Drohungen oder angstbesetzte Prognosen gleich wieder in die Defensive zu drängen.

Warum sein Patient also mit dem Rauchen aufhören sollte, konnte Dr. X einleuchtend erklären. Schwieriger schien es ihm, hierfür auch eine *erfolgversprechende Methode* anzubieten. Da er jedoch aus der Vorgeschichte wußte, daß sein Patient schon mehrmals vergeblich versucht hatte, von heute auf morgen mit dem Rauchen aufzuhören, nahm er sich vor, es diesmal mit einem Nichtrauchertraining zu versuchen. Da er wußte, daß auch ein solches längerfristiges Training nur dann Aussicht auf Erfolg hatte, wenn Herr K. tatsächlich von sich aus zur Mitarbeit motiviert war, gab er ihm den Auftrag, 1 Woche lang jede gerauchte Zigarette und die Situation, in der sie geraucht wurde, aufzuschreiben. Mit dieser konkreten Aufgabe und den besten Wünschen zu seinem sehr begrüßenswerten Entschluß hatte er ihn dann zu einem bestimmten Termin in der kommenden Woche wieder einbestellt.

Eigentlich hatte Dr. X etwas Angst vor der zeitlichen Belastung, und es wäre ihm lieber gewesen, wenn er seinen Patienten einfach an eine bestehende Gruppe hätte weiterüberweisen können. Aber in der Nähe seiner Landpraxis gab es so etwas noch nicht, und außerdem fand er es auch persönlich interessant, ob sich die zahlreichen in der letzten Zeit entwickelten Antiraucherprogramme in seiner Praxis erfolgreich würden einsetzen lassen.

In der folgenden Woche kam Herr K. pünktlich zum vereinbarten Termin. Auch die exakte Dokumentation des Zigarettenkonsums gab zu der Hoffnung Anlaß, daß er nun wirklich ernsthaft vorhatte, sich das Rauchen ein für alle Mal abzugewöhnen. Gemeinsam besprachen sie noch einmal kurz die anstehenden Probleme. Überhaupt vermied Dr. X, bei Herrn K. durch Vorwürfe irgendwelche Schuldgefühle hervorzurufen. Vielmehr betonte er ausdrücklich, daß er von der exakten Dokumentation angenehm überrascht gewesen sei.

Auch sonst besaß Dr. X einige Eigenschaften, die ihn als Partner für diejenigen Patienten geeignet erscheinen ließen, die sich das Rauchen abgewöhnen wollten. Die wichtigste war vielleicht die, daß er selbst überzeugter Nichtraucher war und auch seine Praxismitarbeiter inzwischen dazu gebracht hatte, das Rauchen einzustellen. So brauchte er keine Angst vor entsprechenden Fragen seiner Patienten zu haben.

* An der Erarbeitung der Fallbeispiele war Herr Dr. med. N. Hildebrand federführend beteiligt.

Zum Abschluß des Gesprächs gab Dr. X Herrn K noch die Broschüre der Bundeszentrale für gesundheitliche Aufklärung *15 Sekunden zum Nachdenken* (Information zum Rauchen und Tips für die Raucherentwöhnung) mit, von der er sich eine große Menge hatte schicken lassen. Er konnte ihm auch das Buch von Halhuber *Vom Raucher zum Nichtraucher* leihen mit der Bitte, die Tests auszufüllen und zum nächsten Besprechungstermin mitzubringen.

Bis zum nächsten Kontrolltermin war wieder eine Woche vergangen. Auf Anregung seines Arztes hatte Herr K. mit seiner Frau um 500 DM gewettet, daß er das Rauchen vor Ablauf eines Vierteljahres einstellen würde. Die Testauswertung hatte ergeben, daß Herr K. zu der Gruppe der „Muß-Raucher" gehörte, also derjenigen Rauchergruppe mit der ungünstigsten Prognose.

Zu Beginn des Verhaltensprogramms einigten sich Herr K. und Dr. X. auf die ersten 3 Punkte der Verhaltensvorschriften:

1. Herr K. kaufte sich nur noch eine Schachtel Zigaretten, niemals mehrere auf einmal.
2. Herr K. lehnte alle Zigaretten ab, die ihm von anderen angeboten wurden.
3. Nach jeder Zigarette steckte Herr K. die Schachtel zurück in seine Tasche. So lag sie niemals vor ihm auf dem Tisch.

Die Einhaltung der Therapieschritte wurde bei wiederholten Kontrollgesprächen regelmäßig überprüft. Bei etwaigen Übertretungen wurden die Hintergründe genau analysiert. Zusätzlich nahmen die Aufgaben mit der Zeit deutlich an Schwierigkeit zu. So gelang es Herrn K., seinen Zigarettenkonsum im Laufe von 2 Monaten von anfänglich 45 Zigaretten pro Tag auf nur noch 5 Zigaretten zu senken. Kleinere Rückschläge im Verlauf des Nichtrauchertrainings hatte Dr. X von vornherein eingeplant. Auch diese nahm er nicht zum Anlaß von Kritik, sondern er bestärkte den Patienten wiederholt durch die Betonung des bisher schon erreichten Zigarettenverzichts. Als der Ablauf der 3 Monate und damit der Verfall der Wettprämie immer näher rückte, gelang es Herrn K. schließlich, auch noch auf die restlichen 5 Zigaretten zu verzichten.

Durch die langsame Reduktion der Zigarettenzahl war es bei Herrn K. auch bei Beginn des Nichtrauchertrainings nicht zu Entzugserscheinungen gekommen. Allerdings hatte er anfangs 2 kg zugenommen. Da dies jedoch bei regelmäßigen Gewichtskontrollen frühzeitig bemerkt wurde, konnte es durch eine vorübergehende Kalorienreduktion wieder korrigiert werden.

Auch in den folgenden Monaten bestellte Dr. X seinen Patienten regelmäßig in seine Praxis. Auf diese Weise konnten neu auftretende Probleme gleich zu Beginn geklärt werden. Durch diese Unterstützung fiel es Herrn K. leichter, die gelegentlich auftretende Sehnsucht nach der Zigarette aus eigener Kraft zu unterdrücken.

Risikobereich Alkoholkonsum

Alkohol ist die am häufigsten konsumierte Droge in der Bundesrepublik Deutschland. Nach Fahrenkrug (1987) sind nur ca. 3% der Bevölkerung abstinent, 77% können als Schwachtrinker (bis 30 g reinen Alkohol pro Tag), 11,5% als Mitteltrinker (über 60 g Alkohol pro Tag) und 4% als Starktrinker (über 120 g Alkohol pro Tag) bezeichnet werden; 85% der Bevölkerung trinken nach eigener Aussage (fast) täglich Alkohol. Abbildung 2 zeigt, daß der Alkoholkonsum nach dem Krieg extrem angestiegen ist, wobei Bier eindeutig das bevorzugte alkoholische Getränk ist.

Der gesunde erwachsene Organismus kann höchstens 80 g reinen Alkohol pro Tag ohne Schaden verarbeiten. Als Spätfolgen regelmäßigen Alkoholkonsums können (nach 10–20 Jahren) auftreten:

- Nervenentzündungen,
- Schädigungen des Gehirns,
- Lebererkrankungen (Fettleber und Zirrhose),
- Erkrankungen des Magen-Darm-Trakts (Gastritiden und Ulzera),
- Herz-Kreislauf-Störungen (Bluthochdruck, Kardiomyopathien).

Bei ca. 25% aller tödlichen Unfälle ist Alkohol im Spiel, mehr als die Hälfte der Gesamtkriminalität erfolgt unter Alkoholeinfluß.

Ein Maximum der Alkoholgefährdung besteht bei Männern und Frauen im Alter zwischen 30 und 49 Jahren.

Aus ärztlicher Sicht ergeben sich vor allem 2 Problemgruppen:

- die Alkoholkranken
  (nach einem Urteil des Bundessozialgerichts gilt Alkoholismus als Erkrankung im Sinne der RVO § 182, wenn süchtiges Trinken mit Kontrollverlust nachweisbar ist);
- die chronischen Trinker ohne Suchtkriterien.

Unter präventiven Aspekten ist es wichtig, daß die Alkoholkrankheit allmählich verläuft und sich in Phasen entwickelt. Eine genetische Disposition gibt es nicht. Welcher von den chronischen Trinkern Alkoholiker wird, läßt sich nicht voraussa-

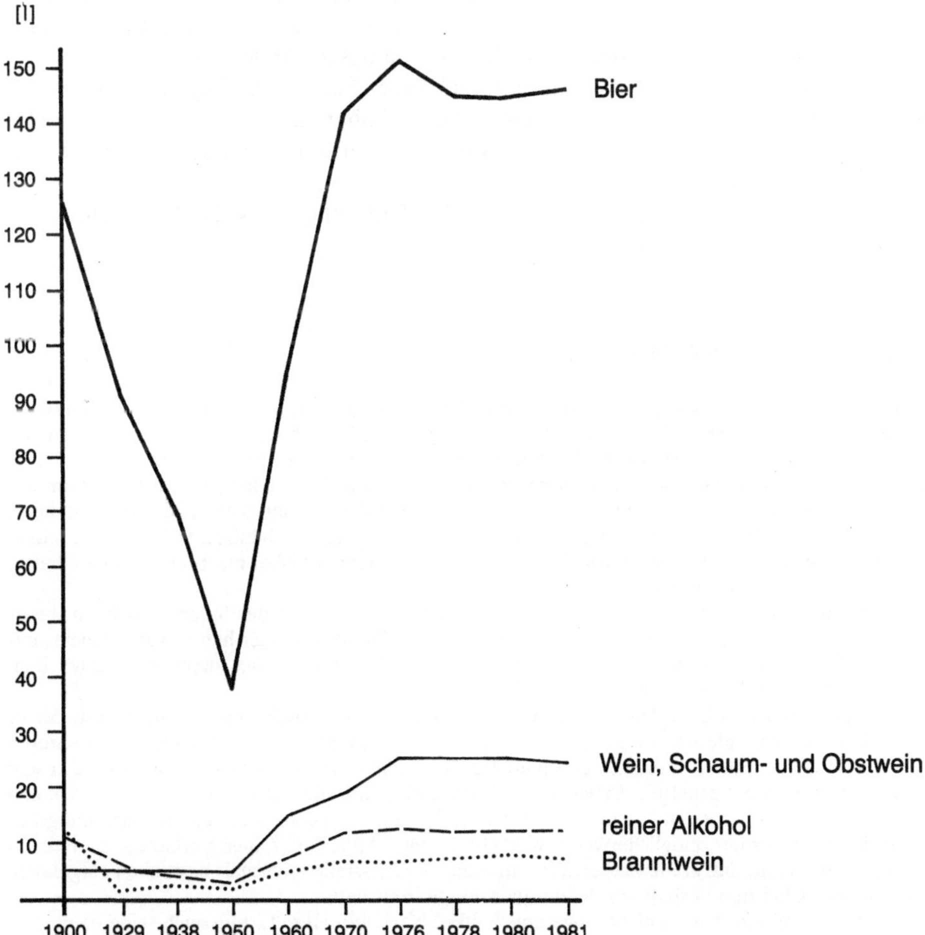

Abb. 2. Jährlicher Verbrauch von alkoholischen Getränken und reinem Alkohol insgesamt im Deutschen Reich bzw. in der BRD und Berlin (West) in Litern auf den einzelnen Einwohner. (Aus: *Jahrbuch zur Frage der Suchtgefahren 1982*, Neuland, Hamburg)

gen. Grundsätzlich wird unterschieden zwischen verschiedenen Erscheinungsformen von Alkoholabhängigkeit:

- Der Problemtrinker (süchtige Trinker) trinkt zunächst Alkohol, um seelische und zwischenmenschliche Schwierigkeiten zu überwinden. Er wird zuerst psychisch, dann körperlich vom Alkohol abhängig. Ermahnungen, weniger zu trinken, nützen nichts, da bei eingetretenem Kontrollverlust ein gesteuerter Konsum nicht mehr möglich ist.
- Der „Spiegel"- oder Gewohnheitstrinker ist nach mehrjährigem überhöhtem Alkoholkonsum körperlich vom Alkohol abhängig geworden und muß ständig einen Alkoholspiegel im Körper aufrechterhalten. Ist das nicht möglich, stellen sich Entzugserscheinungen ein, wie z.B. morgendliches Zittern, Schweißausbrüche, Brechreiz, Angstgefühle etc. Körperliche Spätfolgen sind Leber-, Bauchspeicheldrüsen- und Nervenerkrankungen.
- Der periodische Trinker („Quartalstrinker") hat in unregelmäßigen Abständen zeitlich begrenzt ein unwiderstehliches Verlangen nach Alkohol. Dem phasenhaften Verlauf liegen häufig depressive Verstimmungszustände zugrunde.

Im Sinne der Prävention ist es wichtig, auf Anzeichen regelmäßigen Alkoholkonsums zu achten und ggf. vor dem Beginn einer Abhängigkeit zu intervenieren. In diesem Zusammenhang ist es wichtig, Verhaltensmuster von Arbeitnehmern mit Alkoholproblemen zu kennen.

Abbildung 3 zeigt übersichtsartig den Verlauf einer Alkoholikerkarriere im Kontext seiner Arbeitsumwelt.

Beispiel zur Alkoholikerberatung

Herr L., ein 35jähriger Patient, war schon seit vielen Jahren bei Dr. X in Behandlung. Von Beruf war er Maurer, und wie viele seiner Arbeitskollegen trank auch er im Verlauf eines langen Arbeitstages bis zu 20 Flaschen Bier. Bis vor einigen Jahren war er nicht weiter aufgefallen. Dann jedoch ergab sich durch die Scheidung von seiner ersten Frau und einen langen Rechtsstreit um das Sorgerecht für seine Tochter eine Fülle von Problemen. Um die Schwierigkeiten zu vergessen, hatte er zuerst während der Arbeit angefangen, vermehrt zu trinken. Immer häufiger versuchte er, seinen Kummer durch den Genuß von Alkohol zu vergessen; nachdem er bisher nur Bier getrunken hatte, griff er nun auch zu hochprozentigen Alkoholika.

Dr. X war damals aufgefallen, daß sein Patient schon morgens in der Sprechstunde, in die er wegen Magenschmerzen gekommen war, deutlich nach Alkohol roch. Er hatte zwar versucht, mit wenigen Fragen auf die zugrundeliegenden Probleme einzugehen, dies dann aber unter dem Zeitdruck der Sprechstunde wieder aufgegeben.

Vor einem Jahr nun hatte Herr L. nach einem Streit im Vollrausch seine Freundin, mit der er inzwischen zusammenlebte, so geschlagen, daß sie mit einem Nasenbeinbruch und mehreren Platzwunden in der Klinik versorgt werden mußte. Nachdem er wieder nüchtern war, konnte er sein Verhalten selbst nicht erklären. Er versprach hoch und heilig, nie wieder einen Tropfen Alkohol anzurühren. Dr. X hatte den Eindruck, daß ihn die Drohung, zu einer stationären Entziehungskur eingewiesen zu werden, möglicherweise wirklich zu einer Änderung seines Verhaltens motivieren könnte. Hinzu kam, daß er inzwischen auch an seiner Arbeitsstelle mehrmals betrunken aufgefallen war und sein Chef ihm deshalb mit Konsequenzen gedroht hatte.

Die guten Vorsätze hatten nicht lange angehalten. Nachdem Herr L. nun auch seine ehemalige Schwiegermutter mit dem Messer bedroht hatte, hielt Dr. X eine stationäre Entziehungsbehandlung für notwendig. Nach langen Gesprächen, in denen Herr L. immer wieder versuchte, durch Erklärungen, Entschuldigungen und Ausflüchte das Problem herunterzuspielen, gelang es Dr. X, ihn zu einer stationären Behandlung zu bewegen.

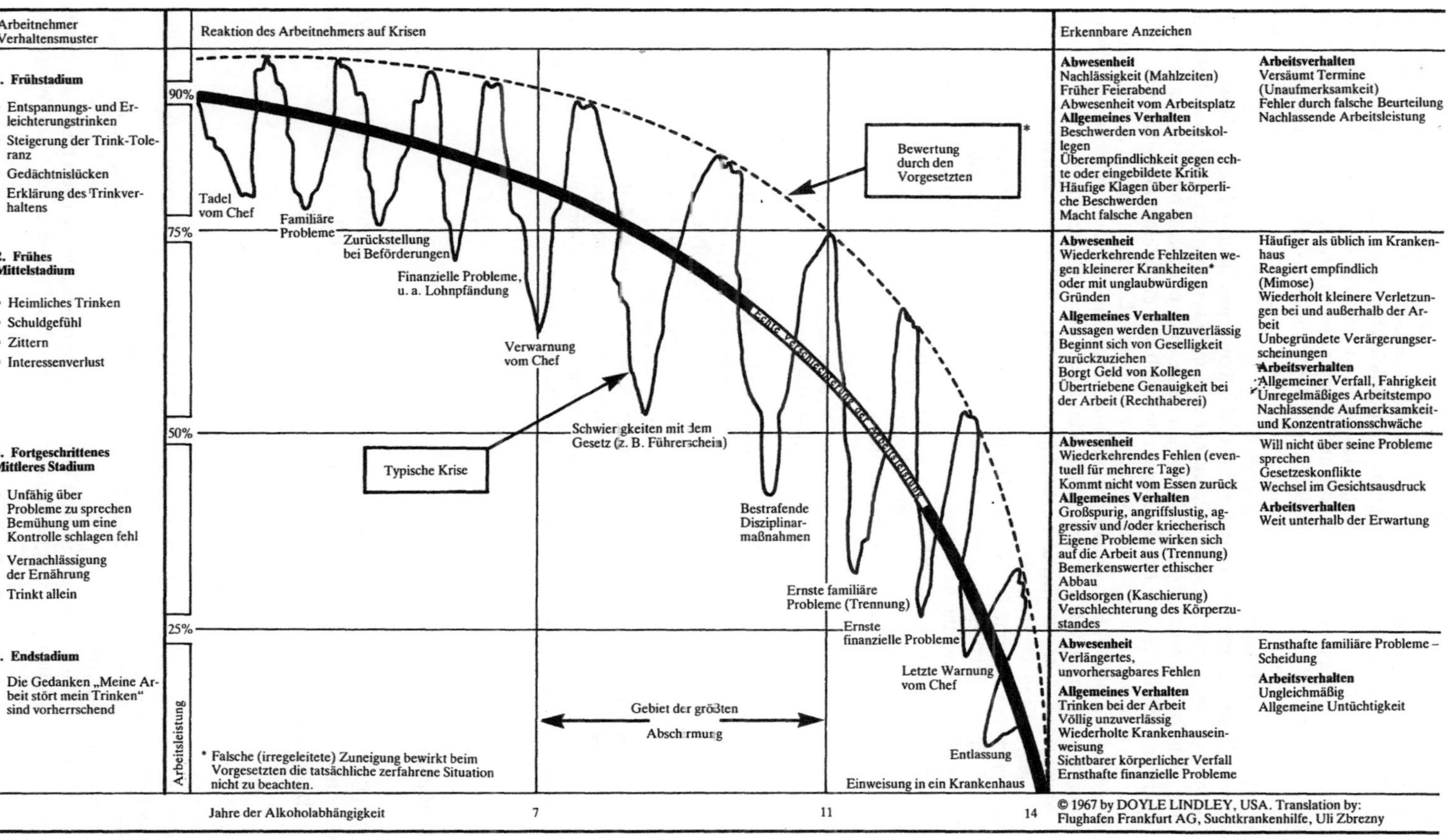

Abb. 3. Verhaltensmuster von Mitarbeitern mit Alkoholproblemen

Sechs Wochen später wurde er nach einer erfolgreichen Entziehungsbehandlung wieder aus dem Krankenhaus entlassen. Er war während des ganzen Aufenthalts nie unangenehm aufgefallen, und der behandelnde Arzt hatte im Abschlußbericht ausdrücklich betont, daß er die weitere Prognose für Herrn L. sehr positiv einschätze. Unglücklicherweise war Dr. X gerade in der Zeit nach der Entlassung aus dem Krankenhaus im Urlaub und konnte sich so nicht intensiv um seinen Patienten kümmern, wie er es sich eigentlich vorgenommen hatte. Sechs Wochen schienen ihm für eine Entzugsbehandlung bei einem chronischen Alkoholiker eigentlich auch zu kurz. Der weitere Verlauf sollte ihm recht geben.

Schon eine Woche später war Herr L. im Anschluß an einen handgreiflichen Streit mit seiner Freundin infolge überhöhter Geschwindigkeit mit seinem Wagen von der Fahrbahn abgekommen und hatte sich 2mal überschlagen. Der Wagen hatte nur noch Schrottwert, ihm selbst war glücklicherweise nichts passiert. Bei der Blutprobe ergab sich ein Blutalkoholgehalt von 2,3‰.

Herr L. sah nun ein, daß es so nicht weitergehen konnte. Er entschloß sich zu einer weiteren, mehrmonatigen stationären Entwöhnungsbehandlung. Die Aussicht, dadurch bei dem bevorstehenden Gerichtsprozeß mildernde Umstände zuerkannt zu bekommen, hatte sicher nicht unwesentlich dazu beigetragen. So war ein wichtiger Schritt getan: Herr L. sah nun von sich aus die Notwendigkeit einer langfristigen Therapie ein.

In der Zwischenzeit konnte Dr. X durch ein längeres Gespräch mit dem Arbeitgeber verhindern, daß Herrn L. fristlos gekündigt wurde. Auch für diesen war der Gedanke beruhigend, daß er auch nach der stationären Therapie an seinen früheren Arbeitsplatz zurückkehren könnte.

Mit dem ausdrücklichen Einverständnis seines Patienten besprach Dr. X die anstehenden Probleme auch mit dessen Freundin und der geschiedenen Ehefrau. Dabei konnte er sogar erreichen, daß diese ihm häufigere Kontakte mit seiner Tochter versprach.

Über das zuständige Gesundheitsamt hatte Dr. X die Adresse des Ortsvereins der Anonymen Alkoholiker erfahren und auch die Adresse und Telefonnummer eines Ansprechpartners herausgefunden, mit dem sich Herr L. sofort nach seiner stationären Entlassung in Verbindung setzen konnte.

Als Herr L. nach 6monatiger Therapie wieder entlassen wurde, bestellte Dr. X ihn in der Anfangsphase bis zu 3mal wöchentlich zu einem kurzen Gespräch in seine Praxis. Auch sonst war er für alle auftretenden Probleme jederzeit als Gesprächspartner erreichbar. Er stellte sicher, daß Herr L. tatsächlich Verbindung mit den Anonymen Alkoholikern aufnahm, und konnte so sein anfänglich sehr zeitaufwendiges Engagement immer weiter reduzieren.

Später heirateten Herr L. und seine Freundin, und nach einiger Zeit schien Herr L. seine Vergangenheit als chronischer Alkoholiker weitgehend überwunden zu haben. Nur in Belastungssituationen mußte er sich immer wieder von neuem bewußtmachen, daß ihn nur der absolute Verzicht auf Alkohol davor bewahren konnte, wieder rückfällig zu werden.

Risikobereich Hypertonus

Die Gefahren des Bluthochdrucks sind bekannt. Ein besonderes Problem ist die große Zahl von unentdeckten Hypertonikern sowie die entdeckten Hypertonikern, die unbehandelt bzw. noncompliant sind.

Beispiel zur Hypertonikerberatung

Herr M. ist 28 Jahre alt, 1,75 m groß und wiegt 85 kg. Er ist seit 6 Jahren verheiratet und hat 2 Kinder im Alter von 4 und 3 Jahren.

Sein Vater ist mit 65 Jahren an einem Herzinfarkt verstorben, seine Mutter ist 62 Jahre alt und leidet an einem Altersdiabetes.

Herr M. arbeitet als Kfz-Mechaniker in einem Großbetrieb. Die wenige Freizeit (er macht ca. 40 Überstunden im Monat) verbringt er hauptsächlich vor dem Fernseher oder – am Wochenende – als Zuschauer auf dem Fußballplatz.

Vor einem Jahr etwa bemerkte er, daß er ab und zu unter Kopfschmerzen litt, die seither an Intensität und Häufigkeit zugenommen haben. Da ihm in den letzten Monaten auch häufiger schwindlig wird, hat er sich nun doch entschlossen, einmal seinen Hausarzt aufzusuchen.

Der Arzt läßt sich die Beschwerden kurz schildern; die anschließende körperliche Untersuchung ergibt keinen körperlichen Befund von Krankheitswert; allerdings findet sich ein erhöhter Blutdruckwert von 175:110.

In der mit Hilfe eines Fragebogens festgehaltenen Anamnese zum Gesundheitsverhalten finden sich kurz zusammengefaßt folgende gesundheitsschädigende Verhaltensweisen:

Herr M. rauchte in den vergangenen Jahren ca. 30 Zigaretten pro Tag, sein Zigarettenkonsum hat in den vergangenen Monaten im Zusammenhang mit der Arbeitsüberlastung eher etwas zugenommen. Seine Freizeit verbringt er weitgehend passiv vor dem Fernsehapparat, hierbei nimmt er jeden Abend größere Mengen Salzstangen zu sich und löscht den dadurch entstehenden Durst mit einigen Flaschen Bier.

Wie geht Dr. X nun weiter vor?

Auch die Kontrollmessungen nach 15 min. Ruhe in der Praxis sowie beim nächsten Termin in der folgenden Woche ergeben deutlich erhöhte Blutdruckwerte. Die durchgeführte Basisdiagnostik ergibt keinen Anhalt für eine kausal therapierbare sekundäre Hypertonie. Auch die weiterhin in regelmäßigen Abständen gemessenen Blutdruckwerte sind immer erhöht. Es handelt sich daher um eine primäre oder auch essentielle Hypertonie, die mit über 80% ja auch den überwiegenden Anteil aller in der Praxis behandelten Hypertoniepatienten ausmacht.

Für die Therapie ergeben sich hierdurch 3 Hauptansatzpunkte:

- Änderung der Lebensweise,
- diätetische Maßnahmen,
- medikamentöse Therapie.

In diesem Beitrag wollen wir uns ausführlicher mit speziellen Problemen der medikamentösen Therapie befassen, die nach übereinstimmender Auffassung gerade auf dem Gebiet der Hypertoniebehandlung besondere Probleme aufwirft.

Dr. X hat sich eingehend mit dieser besonderen Problematik befaßt und sich deshalb entschlossen, seine „hypertonen Sorgenkinder" versuchsweise in einer Gruppe zusammenzufassen. Hier zeigt er ihnen ausführlich den Zusammenhang zwischen den verschiedenen Risikofaktoren und ihrer Erkrankung auf, erklärt den Gebrauch des Blutdruckmeßgeräts, das jedem einzelnen verordnet wurde, und nimmt in einem einführenden Gruppengespräch auch teilweise schon die Probleme vorweg, die er in bezug auf die Compliance seiner Patienten erwartet. Durch dieses Vorgehen hat er nach nur 3 Stunden gemeinsamer Arbeit bei seinen Patienten Verständnis für ihre Erkrankung und die sich hieraus ergebenden therapeutischen Notwendigkeiten erreicht. Daneben sieht er jeden von ihnen regelmäßig in der Sprechstunde, wobei sich die Intervalle zwischen den einzelnen Arztbesuchen im Verlauf der Therapie zunehmend verlängern.

Dr. X weiß, daß die Nebenwirkungen der zahlreichen reserpinhaltigen Antihypertonika, die in Deutschland noch immer den größten Teil aller mit dieser Indikation verordneten Medikamente ausmachen, zur Noncompliance seiner Patienten beitragen. Er versucht deshalb, möglichst mit der nebenwirkungsärmeren Kombination aus Betablockern und Saluretika auszukommen und diese nur bei wirklichem Bedarf durch Medikamente mit stärkeren Nebenwirkungen zu ergänzen.

Differentialtherapeutische Überlegungen macht er in der Regel mit sich selbst aus, um bei seinen Patienten nicht Zweifel an der Notwendigkeit der verordneten Therapie hervorzurufen.

Da vor einiger Zeit ein Betablocker mit Depotwirkung auf den Markt gekommen ist, der in der Regel mit einer einzigen Tagesdosis auskommt, stellt er seine neuen Hypertoniepatienten bevorzugt mit diesem Medikament ein. Er kennt seine Chance, hierdurch die Compliance seiner Patienten von ca. 50% auf über 80% zu steigern. Bei seinen alten Patienten, die mit der Einnahme 3mal am Tag zurechtkommen, überlegt er sich hingegen einen Wechsel des Medikaments sehr genau; wenn er ihn tatsächlich durchführt, begründet er diese Maßnahme gegenüber seinen Patienten ausführlich.

Jedem seiner Hypertoniepatienten hat Dr. X einen sog. Blutdruckpaß ausgehändigt, den ihm eine Pharmafirma in unbegrenzter Menge zur Verfügung stellt. Hierin tragen die Patienten nicht nur die 2mal täglich selbst gemessenen Blutdruckwerte ein, sondern auch Tag für Tag die Einnahme der vom Arzt verordneten Medikamente. Im gemeinsamen Gespräch mit seinen Patienten diskutiert er die Effizienz der eingeschlagenen Therapie und lobt im Sinne einer positiven Verstärkung die Sorgfältigkeit der Eintragungen und die positive Veränderung der Blutdruckwerte. Hierdurch werden er und seine Patienten zu Partnern bei den Bemühungen zur Erreichung des Therapieziels.

Nachdem Dr. X zu Beginn der medikamentösen Therapie wegen der besseren Plausibilitätskontrolle des Medikamentenverbrauchs nur Kleinpackungen verschrieben hat, kann er nun, nachdem sich das Vertrauensverhältnis zu seinen Patienten gefestigt hat, zu den ökonomisch günstigeren Großpackungen übergehen.

Bei seinen alten Patienten, die Dr. X 1mal pro Woche besucht, kommt es immer wieder zu Schwierigkeiten bei der regelmäßigen Tabletteneinnahme. Doch auch hier hat er ein Hilfsmittel gefunden, das ihm die Pharmaindustrie kostenlos zur Verfügung stellt: Bei seinem wöchentlichen Besuch sortiert er im voraus die Tabletten in die nach Tagen eingeteilten Fächer einer Plastikbox. So hat er auch bei dieser Personengruppe eine deutlich höhere Zuverlässigkeit bei der medikamentösen Therapie erreicht.

Inzwischen sind die kleinen, zusätzlichen Mühen, die er für diese Art der Versorgung seiner Patienten auf sich nehmen mußte, längst vergessen. Der Weiterbildungskurs über ärztliche Gesundheitserziehung hatte damals sogar Spaß gemacht, und die regelmäßige Anforderung der Patientenbroschüren übernimmt inzwischen seine Sprechstundenhilfe. Die Betreuung seiner zahlreichen Hypertoniepatienten, früher ein eher frustrierender Bereich seiner ärztlichen Tätigkeit, macht ihm inzwischen Freude.

Risikobereich Übergewicht

Ein Großteil der bundesrepublikanischen Bevölkerung aller Altersstufen ist übergewichtig. Dabei ist zu berücksichtigen, daß neben der allgemeinen statistischen Orientierung am Normgewicht die individuelle Konstitution eine Rolle spielt. Die derzeitige Überbewertung des Schlankheitsideals, die u. a. zu der Entwicklung einer neuen Krankheit – der Bulimie – geführt hat, ist aus ärztlicher Sicht kritisch zu beurteilen. Bei der Gesundheitsberatung sollte man bedenken, daß die meisten Übergewichtigen mehrere Diätversuche hinter sich haben, die nach kurzfristigen Erfolgen immer wieder zu Rückfällen geführt haben. Deshalb ist ein besonders verständnisvolles Verhalten des Arztes angezeigt.

Beispiel zur Beratung von Übergewichtigen

Frau P. ist 35 Jahre alt, verheiratet und von Beruf Technische Zeichnerin. Obwohl ihr der Beruf viel Freude bereitet hatte, hat sie ihn inzwischen aufgegeben, um sich stärker um ihre 3 Kinder kümmern zu können.

Ihr „Problem", über das sie bei gelegentlichen Sprechstundenbesuchen bei Dr. X immer wieder klagte, war, daß sie sich für zu dick hielt. Bei einer Körpergröße von 168 cm wog sie immerhin 78 kg. Bisher war Dr. X auf diese Klagen nie eingegangen, sondern hatte die Patientin mit dem Hinweis zu trösten versucht, daß solche „weiblichen Rundungen" sehr häufig seien. Mit dieser handlichen Formel wehrte er auch sonst häufig Klagen seiner Patientinnen über zu hohes Gewicht ab. Erstens kosteten derartige Gespräche immer wertvolle Sprechstundenzeit und außerdem wußte er auch nicht so richtig, wie er seine Patienten bei der Gewichtsabnahme unterstützen sollte. Sicher kam hinzu, daß Dr. X selbst deutlich übergewichtig war und deshalb immer ein unangenehmes Gefühl hatte, wenn er Patienten auf diesem Gebiet gute Ratschläge gab.

Dieses Mal war Frau P. jedoch nicht so leicht zu beruhigen. In einer Frauenzeitschrift hatte sie gesehen, wieviel attraktiver eine Leidensgenossin geworden war, nachdem sie über 30 kg abgenommen hatte. Nun hatte sie sich in den Kopf gesetzt, auf alle Fälle ihr Idealgewicht zu erreichen: Nach dem Artikel in der Illustrierten mußte man dazu von ihrer Körpergröße über 100 cm 20% abrechnen, das entspräche bei ihr einem Idealgewicht von 54 kg.

Zuerst wies Dr. X seine Patientin darauf hin, daß das Idealgewicht eher einem subjektiven Schönheitsideal als medizinischen Erfordernissen entsprach. Da Frau P. jedoch tatsächlich etwas übergewichtig war und sich nun einmal in den Kopf gesetzt hatte, abzunehmen, beschloß er, sich auf einen Versuch einzulassen.

Bei einer Fortbildungsveranstaltung hatte er neue Aspekte der Therapie Übergewichtiger kennengelernt, die er nun in der Praxis anwenden wollte. Zuerst gab er seiner Patientin deshalb eine Tabelle mit, in die sie 1mal pro Woche ihr Körpergewicht eintragen sollte. Da sie außerdem glaubwürdig versicherte, den ganzen Tag über „so gut wie überhaupt nichts" zu essen, bekam sie außerdem die Auflage, 2 Wochen lang peinlich genau alles zu notieren, was sie an Nahrungsmitteln, Genußmitteln und Getränken zu sich nahm. Dann sollte sie zu einem weiteren Termin in die Sprechstunde kommen.

Als Frau P. das nächste Mal zu Dr. X kam, besprachen sie gemeinsam diese Liste. Sicher hatte schon die Tatsache, daß sie alle Nahrungsmittel notieren mußte, dazu geführt, daß ihr Kalorienkonsum etwas zurückgegangen war, trotzdem wurde jetzt deutlich, wie häufig Frau P. zwischen den Mahlzeiten Süßigkeiten zu sich nahm. Besonders in Belastungssituationen neigte sie dazu, tafelweise Schokolade zu essen, ohne daß ihr dies bisher bewußt geworden war. Immerhin hatte sie schon in den ersten beiden Wochen 1 kg abgenommen. Dr. X und Frau P. vereinbarten die nächsten Schritte: Sie sollte grundsätzlich darauf verzichten, zwischen den Mahlzeiten irgendwelche Süßigkeiten zu essen und statt dessen lieber auf einen Apfel oder anderes Obst ausweichen. Außerdem begann sie, den Zucker soweit möglich durch Süßstoff zu ersetzen. Diese beiden Schritte wurden genauso wie das weitere Notieren des Körpergewichts und der zugeführten Nahrungsmittel zwischen Dr. X und Frau P. schriftlich vereinbart, und Frau P. hatte versprochen, im Falle eines Verstoßes gegen die gemeinsam ausgehandelten Vorschriften 100 DM an ihren Ehemann zu zahlen.

Inzwischen waren mehrere Monate vergangen. Frau P. hatte sich einem Brigitte-Diätklub angeschlossen, in dem sich die Teilnehmerinnen gegenseitig kontrollierten und das Abnehmen teilweise zu einem richtigen Wettbewerb geworden war. Der wichtigste Faktor war ganz sicher, daß Frau P. gelernt hatte, sich ihr Eßverhalten bewußt zu machen. Da ihr inzwischen klar geworden war, wie sehr sie gerade in Belastungssituationen dazu neigte, wahllos irgendwelche Süßigkeiten in sich hineinzustopfen, konnte sie dieses Verhalten häufig schon in den ersten Ansätzen erkennen und verhindern. Dabei hatte ihr geholfen, daß sie sich inzwischen angewöhnt hatte, ständig einen zuckerfreien Kaugummi bei sich zu haben, den sie in solchen Situationen kauen konnte. Noch hatte sie ihr Idealgewicht nicht ganz erreicht, aber das schien ihr inzwischen auch nicht mehr so wichtig. Sie hatte immerhin 10 kg abgenommen und fühlte sich insgesamt wesentlich wohler als vorher.

Literatur

Der Bundesminister für Jugend, Familie und Gesundheit (Hrsg) (1983) Konsum und Mißbrauch von Alkohol, illegalen Drogen, Medikamenten und Tabakwaren durch junge Menschen. Bonn

Fahrenkrug H (1987) Trinkpraktiken und Trinkstile. In: Vogt/Scherer (Hrsg) Drogen und Drogenpolitik. Ein Handbuch. Campus, Frankfurt am Main

Halhuber C (1975) Vom Raucher zum Nichtraucher. Gräfe & Unzer, München

Rosemann RM, Friedmann M (1975) Der A-Typ und der B-Typ. Rowohlt, Hamburg

Troschke J von (1987) Das Rauchen – Genuß und Risiko. Birkhäuser, Basel

Ärztliche Fortbildung zur Methodik präventiver Gesundheitsberatung

Christine Brühne-Scharlau

Eine Gewohnheit kann man nicht einfach zum Fenster hinauswerfen, man muß sie Stufe für Stufe die Treppe herunterlocken.
(Mark Twain)

Einleitung

Anlaß für ein Fortbildungsprogramm zur Beratungsmethodik für Ärzte war ein Modellversuch zur Gesundheitsberatung; dieser fand in Hamburg und in der Pfalz statt und ist inzwischen abgeschlossen. Die Rahmenbedingungen der Gesundheitsberatungen sind – soweit für das Fortbildungskonzept von Belang – am Ende dieses Beitrags angemerkt.

Dieser Modellversuch „Gesundheitsberatung durch Ärzte“ nahm die Risikofaktoren Rauchen, Übergewicht, falsch verarbeiteter Streß, Bewegungsmangel und leichter Bluthochdruck zum Ausgangspunkt für präventive Gesundheitsberatungen. Für diese Beratungen entwickelten wir ein spezielles Konzept zur ärztlichen Fortbildung. Im Mittelpunkt meines Berichts stehen die Erfahrungen mit diesem Konzept, die wir zunächst während des Modellversuchs sammelten. Sie beruhen zu einem Teil auf der Resonanz, die ich in meiner Funktion als Koordinator des Projekts von den Beteiligten erfuhr – von Ärzten, Kursleitern, Vertretern der Kassenärztlichen Vereinigungen und der Krankenkassen –, sowie auf dem unmittelbaren Kontakt mit gesundheitsberatenden Ärzten während der Informationsveranstaltungen und einiger Fortbildungskurse. Ergänzt wurde diese Sicht durch die systematische Befragung aller Kursleiter zu ihren Veranstaltungen (Zielke u. Brühne 1983) und der beteiligten Ärzte (Ballstaedt et al. 1985; Bengel u. Koch 1983; vgl. auch den Beitrag von J. Bengel und U. Koch in diesem Buch).

Auf dieser Grundlage haben wir das Fortbildungsprogramm überarbeitet, verändert, verbessert (Franke et al. 1984). Inzwischen wird die überarbeitete Version im Bereich der Kassenärztlichen Vereinigung Niedersachsen auf breiterer Basis eingesetzt. Auf die Modalitäten der Fortbildung gehe ich ebenfalls am Ende dieses Beitrags knapp ein (weitere Literatur zum Konzept der Gesundheitsberatung, zu den Rahmenbedingungen des Modellversuchs und der Anwendung in Niedersachsen s. Brühne-Scharlau u. Schwartz 1984; Brühne-Scharlau 1985; *Krankheitsverhütung durch Gesundheitsberatung* 1983).

Themenschwerpunkte der Fortbildung und Grundsätze der Gesundheitsberatung

Dreh- und Angelpunkt eines jeden Erfahrungsaustauschs unter Ärzten zum Thema Gesundheitsberatung ist das Problem der Motivation, genauer: der mangelnden

Motivation der Patienten, wenn es darum geht, als gesundheitsschädlich erkannte Gewohnheiten zu verändern. Viele engagierte Ärzte sind enttäuscht, daß all ihre Mühen um die zukünftige Gesundheit ihrer Patienten so geringe Erfolge zeigen, daß die Patienten allenfalls einsehen, was ihnen gut täte, aber nicht danach handeln.

Muß Gesundheitsberatung an der mangelnden Motivation der Patienten scheitern?

Um die auch in den Kursen immer wieder auftauchenden Erwartungen gleich vorweg zu enttäuschen: Patentrezepte hat auch unser Programm nicht anzubieten. Was vermittelt werden kann, ist eine etwas anders akzentuierte Sichtweise des Problems aufgrund von Schlußfolgerungen aus Erkenntnissen, die anderenorts aus medizinpsychologischen und verhaltensbiologischen Forschungen erzielt wurden (vgl. auch z. B. den Beitrag von H.-D. Basler in diesem Band).

Das inzwischen häufig beforschte Phänomen von Compliance und Non-Compliance ist aus ärztlicher Perspektive meist das Problem der fehlenden Motivation auf seiten der Patienten und die Frage: „Wie macht man das, ‚Motivieren'?" die häufigste, die zu Beginn der Kurse gestellt wird. Aus diesem Grund haben wir die Frage der *Motivierbarkeit* zum Ausgangspunkt unseres Fortbildungsprogramms gemacht. Sie hat wesentlichen Bezug zu allen anderen Bestandteilen des Gesundheitsberatungsprogramms und steht deshalb als Anknüpfungspunkt zum Praxisalltag vor allen anderen Themen. Die übrigen Elemente des Programms können systematisch als Handwerkszeug zur Grundlegung besserer Motivation verstanden werden.

Zum Themenschwerpunkt Motivation im engeren Sinne gehören:

- Probleme der Einhaltung von Vereinbarungen zwischen Arzt und Patient (Compliance und Non-Compliance);
- Faktoren, die die Compliance beeinflussen;
- die Analyse der Non-Compliance;
- Möglichkeiten des Umgangs mit mangelnder Mitarbeit;
- Abbau der Abwehr.

Wesentlich für diesen Fragenkomplex ist es, das ärztliche Problem mangelnder Motivation einmal aus verschobener Perspektive zu betrachten: Der Betroffene hat für jeden Akt der Non-Compliance – oft gute – Gründe. Was die nicht verabredungsgemäße Einnahme von Medikamenten angeht (das 1. große Feld der Complianceforschung), so ist hierfür die Furcht vor Nebenwirkungen belegt. In bezug auf Verhaltensweisen wie übermäßiges Rauchen oder Essen mag es die triebökonomische Kalkulation sein, den Gewinn aus einer angenehmen Gewohnheit unter angespannten Umständen nicht missen zu wollen, oder auch die realistische Einsicht, für die erstrebte Änderung nicht genügend Energie in petto zu haben, da andere Lebensfragen momentan vorrangig sind.

Zur Gewissenserforschung: Wann haben Sie selbst den Rat eines Experten, sei er Steuerberater, Architekt oder Friseur, aus guten Gründen nicht befolgt?

Es gibt immer gute Gründe für Non-Compliance!

Überblick über die Themenschwerpunkte des Fortbildungsprogramms

Muß Gesundheitsberatung an der mangelnden Motivation der Patienten scheitern?
* Probleme der Einhaltung von Vereinbarungen zwischen Arzt und Patient (Compliance und Non-Compliance)
* Faktoren, die die Compliance beeinflussen
* Analyse der Non-Compliance
* Möglichkeiten des Umgangs mit mangelnder Mitarbeit
* Abbau der Abwehr

Gesundheitsberatung als „Hilfe zur Selbsthilfe"
* Die veränderte Rolle des Arztes
* Patientenzentrierte Gesprächsführung
  - Äußere Beratungsbedingungen
  - Zuhören
  - Empfindungen heraushören
  - Gesprächsstörer
  - Gesprächsförderer
* Kommunikation
  - Wahrnehmung
  - Körpersprache
  - Kommunikationsgesetze
  - Fragetechniken

Es gibt keine Patentrezepte – nur individuelle Lösungen
* Analyse bisheriger Veränderungsversuche
* Strategieplanung: Entwickeln von Alternativverhalten
* Angemessene Ziele setzen
* Belohnen
* Handlungsangebote zur Verhaltensänderung
* Mißerfolge antizipieren

Sonderfall Streß
* Streß – ein Risikofaktor?
* Streßtheorien und psychophysiologische Zusammenhänge
* Exploration, Beratung und Bewältigungstechniken

Gesundheitsberatung als „Hilfe zur Selbsthilfe"

Eine Beratung, die die Verantwortung für erwünschte Änderungen nicht den Betroffenen überläßt, scheitert erfahrungsgemäß. Gesundheitsberatung sollte deshalb v. a. Hilfe zur Selbsthilfe sein. Diese Forderung läuft auf eine etwas veränderte Rolle des Arztes hinaus. Im kurativen Bereich der Medizin ist es üblich und oft notwendig, daß der Arzt *verordnet*, was zu tun ist. Im Bereich der Präventivmedizin geht es jedoch überwiegend weder um Behandlung noch um Medikation, sondern um Verhaltensänderungen des Patienten. Nur dann besteht Aussicht, daß geänderte Verhaltensweisen längerfristig beibehalten werden, wenn sie in das Alltagsleben des Betroffenen hineinpassen. Für seinen Alltag gibt es nun keinen besseren Experten als den Beratenen selbst. Daß es wenig hilfreich ist, dem Patienten einen Katalog unverwirklichbarer Ratschläge zu offerieren, wissen v. a. die Ärzte sehr gut, die den familiären Hintergrund und die Lebensumstände ihrer Patienten kennen. Wenn der Arzt die größere Kompetenz des Patienten im Falle der Gesundheitsberatung annimmt, können beide realistische Änderungsschritte *aushandeln*. Dieses Mehr an Selbstinitiative bringt es mit sich, daß auch für den Erfolg der Maßnahme der Arzt nicht in dem Ausmaß verantwortlich ist wie in der kurativen Medizin. Diese Entlastung wird von vielen Ärzten begrüßt.

Die veränderte Rolle des Arztes besteht nun darin, durch eine stärker *patientenzentrierte Gesprächsführung* die Verantwortung der Patienten zu stärken. Dabei geht es weder um das Erlernen psychologischer Tricks noch um eine rein nondirektive Art der Beratung. Schemata helfen nicht weiter. Es geht darum, die Gründe der Abwehr (Non-Compliance) herauszubekommen, von denen die Rede war. An praktischen Übungen wird erfahren, was genaues Zuhören so schwierig macht und wie nonverbale Anteile der Kommunikation das Gespräch beeinflussen.

Die Bedeutung der nicht offensichtlichen Kommunikationsanteile für die Gesundheitsberatung zeigt ein Beispiel:

> Der Arzt macht dem Patienten, der abnehmen will, den Vorschlag, anstelle des Mittagessens in der Kantine Obst und Brot mitzunehmen und abends zu Hause kalorienarm zu essen. Der Patient runzelt daraufhin die Stirn. Der Arzt deutet das Stirnrunzeln als Ablehnung seines Vorschlags, denkt: „Der will ja überhaupt nicht mitmachen" und ist enttäuscht.

Der weitere Verlauf wird sicher von dieser Interpretation des Arztes beeinflußt, sofern er es dabei beläßt. Anstatt innerlich verärgert das Thema Abnehmen abzubrechen könnte er nachfragen:

> „Sie runzeln die Stirn – was halten Sie von meinem Vorschlag?"
>
> Patient: „Ich dachte gerade an meine Frau und was sie wohl sagen wird. Ich fürchte, sie ist damit nicht einverstanden".

Durch eine gezielte Frage ebnet hier der Arzt dem Patienten den Weg, seine Bedenken auszusprechen und mit dem Arzt zu überlegen, wie die Familie in das Vorhaben einbezogen werden könnte.

Der Patient ist Experte seines Alltags.

Es gibt keine Patentrezepte – nur individuelle Lösungen

Verhaltensmodifizierende Gesundheitsberatung geht von dem Prinzip aus, daß jedes Risikoverhalten durch ganz individuelle Bedingungen aufrecht erhalten wird. Den größten Teil der Fortbildungszeit beanspruchen deshalb Fragen der *verhaltensorientierten Exploration*. Die besonderen Bedingungen, die das unerwünschte Verhalten stützen, gilt es jeweils herauszufinden. Dafür reicht die reine Feststellung sog. Risikofaktoren nicht aus. Wenn z. B. jemand übergewichtig ist, weiß er das allermeistens selbst, und daß er abnehmen sollte auch. Häufig trifft der Arzt in der

Gesundheitsberatung auf Patienten mit guten Vorsätzen, die nur nicht wissen, wie beginnen, denn viele blicken entmutigt auf eine stattliche Reihe fehlgeschlagener Veränderungsversuche zurück. Daran anzuknüpfen und die *Gründe des Mißlingens bisheriger Veränderungsversuche* zu analysieren, ist ein wichtiger Schritt, weiteren Mißerfolgen vorzubeugen. Oft sind zu weitgesteckte Ziele der Grund, daß das erstrebte neue Verhalten nicht lange anhielt, oder daß für das Vorhaben ein falscher Zeitpunkt gewählt wurde (s. o.), daß die Familie nicht einbezogen oder der übliche Tagesablauf nicht genügend berücksichtigt wurde.

Was das *Entwickeln von Alternativverhalten* angeht, so wird oft nicht daran gedacht, welche *positiven* Konsequenzen das gesundheitsschädliche Verhalten mit sich bringt.

Im allgemeinen sind Genuß, Bequemlichkeit und Anerkennung die Gewinne unserer schlechten Gewohnheiten. Einige Beispiele, wie das im einzelnen aussehen kann:

> *Rauchen* kann Geselligkeit bedeuten, entspannte Atmosphäre oder auch ein Pausenzeichen sein; die Zigarette kann dazu dienen, die Hände zu beschäftigen, den Appetit zu dämpfen, sicher zu wirken.
>
> Zu energiereiches *Essen* kann das Ergebnis zu vieler, fast unbemerkter Häppchen zwischendurch sein (besonders bei Hausfrauen, die Reste nicht übriglassen können); häufig ist Essen Ersatz für andere Bedürfnisse, Ablenkung bei Ärger oder Langeweile, Erholung unter Anspannung.
>
> *Bewegungsmangel* resultiert oft aus der Ansicht, nur Ruhe sei erholsam und man habe das Stillsitzen nach der vielen Arbeit redlich verdient.
>
> „Im *Streß* sein" ist oft gleichbedeutend mit Erfolg haben, gebraucht werden, stark sein.

Solcherart Gewinne aus Gewohnheiten, die man noch nicht einmal schätzt, dürfen in der Gesundheitsberatung nicht außer acht gelassen werden. Um bessere Chancen für das erwünschte Verhalten zu gewinnen, geht es darum, auf anderen Wegen ähnliche Wirkungen zu erzielen; denn die zugrundeliegenden Bedürfnisse – nach Behaglichkeit, nach Anerkennung, nach Genuß – sind stabil. Alternative Möglichkeiten zu ihrer Befriedigung lassen sich leichter finden, als diese Grundbedürfnisse zu ändern.

Was die alternativen Möglichkeiten betrifft, so verlangen sie von Patient und Arzt schon einige Phantasie; *wie* sie im Alltag verankert werden können, sollen einige Prinzipien der *Strategieplanung* veranschaulichen:

- *Bewußt Ziele setzen*, Nah- oder Zwischenziele sind zunächst wichtiger als das Fernziel.
- *Kleine Schritte planen*, die von den eigenen Möglichkeiten ausgehen.
- *Konkrete Zeitplanung:* Wann *genau* wird der 1. Schritt getan?
- *Realistische Zeitplanung*: Bis eine neue Verhaltensweise zur Gewohnheit geworden ist, kann es 1–2 Jahre dauern.
- *Andere einbeziehen* in den Änderungsplan, insbesondere Familienmitglieder (als Helfer, freundliche Erinnerer, Mitmacher!).
- *Vorsätze aufschreiben*, um sie zu vertiefen und sich besser zu erinnern.

Besonders die Aufforderung zur realistischen Zeitplanung verdeutlicht noch einmal, daß der gesundheitsberatende Arzt meist nur den Anfang des Wegs begleiten kann. Das hat Auswirkungen auf die Erfolgsbeurteilung. Viele Menschen – Patienten, v. a. aber Ärzte – urteilen hier nach dem „Alles-oder-nichts-Prinzip":

erfolgreich ist nur der, der das Rauchen völlig aufgegeben hat (möglichst für alle Zeiten), wer unverzüglich sein Idealgewicht erreicht, wer auf ausreichendes Sporttreiben nicht mehr verzichten kann und wer alle Hektik souverän meistert. Das ist unrealistisch. In der Verhaltensmedizin sind die Veränderungen zum Positiven meist unscheinbarer als in der kurativen Medizin, und bis Maßnahmen greifen, dauert es oft lange. Doch auch der, der das Rauchen nur für kurze Zeit aufgeben konnte, hat sich einen guten Dienst getan: Das Bewußtsein, zumindest zeitweise aufhören zu können, ebnet den Weg für den nächsten Versuch. So ist es auch mit anderen Gewohnheiten – die Erfahrung, an ihre Stelle Besseres setzen zu können, ist die beste Motivation.

Weitaus wirkungsvoller als allgemeine Nützlichkeitserwägungen – wie bessere Chancen, gesund zu bleiben – sind positive Verhaltenskonsequenzen, die möglichst bald am eigenen Leibe erfahren werden. So z. B., daß ein Raucher weniger hustet, ein Übergewichtiger in die nächstkleinere Kleidergröße paßt, ein Bewegungsarmer spürt, wie wohltuend körperliche Erschöpfung ist. Allem Anschein nach ist es keineswegs selbstverständlich, daß für Verhaltensänderungen *angemessene Ziele* formuliert werden. Dafür müssen vage Vorsätze in *genau umschriebene Zwischenziele* übertragen werden. „Übergewicht abbauen" und „Rauchen reduzieren" gehören auf die Liste der oft gehörten Vagheiten; in den Fortbildungskursen wird deshalb geübt, veränderte Ziele konkret zu machen. Hier seien einige Beispiele genannt:

Rauchen

- Zu einer festgesetzten Stunde am Tag gar nicht mehr rauchen, diese Zeit dann von Woche zu Woche ausdehnen.
- Bei bestimmten Gelegenheiten nicht rauchen, z. B. immer dann, wenn Kinder anwesend sind.

Übergewicht

- Kleine kalorienarme Imbisse ausdrücklich einplanen, um Heißhunger zu vermeiden.
- Bei großem Apetit auf „verbotene" Kalorienbomben diese *anstelle* einer regulären Mahlzeit *genießen.*
- Eine Liste kritischer Situationen aufstellen, in denen Essen der Ersatzbefriedigung dient, und persönliche Gegenstrategien dazu entwickeln.

Bewegung

- Bestimmte Strecken – zum Arbeitsplatz, zum Einkaufen – regelmäßig zu Fuß gehen.
- Konsequent keinen Aufzug, keine Rolltreppen mehr benützen.
- Mit einer Sportart wieder anfangen, die früher einmal Spaß gemacht hat.

Die oben beschriebenen Schwerpunkte für eine verhaltensorientierte Exploration und Beratung werden bei Bedarf ergänzt:

Der Stellenwert der *Belohnungen* für das Konzept der Verhaltensänderungen ist ein Thema, das Ärzten generell nicht leicht fällt. Es geht dabei im wesentlichen um eine freundlichere Art des Umgangs mit sich selbst; Ziel dabei ist, die nötige Energie nicht in uneffektive Selbstvorwürfe zu investieren.

Handlungsangebote in Form von Kursen oder Gruppenprogrammen können für manche Patienten die Gesundheitsberatung wirkungsvoll unterstützen. Was an öffentlich zugänglichen Programmen sinnvoll erschien, ist deshalb im Teilnehmermaterial zum Fortbildungskurs (Franke et al. 1984) beschrieben. Sehr wünschenswert wären darüber hinaus regionale Listen mit den aktuellen Angeboten der verschiedenen Träger.

Was die Gesundheitsberatung zum Thema *Streß* angeht, so wurde ihm als einzigem Risikofaktor im Fortbildungsmanual ein eigenes ausführliches Kapitel gewidmet. Im Modellversuch wurde deutlich, daß einerseits große Widersprüche darüber bestehen, ob Streß überhaupt als Risikofaktor zu gelten habe, andererseits über Streßentstehung, Streßbedingungen und Streßverarbeitungsmöglichkeiten bei den teilnehmenden Ärzten viel zu wenig bekannt war. Da bei gesundheitsgefährdendem Streß Art und sogar Richtung der Verhaltensänderung viel weniger klar sind als bei den übrigen gesundheitsgefährdenden Gewohnheiten, wird in den Fortbildungskursen auf Streßtheorien, psychologische Zusammenhänge und spezielle Streßbewältigungsmöglichkeiten ausführlich eingegangen.

Grundsätze der Gesundheitsberatung

- Genaue Verhaltensexploration ist die Basis der „Hilfe zur Selbsthilfe".
- Der Abbau von Risikoverhalten erfordert *individuelle Lösungen.*
- Kein „Alles oder nichts" – bei Verhaltensänderungen bedeuten *kleine Schritte* Erfolg.
- Je präziser und spezifischer das gewünschte Verhalten beschrieben wird, desto besser die Aussichten es zu erreichen.

Voraussetzungen zum praktischen Gebrauch des Fortbildungsprogramms und dessen Handhabung

Das von den Krankenkassen für präventive Gesundheitsberatungen erstmalig gezahlte *Honorar* war die Voraussetzung für ein vergleichsweise *zeitaufwendiges Fortbildungsprogramm*: Es konnte durch die Überarbeitung zeitlich noch gestrafft werden, doch sind die jetzt praktizierten 3 aufeinander folgenden Kurstermine von jeweils 3 Zeitstunden das Minimum für eine sinnvolle Bearbeitung des Themas. Aus 2 Gründen sind für das Programm mindestens 3 Termine notwendig:

Erstens handelt es sich nicht um eine Vortragsveranstaltung, sondern um Gruppenarbeit, welche auf die Erfahrungen der Teilnehmer Bezug nimmt und mit möglichst vielen praktischen Beispielen aus dem Teilnehmerkreis arbeitet; – schon dies setzt ein „miteinander Vertrautwerden" voraus. Hinzu kommt der erfahrungsgemäß große Bedarf der Ärzte nach kollegialem Erfahrungsaustausch, jedoch sind es die meisten Ärzte nicht (mehr) gewohnt, gemeinsam mit Kollegen Fälle aus ihrer Praxis zu bearbeiten. Solch ein gruppendynamischer Prozeß erfordert mehr Zeit, bringt aber auch intensivere Arbeitsergebnisse als Fortbildungsveranstaltungen der herkömmlichen Art.

Zweitens wurde das Programm 3teilig konzipiert, damit die Teilnehmer in den 2–6 Wochen zwischen den Fortbildungsterminen Erfahrungen dazu sammeln können, die dann zum Ausgangspunkt des 2. und 3. Kurstages gemacht werden.

Die möglichen *Arbeitsformen* der Fortbildung gehen von diesen Erfahrungen aus und umfassen Kurzreferate des Kursleiters zu den genannten Themen sowie praktische Übungen, insbesondere zur verhaltensorientierten Exploration und zu bestimmten Aspekten der Kommunikation zwischen Arzt und Patient. Die *Gruppengröße* sollte deshalb bei etwa 12 Teilnehmern liegen und 15 auf keinen Fall überschreiten.

Von etwelchen vertraglichen Gegebenheiten wurde das Fortbildungsprogramm weitgehend unabhängig formuliert; deshalb wird empfohlen, die jeweilige vertragliche Seite der Gesundheitsberatung im Rahmen einer gesonderten Veranstaltung abzuhandeln, getrennt von der Gesundheitsberatungsmethodik. Ein solches Vorgehen, womit wir in Niedersachsen gute Erfahrungen machen, entlastet den Kurs von unumgänglichen Verfahrens- und Verwaltungsfragen, die nicht in die Kompetenz des Kursleiters fallen, z. B. Fragen der Abrechnung, zur Trennung von präventiver und kurativer Versorgung, zum Einladungsmodus der Kassen, zur Dokumentation.

Für den *Programmablauf* gilt das Leitprinzip, an die Bedürfnisse und Anforderungen der Teilnehmer anzuknüpfen und die einzelnen Programmelemente hiernach auszurichten (im Unterschied dazu war das Programm für den Modellversuch, v. a. aus Evaluationsgründen, sehr viel stärker standardisiert vorgegeben). Diese Flexibilität stellt höhere Ansprüche an die Qualifikation der Kursleiter als ein relativ starrer Programmablauf. Als *Kursleiter* werden durchweg Diplompsychologen eingesetzt. Ein wichtiges *Auswahlkriterium* waren umfangreiche Erfahrungen mit eigenen Patienten. Bei aller Brisanz berufsständischer Probleme zwischen Ärzten und Psychologen und manchen Vorurteilen auf beiden Seiten war dieser Praxishintergrund immer wieder die gemeinsame Basis gegenseitiger Anerkennung und des Respekts der unterschiedlichen berufsspezifischen Kompetenz. Auch wenn alle Kursleiter im Umgang mit unterschiedlichen Fortbildungsgruppen erfahren waren, und oft auch schon mit Ärzten zusammengearbeitet hatten war ein *spezielles Vorbereitungsseminar* für die Kursleiter unerläßlich. Hierbei wurde das Programmkonzept erläutert, die einzelnen Elemente ausführlich begründet. Besonders wichtig war es jedoch, die institutionellen Rahmenbedingungen zu besprechen, da diese immer Auswirkungen auf die Art der Fortbildung haben und Einfluß auf die Erwartungen der teilnehmenden Ärzte nehmen.

Arbeitsgrundlage für das Fortbildungsprogramm ist das schon genannte *Kursleitermanual* (Franke et al. 1984): Hier liegen die zu behandelnden Themen in ausformulierten Referatstexten vor – nicht als verbindliche Vorlage für den Kursleiter, denn der muß diese Inhalte für sich selbst erarbeitet haben, um sie nach Bedarf verwenden zu können. Diese Texte sollen zunächst die Programminhalte im Detail verdeutlichen und sind insoweit Vorbereitungsmaterial für die Kursleiter. Vor allem aber dienen die ausführlichen Referate – in gesonderten Heften gebunden – als *Teilnehmermaterial*, das zum Nachlesen und Vorbereiten der Gruppensitzungen verwendet wird. Vor allem zum Nachschlagen gedacht ist auch die systematische Übersicht „Möglichkeiten unterstützender Handlungsangebote zur Verhaltensänderung". Hierin sind Art und Hintergrund gängiger Kurs- und Gruppenprogramme beschrieben, die u. U. von örtlichen Trägern angeboten werden. Dieser Teil enthält auch Selbstlernprogramme und Literaturvorschläge für Patienten. Er sollte sinnvollerweise ergänzt werden durch einen aktuellen Katalog der regionalen Veranstaltungen, um Patienten gezielt darauf hinweisen zu können. Dies ist im Modellversuch gut angekommen, es erfordert allerdings eine Menge kenntnisreicher Arbeit vor Ort. Das Kursleitermanual enthält darüber hinaus ausführliche Hinweise zur Handhabung des Programms, Arbeitsmaterialien für Übungen sowie zu jedem Programmelement didaktische Hinweise zu den einzelnen Lernzielen und zum Ablauf.

Bewertung und Gewichtung

Von den Inhalten aus betrachtet, enthält unser Fortbildungsprogramm nichts Außergewöhnliches, nichts was für ähnliche Zwecke nicht auch auf ähnliche Art eingesetzt würde. Zum Teil liegen die Gründe für seine gute Akzeptanz in den institutionellen Rahmenbedingungen (s. Anhang), z. T. liegen sie am Umgang mit möglichen Klippen und an deutlich gesetzten Schwerpunkten.

Skeptische Stimmen

Es ist nicht ungewöhnlich, daß zu Beginn eines Kurses bei einigen Teilnehmern auch Skepsis vorhanden ist, die – falls sie laut wird – etwa so klingt: „Gesundheitsberatung machen wir doch schon seit eh und je, und zwar tagtäglich. Was können wir dazu eigentlich noch lernen, und ausgerechnet von einem Psychologen?" Hinzu kommt, daß sich viele Teilnehmer mit Arbeitsformen konfrontiert sehen, die ihnen ungewohnt sind. Ob solche Skepsis entkräftet werden kann, hängt ganz wesentlich, es sei nochmals betont, von der guten Qualifikation und Vorbereitung der Kursleiter ab. Die schließlich gute Akzeptanz entwickelt sich, wenn der Kursleiter auf die Bedürfnisse, die in jeder Fortbildungsgruppe unterschiedlich sind, flexibel eingehen kann. Wichtig ist vor allem, Gruppensituationen ad hoc für praktisches Üben nutzbar zu machen. Wenn die Teilnehmer erst einmal erfahren haben, was Üben an konkreten Situationen für Einsichten erbringt, werden diese Teile des Kurses oft als die produktivsten bewertet.

Vor allem wegen seines Zeitaufwands wird das Fortbildungsprogramm als Ganzes immer wieder einmal skeptisch betrachtet. Dabei wird nicht berücksichtigt, daß es neben seinen primären Zielen eine nicht unerhebliche Maßnahme zur *Qualitätssicherung* darstellt: wurde doch befürchtet, Ärzte täten mit der Gesundheitsberatung nichts anders als bisher, nur unter einem neuen Namen. Ergebnisse der wissenschaftlichen Begleitforschung entkräften diesen Einwand (Ballstaedt et al. 1985; Bengel u. Koch 1983; Koch et al. 1984, 1985). Die Fortbildung zur Beratungsmethodik garantiert zwar nicht, stellt aber die Bedingungen dafür her, daß mit einer gezielten *Verhaltensexploration* die fast schon zur Phrase abgegriffene Formel der

„Hilfe zur Selbsthilfe“ Substanz erhält. Diese Technik der Exploration ist insofern das *Kernstück* der Fortbildung, als hieran am ehesten deutlich wird, wie sich das Konzept einer verhaltensorientierten Gesundheitsberatung von den sonst üblichen ärztlichen Anamnesen unterscheidet.

Was das Fortbildungsprogramm nicht ist

Das Konzept zur Gesundheitsberatung wurde für Menschen entwickelt, die sich gesund fühlen, auch wenn die Grenzen von Primär- und Sekundärprävention fließend sind. Das Fortbildungsprogramm dazu ist verhaltensmedizinisch und psychosomatisch orientiert; es darf jedoch nicht mißverstanden werden – als ob es sich hierbei schon um einen Schnellkurs in Psychotherapie handelte. Zwar kommen in jedem Kurs auch psychosomatische Problemfälle zur Sprache, die den Arzt stärker belasten als seine übergewichtigen und bewegungsarmen Patienten (meist handelt es sich um Krebskranke und Alkoholiker); doch würde ein intensives Eingehen hierauf den Rahmen sprengen. Aufgabe des dargestellten Kurses kann nur sein, die *Grenzstellen* aufzuzeigen zur psychotherapeutischen und psychosozialen Versorgung.

Wo seine eigenen Möglichkeiten überfordert werden, sollte der Arzt seine Rolle dazu nützen, Hilfesuchende kompetent weiterzuvermitteln. Das Verdeutlichen solcher Grenzen wurde von den Teilnehmern oft als Entlastung erlebt. Allerdings wird dabei immer wieder klar, wie selten die Zusammenarbeit verschiedener Stellen verläßlich gelingt. Hier müßte noch viel mehr Informationsarbeit geleistet werden.

Exkurs: Warum Alkoholismus nicht zu unserem Gesundheitsberatungskonzept gehört

Ein gelegentlicher Kritikpunkt ist das Fehlen des Themas Alkoholmißbrauch sowohl unter den Risikofaktoren als auch im Fortbildungsprogramm, da niedergelassene Ärzte in vielen Fällen 1. Ansprechstelle und Vertrauensperson hierfür sind. Mir scheint die Gesundheitsberatung damit überfordert. Es ist unrealistisch, ohne besondere Fortbildung Alkoholabhängige im Rahmen einer ambulanten Praxis behandeln zu wollen. Im Rahmen unserer Kurse beschränken wir uns deshalb auf folgende Empfehlungen:

- Den Alkoholismus in das ärztliche differentialdiagnostische Denken einbeziehen und an die Gefahr einer entstehenden Suchtkrankheit häufiger denken.
- Die ärztliche Rolle dazu nützen, dieses tabuisierte Thema offen anzusprechen und die gängige Verschleierungstaktik zu durchbrechen, ohne dabei den Betroffenen zu verurteilen.
- Den Patienten einfühlend annehmen und auf der Basis eines vertrauensvollen Bündnisses die Zusammenarbeit von Patient, spezialisierter Beratungsstelle und Arzt anstreben.

Die aufgezeigte Einschränkung bedeutet nun nicht, daß Gesundheitsberatung strikt auf die eingangs genannten wenigen Risikofaktoren bei noch gesunden

Patienten beschränkt sein sollte. Zwar ist Gesundheitsberatung keine „kleine Psychotherapie", doch kommen viele relevante Probleme dann erst zur Sprache, wenn der Arzt Zeit hat. Oft wurden – ausgehend von der Frage gesünderer Lebensgewohnheiten – weitergehende Themen besprochen: Schwierigkeiten mit Ehe, Kindern und Beruf, Medikamentenabusus, Belastungen durch ein behindertes Kind. Solches ist durchaus im Sinne unseres Konzepts: das Offensichtliche und besser Ansprechbare – die riskanten Gewohnheiten – zum Anknüpfungspunkt zu machen für Aussprachen über Belastungen, die sich gesundheitlich auswirken. Gerade diese Möglichkeit war sicher auch ein Grund dafür, daß die Gesundheitsberatung bei Versicherten und Ärzten gut angekommen ist (Ballstaedt et al. 1985; Koch et al. 1984, 1985).

Positive Erfahrungen

Besonders bei der Zusammenfassung der positiven Erfahrungen tritt allenthalben die Schwierigkeit auf, zwischen Gesundheitsberatung insgesamt und der dazugehörigen Fortbildung zu unterscheiden; oft ist beides miteinander verschränkt, voneinander abhängig. Die genannten Aspekte sind nicht vollständig und entsprechen einer eigenen Gewichtung.

Was in den Fortbildungskursen selbst immer wieder gut ankommt, sind alle deutlich praxisbezogenen Elemente. Auch wenn ungewohnte Arbeitsmethoden zunächst irritieren, schließlich überwiegt bei den Teilnehmern die Ansicht, daß diese Art des Erfahrungslernens sinnvoll ist. Was einzelne Elemente betrifft, so stößt das Thema „Kommunikation" regelmäßig auf großes Interesse; auch praktische Handreichungen, wie Merkblätter, Verstärkerliste, Katalog der ergänzenden kommunalen Angebote, finden dankbare Zustimmung.

Von den ausdrücklich zur Fortbildung befragten Ärzten wird eine Stärkung des Bewußtseins für psychosomatische Zusammenhänge hervorgehoben, was einen anderen Zugang zum Patienten ermöglicht (Ballstaedt et al. 1985).

Der gesamte Komplex „Gesundheitsberatung" betrifft derzeit bestehende Bedürfnisse: So ist ein wichtiger Grund der ärztlichen Beteiligung der Wunsch, stärker präventivmedizinisch tätig zu sein (Bengel u. Koch 1983). Viele fühlen sich durch ihre Ausbildung jedoch hierfür nicht genügend vorbereitet. Auswirkungen der Fortbildung liegen, nach dem Urteil der Teilnehmer, in einer stärkeren Beachtung der Risikofaktoren als vorher sowie in einem besseren Arzt-Patienten-Verhältnis. Wichtig ist den Ärzten ihre höhere Sensibilität für Patientenprobleme und eine größere Zufriedenheit mit ihrer ärztlichen Tätigkeit.

Insgesamt scheint es so zu sein, daß diejenigen, die von der Fortbildung profitieren, nicht nur für ihre Gesundheitsberatungen etwas gelernt haben. Sie wenden ihre Erkenntnisse durchaus auch auf andere Patientenkontakte an. In diesem Transfer liegt ein Gewinn, der über den unmittelbaren Einfluß auf Risikoverhaltensweisen hinausgeht.

Was jedoch unseren Ausgangspunkt, die Verringerung von Risikofaktoren, betrifft, so wird mit Recht die Möglichkeit einer Verlängerung der Beratungssequenz gefordert; 2 oder 3 Gesundheitsberatungen als Maximum sind zu wenig, um hartnäckige Gewohnheiten „die Treppe herunterzulocken". Der Arzt könnte dann besser die wichtige Funktion wahrnehmen, bei Mißerfolg die Gründe durch erneute Strategieplanung zu analysieren und auch kleine Änderungen in die richtige Richtung mit aller Gewichtigkeit zu verstärken.

Anhang: Institutionelle Rahmenbedingungen

Der Modellversuch in Hamburg und in der Pfalz

Die Feldphase des Modellversuchs begann Anfang 1982 und endete 1984. Getragen wurde das Projekt von 6 Ersatzkassen und der Kassenärztlichen Bundesvereinigung. Für Konzeption und Koordination war das Zentralinstitut für die kassenärztliche Versorgung, Köln, zuständig; die externe Evaluation lag beim Lehrstuhl für Rehabilitationspsychologie der Universität Freiburg. Die letzte Studie der wissenschaftlichen Begleitung wird im Herbst 1985 abgeschlossen sein.

Während der Feldphase des Versuchs wurden 72 545 zufällig ausgelesene Versicherte der Modellgebiete zwischen 30 und 50 Jahren von ihrer Ersatzkasse zur Gesundheitsberatung eingeladen. Sie konnten maximal 3 aufeinanderfolgende Gesundheitsberatungen durch speziell fortgebildete Praktiker und Internisten in Anspruch nehmen. Erstmalig wurde in diesem Rahmen eine präventive Beratungsleistung des Arztes besonders honoriert: Erstberatungen mit 65 DM, Zweitberatungen mit 40 DM und Drittberatungen mit 25 DM. Für die Erstberatungen war eine Dauer von 45 min vertraglich vereinbart. Die Zahl der am Modellversuch teilnehmenden Ärzte war aus Auswertungs- und Fortbildungsgesichtspunkten begrenzt: Sie betrug 166.

Die Akzeptanz des hiermit initiierten Konzepts der Gesundheitsberatung war seitens der Versicherten und der Ärzte gut, wie verschiedene Evaluationsstudien zeigen (Ballstaedt et al. 1985; Koch et al. 1984, 1985).

Die Wirksamkeit der Gesundheitsberatung wurde ebenfalls evaluiert, insbesondere wurde das Verhalten der Teilnehmer mit dem der eingeladenen Nichtteilnehmer verglichen. Die Effekte sind generell desto besser, je vollständiger die Versicherten von der Gesundheitsberatung Gebrauch machten, und zwar am ausgeprägtesten bei den Risikofaktoren Rauchen und Übergewicht. Ausgeprägt waren auch einige risikofaktorenunabhängige Effekte, z. B. wurde das Kommunikationsverhalten der Ärzte von den Beratenen sehr positiv bewertet (vgl. den Beitrag von Bengel und Koch S. 178ff.).

Anwendung in einem Flächenstaat: Niedersachsen

Anfang 1984 wurde eine Rahmenvereinbarung zur Gesundheitsberatung zwischen der Kassenärztlichen Vereinigung Niedersachsen und dem Landesverband der Innungskrankenkassen geschlossen, dem später auch die Betriebskrankenkassen beitraten. Somit bezieht sich das Angebot an Gesundheitsberatungen in Niedersachsen auf schätzungsweise 750 000 Versicherte, die nach und nach hierzu eingeladen werden. Hervorzuheben ist, daß es sich dabei nicht um einen zeitlich befristeten

Modellversuch handelt, sondern erstmals um eine allgemeine Leistung bestimmter Kassen. Die Beratung einschließlich der Untersuchung soll vertragsgemäß die Zeitdauer von 30 min nicht unterschreiten (faktisch dauert sie meist länger). Der Arzt erhält für die 1. Gesundheitsberatung eine Vergütung von 80 DM für eine Wiederholungsberatung 40 DM (Krankheitsverhütung durch Gesundheitsberatung 1983). Angeboten werden den Versicherten nur maximal 2 Gesundheitsberatungen, was von vielen Ärzten als zu wenig beurteilt wird.

Die Fortbildung in der Kassenärztlichen Vereinigung Niedersachsen ist, im Gegensatz zum Modellversuch, nicht obligatorisch. An eine Informationsveranstaltung der Kassenärztlichen Vereinigung, deren Teilnahme verbindlich ist, schließen sich die hier beschriebenen Kurse an, wiederum von Psychologen geleitet. Trotz der weniger starken Verpflichtung werden sie gleichwohl von vielen der betroffenen Ärzte in Anspruch genommen. Bisher (Mitte 1985) fanden etwa 24 Kurse mit 340 Ärzten an 10 verschiedenen Orten Niedersachsens statt.

Eine Evaluation, die auf den Ergebnissen der Versichertenstudie des Modellversuchs aufbaut und die besonderen Belange Niedersachsens berücksichtigt, ist geplant.

Literatur

Ballstaedt C, Bengel J, Koch U (1985) Modellversuch Gesundheitsberatung durch Ärzte. Ärzte-Studie zur Übertragbarkeit des Modellversuchs, Freiburg

Bengel J, Koch U (1983) Erwartungen und Erfahrungen der an der Fortbildung teilnehmenden Ärzte (Ärzte-Studie zum Fortbildungsprogramm). Teilprojekt der Evaluation „Gesundheitsberatung durch Ärzte". Zentralinstitut für die kassenärztliche Versorgung, Köln

Bengel J, Koch U, Brühne-Scharlau C (Hrsg) (im Druck) Gesundheitsberatung durch Ärzte-Ergebnisse eines Modellversuchs in Hamburg und in der Pfalz. Bd 32 der Wissenschaftlichen Reihe, Zentralinstitut für die kassenärztliche Versorgung, Köln

Brühne-Scharlau C (1985) Gesundheitsberatung in der Praxis. Allgemeinmedizin 14: 44–48

Brühne-Scharlau C, Schwartz FW (1984) Gesundheitsberatung durch Ärzte – Konzept und erste Ergebnisse eines Modellversuchs. Prävention 1: 14–19

Franke B, Brühne-Scharlau C, Zielke M (1984) „Gesundheitsberatung durch Ärzte". Kursleiter-Manual zur ärztlichen Fortbildung. Zentralinstitut für die kassenärztliche Versorgung, Köln

Koch U, Bengel J, Ballstaedt C, Siegrist B (1984) Modellversuch ‚Gesundheitsberatung durch Ärzte' – Zwischenbericht der Versichertenstudie. Berichtszeitraum 1. 1. 1983–30. 6. 1984, Freiburg

Koch U, Bengel J, Ballstaedt C, Siegrist B (1985) Modellversuch „Gesundheitsberatung durch Ärzte" – Abschlußbericht der Versichertenstudie. Berichtszeitraum 1. 1. 1983–15. 1. 1985, Freiburg

Krankheitsverhütung durch Gesundheitsberatung (1983) Niedersächsisches Ärztebl 23 (Sonderdruck)

Zielke M, Brühne C (1983) Ergebnisse und Schlußfolgerungen aus den Kursleiter-Interviews zum Fortbildungsprogramm. Teilprojekt der Evaluation „Gesundheitsberatung durch Ärzte". Zentralinstitut für die kassenärztliche Versorgung, Köln

Beratung als Förderung der Motivation zur Verhaltensänderung

H.-D. Basler

Einführung

Vor einigen Jahren versuchten wir, Patienten, die wegen eines Gefäßverschlusses operiert werden mußten und die durchweg starke Raucher waren, noch in der Klinik zu motivieren, mit dem Rauchen aufzuhören. Wir gingen mit Optimismus und Überzeugung an diese Aufgabe heran, denn es galt den Operationserfolg zu sichern. Wir wußten, daß Rezidive und Folgeoperationen zu verhindern waren, wenn nach der Operation völlig auf den Tabakkonsum verzichtet wurde. Damals erlebten wir einen für uns völlig unerwarteten Mißerfolg, der uns nachdenklich stimmte.

Während der Untersuchung ordneten wir die Patienten nach Zufallskriterien einer Versuchs- und einer Kontrollgruppe zu und führten mit den Personen der Versuchsgruppe ein 30 min dauerndes Aufklärungsgespräch kurz vor bzw. nach der Operation, während den Patienten der Kontrollgruppe nur gesagt wurde, sie sollten, um den Operationserfolg zu sichern, mit dem Rauchen aufhören. Als wir die Patienten 1 Jahr später nachuntersuchten, hatten in der Kontrollgruppe mehr Personen völlig auf die Zigarette verzichtet als in der Aufklärungsgruppe. Da beide Gruppen sich hinsichtlich ihrer Rauchergewohnheiten vor der Operation nicht unterschieden, blieb uns nur die Schlußfolgerung, daß wir durch unser intensives Aufklärungsgespräch in der Klinik die Verhaltensänderung der Patienten erschwert hätten.

Wir haben uns in der Publikation zu dieser Untersuchung ausführlich mit möglichen Erklärungen dieses Befunds auseinandergesetzt (Basler u. Wilcke 1981). Hierauf wollen wir später zurückkommen. Es soll allerdings schon jetzt betont werden, daß ein Mehr an Information und Aufklärung nicht unbedingt auch ein Mehr an Verhaltensänderung bewirkt. Von großem Einfluß ist die Situation, in der die Beratung stattfindet.

Der Erfolg eines Aufklärungsgesprächs hängt von vielen Bedingungen ab, die wir auch heute noch nicht völlig überschauen. Es gibt allerdings zahlreiche empirische Studien, in denen überprüft wurde, welche Bausteine eine aktive Mitarbeit des Patienten in der Therapie begünstigen. Wenn sich bei diesen Studien gezeigt hat, daß bestimmte Verfahren unter bestimmten Bedingungen anderen überlegen sind, so sollte beachtet werden, daß es sich hierbei immer um Erkenntnisse handelt, die durch einen Vergleich von Personengruppen gewonnen wurden, und daß das überlegene Verfahren niemals bei allen Personen der Versuchsgruppe gleich gute Resultate erbrachte. Somit wird es erklärbar, daß selbst unter optimalen Bedingungen ein in empirischen Studien bewährtes Vorgehen im Einzelfall zu Mißerfolgen führen kann. Auf eine Vielzahl von Beratungen bezogen, wird sich seine Überlegenheit allerdings erweisen.

Wir fassen zusammen:

- Ein Mehr an Beratung bedeutet nicht unbedingt ein Mehr an Verhaltensänderung; auch der Kontext, in dem eine Beratung durchgeführt wird, ist bedeutsam.
- Auch ein optimal geführtes Beratungsgespräch garantiert keine Verhaltensänderung; es erhöht allerdings die Wahrscheinlichkeit, daß die gewünschten Effekte auftreten.

Beratung als Beeinflussung von Überzeugungen

Empirische Studien, in denen die Motivation durch Beratungen beeinflußt werden sollte, beziehen sich häufig auf Änderungen der Ernährungsgewohnheiten zum Zweck der Gewichtsreduktion, auf eine Verminderung des Tabakkonsums, auf eine Steigerung der körperlichen Aktivität und eine Verbesserung der Medikamentencompliance. Die Ergebnisse dieser Studien lassen sich am ehesten systematisch darstellen, wenn wir sie in ein Modell einordnen, das versucht zu erklären, von welchen Bedingungen ein gesundheitsrelevantes Verhalten beeinflußt wird. Es ist das „Health-belief-Modell" (HBM), das hier in seinen Grundzügen dargestellt werden soll.

Im HBM wird davon ausgegangen, daß Personen sich nur dann an Empfehlungen medizinischer Experten halten, wenn diese sich mit persönlichen Erwartungen und Überzeugungen („health beliefs") decken. Voraussetzung für die Bereitschaft des Patienten, sich aktiv an der Therapie zu beteiligen, ist somit ein zwischen Arzt und Patient erzielter Konsens, der sich auf die Kooperation in der Therapie bezieht.

Soll eine Verhaltensänderung angestrebt werden, so ist zuvor über folgende 4 Bereiche Übereinstimmung zu suchen:

1. Das Verhalten wird als gesundheitsgefährdend angesehen

Das Wissen über die Gefährdung ist bei einzelnen Verhaltensweisen in unterschiedlichem Maße ausgeprägt. Der Arzt soll sich zunächst ein Bild darüber machen, welches Wissen der Patient besitzt, und ihm ggf. anhand didaktischer Materialien weitere Informationen vermitteln. Die Tatsache, daß das Wissen um die gesundheitlichen Schäden des Rauchens heute weit verbreitet ist, ohne daß sich insgesamt eine Reduktion des Tabakkonsums abzeichnet, weist allerdings bereits darauf hin, daß das Wissen um die Gefahr allein noch kein hinreichendes Motiv für eine Verhaltensänderung darstellt. Als weitere Bedingung kommt hinzu:

2. Die Person muß sich als für die Gesundheitsgefährdung empfänglich ansehen

Häufig wird zwar der Zusammenhang zwischen Verhalten und Gesundheitsgefährdung akzeptiert, er wird aber nicht auf die eigene Person bezogen. Es wird dann

z. B. argumentiert: „Mein Großvater war sein Leben lang starker Raucher und ist nie krank geworden. Warum soll es mich gerade treffen?“ Die Person fühlt sich dann durch ihr Wissen nicht persönlich betroffen; es fehlt die emotionale Resonanz, die als wesentliches Motiv für Verhaltensänderungen angesehen wird.

Wird vom Patienten eine persönliche Betroffenheit geleugnet, so kann darauf erwidert werden, daß wir z. Z. noch zuwenig wissen, weshalb bei einer Person ein Verhalten zu gesundheitlichen Schäden führt, bei einer anderen aber nicht, so daß die Gefährdung im Einzelfall nie ausgeschlossen werden kann.

3. Der Nutzen der Verhaltensänderung muß als hoch bewertet werden

Nach allen vorliegenden Informationen – und das wird auch durch eigene Untersuchungsergebnisse bestätigt – muß der Überzeugung vom Nutzen der Verhaltensänderung sehr große Bedeutung für die Motivation des Patienten zugesprochen werden. Diejenigen gefäßoperierten Patienten, die das Rauchen aufgegeben hatten, waren z. B. stärker davon überzeugt, daß sie dadurch ihre Gesundheit beeinflussen konnten, als diejenigen, die weiterrauchten. Wenn der Nutzen einer Maßnahme in Zweifel gezogen wird, z. B. bei Schutzimpfungen oder bei Krebsfrüherkennungsuntersuchungen, gehen die Beteiligungsquoten deutlich zurück. Die Einschätzung des Nutzens bezieht sich aber nicht allein auf eine Verringerung des gesundheitlichen Risikos. So kann der Beratene z. B. den Nutzen einer Adipositastherapie in einer Steigerung der körperlichen Attraktivität oder der vermehrten Wertschätzung durch den Partner sehen. Andere als gesundheitliche Gründe können den Entschluß zum Abnehmen stärker beeinflussen als die Sorge um die Gesundheit.

4. Die Barrieren, die einer Verhaltensänderung entgegenstehen, müssen als gering angesehen werden

Als solche Barrieren sind z. B. die Lustgefühle anzusehen, die unmittelbar mit vielen gesundheitsschädigenden Verhaltensweisen in Zusammenhang stehen. Solche Barrieren werden auch als „psychologische Kosten“ einer Verhaltensänderung angesehen: Unsere uns liebgewordenen Ernährungsgewohnheiten z. B. sind Teil der von uns empfundenen Lebensqualität. Verändert der Patient seine Ernährungsgewohnheiten, so ändert sich damit auch seine Lebensqualität. Er wird nur dann keine negative Einstellung zur Verhaltensänderung gewinnen, wenn seine Lebensqualität in anderen Bereichen gleichzeitig zunimmt und somit seine „Glücksbilanz“ ausgeglichen bleibt. Das kann in zweierlei Weise im Beratungsgespräch erreicht werden:

- Es sollte auf die langfristigen positiven Folgen der Verhaltensänderung hingewiesen werden (z. B. erhöhte physische Attraktivität oder größere körperliche Fitneß nach Gewichtsreduktion).
- Es sollte nach Möglichkeiten gesucht werden, wie sich der Patient während der Verhaltensänderung verwöhnen oder belohnen kann (z. B. durch einen Saunabesuch, durch Erfüllung bisher zurückgestellter Wünsche).

Beide Maßnahmen müssen individuell auf die persönlichen Bedürfnisse des Patienten abgestimmt sein.

Die bisher aufgeführten Überzeugungen führen nun allerdings nicht automatisch zu einer Verhaltensänderung. Selbst wenn der Patient sein Verhalten als gefährlich ansieht und überzeugt ist, daß er selbst durch das Verhalten gefährdet ist, wenn er darüber hinaus den Nutzen der Verhaltensänderung als hoch bewertet und die Barrieren als gering einschätzt, entsteht bei ihm zunächst nur eine Bereitschaft zur Verhaltensänderung. Der Patient faßt den Vorsatz, sich ändern zu wollen. Ob dieser Vorsatz sich in beobachtbares Verhalten umsetzt, hängt davon ab, ob die Rahmenbedingungen eine Verhaltensänderung ermöglichen.

Als wesentliche Rahmenbedingung wird die Art des Versorgungsangebots angesehen. Wenn der Patient vom Arzt lediglich aufgefordert wird, sein Verhalten zu ändern, ohne gesagt zu bekommen, wie er es tun soll, müssen die Rahmenbedingungen als ungünstig eingeschätzt werden. Zu fordern ist nicht allein eine Beratung *zur* Verhaltensänderung, sondern eine Beratung *während* der Verhaltensänderung. Auch im Rahmen des Modellversuchs „Gesundheitsberatung durch Ärzte" müßte diesem Aspekt noch größere Bedeutung beigemessen werden (vgl. Brühne 1982).

Als weitere Rahmenbedingung zur Verhaltensänderung werden Einstellungen des Patienten angesehen, die die medizinische Versorgung betreffen. In solchen Einstellungen spiegeln sich eigene Vorerfahrungen mit dem behandelnden Arzt oder der Behandlungseinrichtung, die Einfluß nehmen auf die Bewertung der erhaltenen Informationen. Hier ist das in den Arzt gesetzte Vertrauen eine entscheidende Bedingung, die die Akzeptanz der Informationen erleichtert.

Solche Rahmenbedingungen stellen Handlungsanreize dar, denen eine umso größere Bedeutung bei der Verhaltensänderung zukommt, je stärker eine Person die der Verhaltensänderung entgegenstehenden Barrieren wahrnimmt.

Nach den bisherigen Ausführungen wird eine Verhaltensänderung des Patienten wahrscheinlich,

- wenn im Beratungsgespräch ein Konsens erzielt werden kann über die „health beliefs", d. h. über Erwartungen bezüglich der Gefährlichkeit des zu ändernden Verhaltens, des Ausmaßes der eigenen Gefährdung durch das Verhalten, des Nutzens der Verhaltensänderung und der Überwindbarkeit der vorhandenen Barrieren;
- wenn der Patient während der Verhaltensänderung weiterhin beraten wird;
- wenn zwischen Berater und Patient eine positive, tragfähige Beziehung aufgebaut werden kann, die die Akzeptanz der Information erleichtert.

Angst als Motiv zur Verhaltensänderung

Wenn auf die Gefährlichkeit eines Verhaltens oder auf die eigene Gefährdung durch das Verhalten hingewiesen wird, so ist es sehr wahrscheinlich, daß durch diese Informationen Angst erzeugt wird. Je nach Art der Darstellung ist es allerdings möglich, den Angstgehalt der Information zu variieren, und es stellt sich die Frage: Ist es in bezug auf die angestrebte Verhaltensänderung günstiger, den Angesprochenen einen „heilsamen Schrecken" einzujagen, oder sollen die Gesundheitsinformationen eher in einer affektiv neutralen Sprache angeboten werden, die stärker die Vernunft als die Emotionen anspricht?

Emotionen beschreiben nicht nur einen Zustand unseres Organismus, sie spiegeln auch einen Prozeß, der in Handlungen einmündet. Angst dient der Konzentration auf Gefahren und stellt zugleich ein Motiv dar, die Gefahren zu verringern. Eine emotionale Aktivierung, die durch angsterzeugende Informationen ausgelöst wird, motiviert demnach eine Person, Strategien zu entwickeln, die den unangenehmen Zustand aufheben. Es werden solange Handlungen unternommen, bis die Angst bewältigt und der unangenehme Spannungszustand abgeklungen ist.

Im Rahmen der Beratung zur Verhaltensänderung stellt sich allerdings das Problem, daß Angst auf unterschiedliche Art verringert werden kann:

1. Es können Handlungen ausgeführt werden, die zu einer Beseitigung der Gefahr führen. In diesem Fall wird von einer *Gefahrenabwehr* gesprochen. Mit der Bewältigung der Gefahr wird auch die Angst abgebaut.
2. Es können Handlungen ausgeführt werden, die zwar zu einer Beseitigung der Angst, nicht aber zu einer Ausschaltung der Gefahr führen. In diesem Fall sprechen wir von *Angstabwehr*. Das wird ermöglicht durch den Einsatz psychischer Abwehrmechanismen, z. B. durch Verleugnung, Isolierung oder Bagatellisierung. Bei der Verleugnung wird die Gefahrenquelle aus dem Bewußtsein ausgeblendet, bei der Isolierung wird sie ihres affektiven Gehalts entkleidet und bei der Bagatellisierung wird der bedrohliche Charakter nicht mehr wahrgenommen. Auf diese Weise schützt die Person sich davor, sich mit der Angst auseinandersetzen zu müssen. Trotz der Bewältigung der Angst bleibt allerdings die Gefahr bestehen.

Wir wollen uns mit der Frage auseinandersetzen, durch welche Bedingungen eine Angstabwehr und durch welche Bedingungen eine für die Verhaltensänderung erwünschte Gefahrenabwehr gefördert werden kann.

Gefahrenabwehr und Angstdosis

Sowohl im Rahmen der Operationsvorbereitung als auch der Veränderung des Gesundheitsverhaltens wurden Untersuchungen durchgeführt, um herauszufinden, welche Angstdosis am ehesten eine aktive Bewältigung der Gefahr ermöglicht.

In seinen bereits klassischen Studien fand Janis (1970) einen kurvenlinearen Zusammenhang zwischen präoperativem Angstniveau und postoperativem psychophysischem Zustand. Bei Patienten mit mittlerer Intensität präoperativer Angst zeigten sich postoperative Beeinträchtigungen deutlich seltener als bei Patienten mit extrem hoher oder extrem niedriger präoperativer Angst. Nach Janis verhindern sowohl geringe als auch starke Ängste eine aktive Auseinandersetzung mit der durch die Operation gegebenen vitalen Bedrohung. Eine solche Auseinandersetzung sei aber nötig, um die Gefahren zu antizipieren und ihnen wirksam begegnen zu können. Die aktive Auseinandersetzung mit der gegebenen Bedrohung stelle den Patienten auf die bevorstehende Gefahr ein und schütze ihn vergleichbar einer Impfung in der postoperativen Streßsituation. Patienten mit niedrigem Angstniveau sind nicht motiviert, sich auf die Gefahr vorzubereiten. Sie werden nach der

Narkose unerwartet und unvorbereitet mit Schmerzen und sonstigen Beeinträchtigungen konfrontiert und reagieren darauf mit Hilflosigkeit und Ärger, wodurch ihre Genesung verzögert wird. Patienten mit hohem Angstniveau auf der anderen Seite müssen, um sich vor einer Überflutung durch die Angst zu schützen, zu Mechanismen der Angstabwehr greifen, wodurch ebenfalls die Einstellung auf die Gefahr verhindert wird. Eine mittlere durch die Angst verursachte psychophysische Aktivierung hingegen gilt als optimal, um sich auf gefährliche Situationen einzustellen.

Die hier beschriebenen Befunde konnten auch in Untersuchungen zum Gesundheitsverhalten bestätigt werden. In einer der Untersuchungen wurden aus einer Population starker Raucher 4 Subgruppen gebildet, die ihre Rauchgewohnheiten verändern sollten, wobei der Effekt von Aufklärung über die allgemein mit dem Rauchen verbundenen gesundheitlichen Gefahren und über die persönliche Gefährdung des einzelnen beobachtet werden sollte. Die 1. Gruppe sah einen Aufklärungsfilm, in dem die gesundheitlichen Gefahren des Rauchens am Beispiel einer Lungenkrebsoperation dargestellt wurden. Der 2. Gruppe wurde ein Film gezeigt, in dem die hohe Wahrscheinlichkeit der Erkrankung für jeden Raucher besonders herausgestrichen wurde. Die 3. Gruppe sah nacheinander beide Filme; die 4. Gruppe diente als Kontrollgruppe. Anschließend wurden alle Personen beraten, mit dem Rauchen aufzuhören. Es zeigten sich folgende Ergebnisse: Sowohl die 1. Gruppe, die den Film über die Operation, als auch die 2. Gruppe, die den Film über die eigene Gefährdung gesehen hatte, verringerte signifikant ihren durchschnittlichen Zigarettenkonsum. In der 3. Gruppe stieg der Konsum kurzfristig sogar an, blieb langfristig aber wie in der Kontrollgruppe unverändert. Die beobachteten Effekte werden dadurch erklärt, daß in der 3. Gruppe durch die andauernden angstbesetzten Informationen das Angstniveau so hoch geworden sei, daß die Personen mit der Angst nur durch die Verleugnung der Gefahr und durch das bewährte Mittel der Angstbewältigung, nämlich das Zigarettenrauchen, fertig werden konnten. Auch hier zeigte sich somit eine mittlere Angstdosis einer hohen Dosis gegenüber als überlegen.

Für das Beratungsgespräch wird gefolgert, daß sowohl sehr schwache als auch sehr starke emotionale Appelle die Annahme der in der Botschaft enthaltenen rationalen Informationen erschweren. Schwache Appelle führen zu ungenügender Aufmerksamkeit: Die Botschaft stößt beim Empfänger auf mangelndes Interesse. Starke Appelle führen zu einer Übererregung durch eine Angstüberflutung. Eine Bewältigung der Angst wird dann nur durch den Einsatz psychischer Abwehrmechanismen möglich, die aber ihrerseits eine Gefahrenabwehr verhindern.

Eine Aktivierung zur Verhaltensänderung kann somit am ehesten erreicht werden, wenn durch die Information ein mittleres Angstniveau angestrebt wird. Aktivierung wird somit als abhängig von der Angstdosis angesehen.

Es sollte in diesem Zusammenhang allerdings beachtet werden, daß der Angstgehalt einer Information schwierig zu objektivieren ist. Eine Information, die die eine Person bereits emotional stark anspricht, läßt eine andere völlig unbeeindruckt. Von Bedeutung ist hier die habituelle Ängstlichkeit einer Person, d. h. ihre Bereitschaft, auf potentiell ängstigende Informationen zu reagieren. Diese individuelle Reaktionsbereitschaft muß daher im Beratungsgespräch berücksichtigt werden. Ziel muß es sein, den Beratenen emotional zu aktivieren, ohne ihn zu verschrecken.

Das kann z. B. dadurch erreicht werden, daß nicht nur die Risiken des unerwünschten Verhaltens, sondern auch die Vorteile des erwünschten Verhaltens angesprochen werden. Weniger zu rauchen bedeutet neben dem finanziellen Nutzen auch eine Verbesserung des Geruchs- und Geschmacksinns und eine Verringerung des unangenehmen Mundgeruchs oder des lästigen Hustens. Es gilt die Aufmerksamkeit des Beratenen auf diese positiven Dinge zu lenken.

Gefahrenabwehr und Handlungsanleitungen

Andere Autoren stellten die Bedeutung emotionaler Aktivierung für die Verhaltensänderung zwar nicht in Frage, betonten aber die wichtige Rolle von Handlungsanleitungen bei der Bewältigung von Gefahren. Aufgrund seiner Untersuchungen wird z. B. von Leventhal (1971) die Aussage unterstrichen, daß Verhaltensänderungen umso wahrscheinlicher werden, je konkreter und befolgbarer die Anleitungen zur Verhaltensänderung gestaltet werden. Auch hier wird betont, daß Beratung zur Verhaltensänderung zwar ein begrüßenswerter erster Schritt sein könne, daß ihr aber zur Sicherung des Erfolgs unbedingt die Beratung *während* der Verhaltensänderung nachfolgen müsse.

Wird in einem Beratungsgespräch eine Person auf eine ihr drohende Gefahr aufmerksam gemacht, so setzt nicht nur eine emotionale, sondern auch eine rationale Stellungnahme ein. Wie bereits zuvor beschrieben, fördert die emotionale Stellungnahme die psychophysische Aktivierung, wodurch wiederum die Handlungsbereitschaft erhöht wird. Im Rahmen der rationalen Stellungnahme wird überprüft, welche Möglichkeiten die Person besitzt, um der Gefahr wirksam begegnen zu können. Über Janis (1970) hinaus geht die These, daß die Inhalte der Information darüber entscheiden, ob die rationale oder die emotionale Stellungnahme überwiegt.

Wird im Beratungsgespräch das Schwergewicht der Information auf die Bedrohung gelegt, so überwiegt der emotionale Gehalt und eine primär emotionale Stellungnahme wird wahrscheinlich; überwiegt der rationale Gehalt, indem Möglichkeiten zur Bewältigung der Gefahr aufgezeigt werden, erfolgt primär eine rationale Stellungnahme. Primär emotionale Stellungnahmen fördern den Mechanismus der Angstabwehr, primär rationale Stellungnahmen machen eine Gefahrenabwehr wahrscheinlich.

Es wird folgende Konsequenz gezogen: Soll durch das Beratungsgespräch eine Verhaltensänderung eingeleitet werden, so müssen dem Patienten befolgbare Handlungsanleitungen gegeben werden. Es muß ihm die Überzeugung vermittelt werden, daß er auf dem aufgezeigten Weg sein Verhalten wirksam verändern kann. Der mit dem Beratenen anzustrebende Konsens darf sich somit nicht nur auf die gemeinsame Überzeugung von der Gefährlichkeit des Verhaltens, der eigenen Gefährdung, dem Nutzen der Verhaltensänderung und der Überwindbarkeit der Barrieren beziehen; es muß darüber hinaus ein Konsens über die Art und Weise erzielt werden, wie das Verhalten verändert werden kann, z. B. durch weitere Beratungsgespräche, durch einen Verweis an Selbsthilfegruppen, durch Teilnahme an einer Diätberatung, einem Nichtraucherkurs, einer Infarktsportgruppe, einem Kurs zum autogenen Training usw. Um solche Anleitungen geben zu können, muß der

Berater über die in seiner Region vorhandenen Angebote zur Verhaltensänderung umfassend informiert sein.

Lazarus (et al. 1977) hat die Zusammenhänge zwischen der Wahrnehmung einer gesundheitlichen Gefahr und der Wahrnehmung von Möglichkeiten zur Bewältigung dieser Gefahr im Rahmen der von ihm entwickelten kognitiven Emotionstheorie näher beschrieben. Wenn in einem Beratungsgespräch Personen auf eine Gefahr aufmerksam gemacht werden, setzen ähnlich wie in dem Modell Leventhals 2 parallele Bewertungsprozesse ein. Die Personen nehmen zum einen eine Bewertung der Gefahrensituation vor, an deren Ende eine Einschätzung der eigenen Gefährdung steht. Zum anderen nehmen sie auch eine Bewertung der eigenen Bewältigungsmöglichkeiten („coping ressources") vor. Erst bei einer Diskrepanz zwischen der Bewertung der Gefahrensituation und der Bewertung der eigenen Möglichkeiten zur Bewältigung resultiert eine emotionale Aktivierung: Es entsteht Angst. Wird die Gefahr als groß, die Bewältigungschance als gering angesehen, kommt es entweder zum Einsatz von Abwehrmechanismen oder zu einer hilflosen Aufregung. Die Art der Reaktion ist davon abhängig, in welcher Weise das Gefahrensignal zu manipulieren ist. Schmerz als Signal für eine drohende gesundheitliche Gefährdung führt z. B. bei geringen oder fehlenden Möglichkeiten der Bewältigung eher zu hilfloser Aufregung, während z. B. Übergewicht als Signal für eine drohende Gefährdung in einem solchen Fall eher eine Verleugnung oder Bagatellisierung zur Folge hat.

Es ist daher entscheidend wichtig, daß der Arzt, wenn er auf eine Gesundheitsgefahr hinweist, auch Wege aufzeigt, wie diese Gefahr verringert werden kann. Wenn das empirisch sehr gut fundierte Modell von Lazarus (et al. 1977) ernst genommen wird, so darf der Arzt nicht nur die Bewertung der Gesundheitsgefahr beeinflussen, er muß darüber hinaus auch Einfluß nehmen auf die Bewertung der Bewältigungsmöglichkeiten. Erneut wird die Bedeutung von befolgbaren Handlungsanleitungen für eine Verhaltensänderung sichtbar.

Zusammenfassend ist folgendes zu sagen:

- Informationen über gesundheitliche Gefährdungen bewirken Angst. Angst wirkt als Motiv für eine Verhaltensänderung.
- Bei starker Angst kommt es eher zum Einsatz psychischer Abwehrmechanismen als zu einer Verhaltensänderung.
- Eine Verhaltensänderung wird unabhängig vom Angstniveau durch konkrete Handlungsanleitungen gefördert. Sie sollten Bestandteil eines jeden Beratungsgesprächs sein.

Zur Praxis der Gesundheitsberatung

Durch die bisherigen Ausführungen wurde deutlich, daß eine Verhaltensänderung als Folge einer Gesundheitsberatung nur dann mit hoher Wahrscheinlichkeit zu erwarten ist, wenn im Beratungsgespräch neben den notwendigen Informationen auch eine *Unterstützung bei der Verhaltensänderung* zugesichert wird. Kann der Arzt keine Hilfe zur Verhaltensänderung anbieten, bleibt es beim Patienten allzu leicht bei der Vornahme, etwas ändern zu wollen, die Änderung selbst findet dann aber nur in seltenen Fällen statt. Dieser Sachverhalt zeigt sich deutlich, wenn wir die

Ergebnisse einer eigenen Untersuchung an adipösen essentiellen Hypertonikern in allgemeinärztlichen Praxen analysieren (Basler et al. 1985). Patienten, die ein halbes Jahr lang in vierwöchigen Abständen durch den behandelnden Arzt beraten wurden, zeigten nur eine geringe Gewichtsreduktion um 1,1 kg und eine zwar statistisch signifikante aber klinisch unbedeutende Senkung des Blutdrucks.

Die geringen aufgezeigten Effekte sind unseres Erachtens darauf zurückzuführen, daß die beteiligten Ärzte es zwar vermochten, die Beratenen zu einer Verhaltensänderung zu motivieren, daß im Anschluß daran diese Personen sich aber weitgehend selbst überlassen waren, daß somit die zunächst erzielte Motivation nicht ständig gestützt und gestärkt wurde.

Eine weitere Förderung der Motivation ist nur durch Hilfe bei der Verhaltensänderung selbst zu erwarten.

Der Arzt könnte in diesem Zusammenhang auf externe Programme verweisen, die z. B. von den Volkshochschulen oder den Krankenkassen durchgeführt werden.

Als optimal betrachten wir die Lösung, Programme zur Verhaltensänderung in der ärztlichen Praxis selber anzubieten. Die z. Z. bestehenden Programme zur Verhaltensänderung, die z. B. von der Bundeszentrale für gesundheitliche Aufklärung herausgegeben werden, orientieren sich im Regelfall an verhaltenstherapeutischen Prinzipien und sind auf Gruppenarbeit ausgerichtet, die z. B. im Wartezimmer der Arztpraxis durchgeführt werden könnte. Als Gruppenleiter können entweder externe Personen, wie z. B. Psychologen oder Pädagogen, gewonnen werden, oder aber das Praxispersonal kann bei entsprechender Eignung für diese Aufgaben geschult und fortgebildet werden.

Wir selbst konnten gute Erfahrungen mit einer praxisinternen Lösung bei der Verhaltensänderung adipöser essentieller Hypertoniker sammeln. Auf der Basis langjähriger Vorarbeiten entwickelten wir ein vorstrukturiertes Behandlungsprogramm mit den Zielen der Veränderung der Eßgewohnheiten, der Reduktion des Salzkonsums, des Abbaus von Belastungen und der Förderung der Medikamentencompliance. Das Programm erstreckt sich über 16 Gruppensitzungen, die alle in der Arztpraxis stattfinden. Die Leiter dieser Gruppen wurden vom Praxisinhaber ausgewählt und setzten sich zusammen aus Ärzten selbst oder aus geeignetem Praxispersonal, wobei häufig auf die mit in der Praxis tätigen Ehefrauen der Ärzte zurückgegriffen wurde. Die Gruppenleiter wurden von uns in einem 40stündigen Ausbildungsprogramm auf ihre Aufgabe vorbereitet und erhielten während der Gruppenarbeit in der Praxis eine begleitende Supervision durch erfahrene Diplompsychologen. Die Arbeit mit weiteren Patientengruppen konnte im Anschluß daran in eigener Regie durchgeführt werden.

Inzwischen liegen Erfahrungen aus ca. 300 allgemeinmedizinischen Praxen vor. Bei bereits medikamentös behandelten essentiellen Hypertonikern wurde im Durchschnitt 1/2 Jahr nach Beendigung der Gruppenarbeit eine Gewichtsreduktion von 5,2 kg und eine Blutdrucksenkung von 15/8 mm Hg erzielt, worauf die antihypertensive Medikation bedeutsam verringert werden konnte.

In unserer Gruppenarbeit achteten wir darauf, die Motivation zur Verhaltensänderung, die der Arzt in seinem einleitenden Beratungsgespräch geweckt hatte, durch Beeinflussung der „health beliefs" zu stärken. Das soll am Beispiel der Förderung der Medikamentencompliance erläutert werden.

Wenn während der Gruppenarbeit die Medikamentencompliance angesprochen wurde, stützten wir uns sowohl auf Einzelfallbeispiele als auch auf die Ergebnisse epidemiologischer Studien. So wurde die Überzeugung, selbst gefährdet zu sein, durch die Schilderung der Risiken des unbehandelten Hochdrucks beeinflußt. Besonderen Wert legten wir auf die Darstellung solcher Untersuchungsergebnisse, die die Wirksamkeit der therapeutischen Maßnahmen in bezug auf die Reduktion des Risikos aufzeigen. Immer wieder wurde der Nutzen betont, der durch eine langfristige Kooperation zwischen Patient und Arzt zu erwarten ist. Im Gruppengespräch hat es sich als sehr wichtig erwiesen, die Barrieren gegen eine regelmäßige Einnahme der Medikamente anzusprechen und die Bedenken der Patienten ernst zu nehmen. Die stärksten negativen Erwartungen bezogen sich hierbei auf die unerwünschten Wirkungen der Medikamente, wobei im Gespräch bestätigt wurde, daß nur wenige Patienten tatsächlich unerwünschte Wirkungen erfahren hatten. Viele Befürchtungen kreisen um negative Auswirkungen einer langfristigen Einnahme. Die Patienten erwarten, von der „Droge" abhängig zu werden, sie befürchten, daß langfristige unerwünschte Wirkungen nicht ausreichend erforscht sind und deswegen vom behandelnden Arzt bei der Verordnung nicht berücksichtigt werden konnten. Es wird in diesem Zusammenhang darauf hingewiesen, daß immer wieder für ungefährlich gehaltene Medikamente aufgrund neuerer Erkenntnisse vom Markt genommen werden mußten. Patienten, die solche Befürchtungen haben, stehen in einem ständigen Konflikt über die Einnahme. Wir haben versucht, ihnen vor Augen zu halten, daß nach dem augenblicklichen Stand des Wissens das Risiko der unbehandelten Hypertonie größer ist als das möglicher langfristiger Nebenwirkungen der Medikamente.

Konkrete Hilfestellung für die regelmäßige Einnahme der Medikamente boten wir an, indem wir mit den Patienten Merkhilfen für die Einnahme absprachen. Es hat sich z. B. als günstig erwiesen, Tätigkeiten zu suchen, die regelmäßig ausgeführt werden, und die Einnahme mit diesen Tätigkeiten assoziativ zu verknüpfen (z. B. Zähneputzen, morgens der erste Schluck Kaffee usw.).

Zusammenfassend ist zu sagen,

- daß, empirisch belegt, Gesundheitsberatung in der Arztpraxis dann effektiver ist, wenn dem Beratungsgespräch konkrete Behandlungsangebote folgen, die ebenfalls in die ärztliche Tätigkeit integriert sind;
- daß allein durch solche Angebote eine Stärkung der Motivation zur Verhaltensänderung zu erwarten ist.

Widerstände gegen eine Verhaltensänderung

Kehren wir zum Schluß noch einmal auf die zu Anfang geschilderte Untersuchung an gefäßoperierten starken Rauchern zurück, in der Personen, die eine intensivierte halbstündige Beratung über die Risiken des Rauchens und die Möglichkeiten der Verhaltensänderung erhalten hatten, seltener auf die Zigarette verzichteten als Personen ohne eine solche Aufklärung bei der Operation.

Ich habe diese Untersuchung an den Beginn dieses Artikels gestellt, um darauf aufmerksam zu machen, daß großes Engagement – selbst wenn es die Ergebnisse empirischer Studien zur Motivationsförderung berücksichtigt – nicht unbedingt auch großen Erfolg mit sich bringen muß.

Die Ursachen für den Mißerfolg können vielfältig sein. So ist es wahrscheinlich ungünstig, ängstigende Informationen in Situationen zu geben, die ohnehin schon stark angstbesetzt sind, wie es vor einer Bypassoperation der Fall ist. Hier kann dann leicht das Angstniveau zu hoch werden, so daß psychische Abwehrmechanismen zur Angstreduktion eingesetzt werden, die eine Verhaltensänderung geradezu verhindern – insbesondere dann, wenn die Personen schon mehrfach erfolglos versucht haben, das Risikoverhalten zu verändern, wie es bei den von uns betreuten Patienten der Fall war. Offensichtlich hatten sie aufgrund der von ihnen erlebten Rückschläge das Vertrauen in ihre Fähigkeiten zur Bewältigung der Gefahr verloren. Im Gespräch machten viele einen hoffnungslosen und hilflosen Eindruck.

Ungünstig könnte auch gewesen sein, daß z. Z. der Untersuchung alle Ärzte der gefäßchirurgischen Station starke Raucher waren, so daß die Patienten das, was sie hörten, und das, was sie sahen und rochen, nicht miteinander in Einklang bringen konnten. Es ist ja seit langem bekannt, wie wichtig das Vorbild und dessen Glaubwürdigkeit für eine Verhaltensänderung ist.

Ich möchte noch auf etwas anderes hinweisen: Wenn Menschen das Gefühl haben, durch andere zu stark unter Druck gesetzt zu werden, tritt bei ihnen ein Phänomen auf, das als „Reaktanz" bezeichnet wird. Sie setzen sich dann gegen drohende und tatsächliche Einschränkungen ihres Freiheitsspielraums zur Wehr. Ein Patient, dem das Bein amputiert werden mußte, sagte mir: „Jetzt kann ich nicht mehr laufen, und ich soll auch noch mit dem Rauchen aufhören. Was bleibt mir denn dann noch im Leben?"

Viele Menschen erleben ihr Verhalten, auch wenn es die Gesundheit schädigt, als Teil ihrer persönlichen Freiheit. Bei unseren gefäßoperierten Patienten waren vor allem 3 Motive für das Rauchen bestimmend:

1. Förderung des Genusses und der Lebensqualität,
2. Vermeidung negativer Emotionen,
3. Förderung der Geselligkeit.

Mit dem Rauchen wird daher viel mehr aufgegeben als nur die Zigarette.

Wenn es nicht gelingt, im Beratungsgespräch aufzuzeigen, auf welche andere Weise die Bedürfnisse befriedigt werden können, denen das gesundheitsschädigende Verhalten dient, so wird der Widerstand des Beratenen umso größer, je überzeugender die Argumente des Beraters vorgetragen werden.

Gesundheit ist ein hoher Wert, doch er steht in Konkurrenz zu anderen Werten. Vielleicht kann diese Überlegung dazu beitragen, auch denjenigen gegenüber tolerant zu sein, die sich in ihrem Verhalten nicht an den Empfehlungen des Beraters orientieren.

Literatur *zur Basisinformation*

Basler H-D (1980) Medizinisch-psychologische Interventionsmöglichkeiten im präventiven Bereich. In: Schneller T (Hrsg) Medizinische Psychologie III. Kohlhammer, Stuttgart, S 38-67

Becker MH, Maiman LA, Kirscht JP, Haefner DP, Drachman RH, Taylor DW (1982) Wahrnehmungen des Patienten und Compliance: Neuere Untersuchungen zum Health Belief Model". In: Haynes RB, Taylor DW, Sackett DL (Hrsg) Compliance Handbuch. Oldenbourg, München Wien, S 94-132

Brühne C (1982) Ärztliche Hilfe zur Selbsthilfe – Gesundheitsberatung wird erprobt. Dtsch Ärztebl 79: 53-56

DiMatteo MR, DiNicola DD (1982) Achieving patient compliance – The psychology of the medical practitioners role. Pergamon, New York

Weiterführende Literatur

Basler H-D, Brinkmeier U, Buser K, Haehn K-D, Mölders-Kober R (1985) Verhaltensänderung adipöser essentieller Hypertoniker. Allgemeinmedizin 14: 18-24

Basler H-D, Wilke I (1981) Die Veränderung der Rauchgewohnheiten gefäßoperierter Raucher. Med Psychol 7: 27-43

Becker MH, Maiman LA (1975) Sociobehavioral determinants of compliance with health and medical care recommendations Med Care 13: 10-24

Janis LL (1970) Effects of fear arousal on attitude change: Recent developments in theory and experimental research. In: Berkowitz L (ed) Advances in experimental social psychology. Wiley, New York, pp 166-224

Kirscht JP (1974) The health belief model and illness behavior. Health Educ Monogr 2: 387-408

Lazarus RS, Averill JR, Option EM (1977) Towards a cognitive theory of emotion. In: Arnold M (ed) Feelings and emotions. Academic Press, New York

Leventhal H (1971) Fear appeals and persuasion: The differentiation of a motivational construct. Am J Publ Health 61: 1208-1224

Rosenstock IM (1974) Historical origins of the health belief model. Health Educ Monogr 2: 328-335

Wie lernen Erwachsene in Beratungssituationen?

K. A. Geißler

Gesundheitsberatung als Lernsituation

Die Gesundheitsberatung ist eine spezifische Form der Lehr- bzw. Lernsituation. Ziele dieser Beratung sind: gesundheitsschädigendes Verhalten beim Klienten/Patienten zu ändern, bereits positiv verändertes Verhalten zu bestätigen und/oder entsprechend vorbeugend tätig zu werden. Das Erreichen dieser Ziele kann unter pädagogischen Gesichtspunkten als Lernprozeß verstanden werden. *Lernen nämlich ist der Neuerwerb von Kenntnissen und Verhaltensmöglichkeiten und/oder die (positive) Veränderung von Einstellungs-, Wissens- und Handlungspotentialen.*

Dies nun ist eine umfassende Definition, die es gilt für die Gesundheitsberatung zu spezifizieren. Die Beratung hat zum Ziel, Problemlösungen zu finden – in unserem Fall für den Bereich einer gesundheitsfördernden Lebensführung. Dabei geht es zum einen (häufig in der präventiv orientierten Beratung) um die Aneignung von einschlägigem *Wissen* über gesundheits- bzw. krankheitsfördernde Faktoren. Anders, und häufig auch viel schwieriger, ist jedoch der Beratungs- und der Lernprozeß, wenn es sich um die *Änderung* von gesundheitsschädigendem Verhalten handelt. In den meisten Fällen ist letzteres (also die Veränderung von Einstellungen und Verhaltensweisen) Ziel und Inhalt gesundheitsberatender Maßnahmen. Gesundheitsberatung unterscheidet sich generell auch von vielen anderen Lehr- und Lernprozessen. Ein einflußreiches Spezifikum hinsichtlich des Lernerfolgs sind in der Gesundheitsberatung die organisatorischen und die sozialen Bedingungen des Lernprozesses:

Gesundheitsberatung geschieht in den meisten Fällen in einem für Lehr- bzw. Lernvorgänge *nicht* eigens konzipierten Umfeld (wie es z. B. die Schule darstellt). Es wirken räumliche, zeitliche und soziale Faktoren auf den Beratungsvorgang ein, die mit dem (im weitesten Sinne) pädagogischen Ziel nichts zu tun haben. So ist beispielsweise die Einrichtung des ärztlichen Sprechzimmers, in dem die Beratung ja meist stattfindet, nach medizinischen, weniger nach pädagogischen Aspekten konzipiert: Mannigfaltige Diagnosegeräte mit oftmals störenden Geräuschen und fehlende Sitzgelegenheiten, die das notwendige offene Gespräch erst ermöglichen würden, kennzeichnen in vielen Fällen das lokale Beratungsumfeld. Ebenso für den Beratungsprozeß hinderlich ist der Mangel an Zeit, der ja Kennzeichen des ärztlichen Alltags ist. Die Zeit, die für einen erfolgreichen Beratungsprozeß zur Verfügung stehen müßte, ist nur in den seltensten Fällen an den je individuellen

Lernkapazitäten und Lernmöglichkeiten der Klienten/Patienten ausgerichtet. Dies wiederum verleitet Ärzte häufig zu einer Art der Beratung, die sich in mehr oder weniger drastischen Appellen erschöpft. Lernprozesse, speziell solche die Verhaltensänderung zum Ziel haben, benötigen jedoch viel Zeit.

Relativ ungewöhnlich für den Lehr- bzw. Lernprozeß ist ebenso das soziale Arrangement zwischen Arzt und Patient. Es handelt sich, da Gruppenberatungen noch sehr selten stattfinden, um eine Zweiersituation, und zwar eine Zweiersituation zwischen Erwachsenen. Daß die Teilnehmer erwachsen sind, bedeutet für den Lehr- bzw. Lernprozeß, daß dieser zwischen Personen stattfindet, die durch ihre Lebensgeschichte und Lebensgestaltung mehr oder weniger intensiv geprägt wurden. Soll die Beratung erfolgreich sein, muß sie darauf notwendigerweise Bezug nehmen.

Wichtige Erkenntnisse liefern hierfür Ergebnisse von empirischen Untersuchungen zur Lernfähigkeit von Erwachsenen, die es im folgenden Abschnitt auf die Situation Gesundheitsberatung hin zu konkretisieren gilt.

Die Lernfähigkeit von Erwachsenen

Der Lernerfolg bei Erwachsenen bzw. dessen Unmöglichkeit ist zum Inhalt von „Volksweisheiten" geworden: „Was Hänschen nicht lernt, lernt Hans nimmermehr."

Das verbreitete Selbstbild von Erwachsenen, „zum Lernen zu alt zu sein", resultiert hieraus. Untersuchungen zeigen jedoch, daß solches *nicht* gerechtfertigt ist, daß es nicht stimmt, wenn von einem zunehmenden Lerndefizit im Erwachsenenalter ausgegangen wird.

Zusammenfassend hat Löwe (1969, S. 73) die Ergebnisse eigener Untersuchungen überzeugend formuliert:

> Die Lernfähigkeit – im Sinne eines Lernfortschritts – ist nicht eindimensional vom Alter des Erwachsenen abhängig, wie das in vielen bisherigen Untersuchungen zu lernpsychologischen Fragen im Erwachsenenalter behauptet wird. Soziale Faktoren, wie Herkunft, bisherige Schulbildung und spezieller Beruf (rollenspezifische Aspekte), spielen eine weitaus größere Rolle für den Lernerfolg im Erwachsenenalter als sogenannte biologisch bedingte und ein für allemal feststehende „Altersbesonderheiten".

Die falsch konstruierte Identität von Gedächtnisleistung und Lernfähigkeit hat zu der unrichtigen, jedoch weit verbreiteten Annahme geführt, daß ab dem 3. Lebensjahrzehnt nur mehr wenig gelernt werden könne.

Lernerfolge sind das Resultat vieldimensionaler Prozesse. Der Lernprozeß ist komplex. Er variiert von Person zu Person und von Situation zu Situation. Subjektive Befindlichkeiten (z. B. Stimmungen), vergangene lebensgeschichtliche Erfahrungen und deren spezielle Verarbeitung sowie darauf aufbauende Zukunftserwartungen sind sehr unterschiedlich und bei einer gesundheitsfördernden Verhaltensänderung, die ja immer auch eine qualitative Umstrukturierung von Einstellungen ist, je individuell zu berücksichtigen.

Es ist daher auch nicht möglich, generell gültige Aussagen zur Lernfähigkeit von Erwachsenen zu machen, die auf der Basis *aller* den Lernprozeß beeinflussenden Variablen entwickelt wurden.

Lehr u. Olbrich (1976) haben empirische Studien analysiert, in denen Lernleistungen Jugendlicher mit denen Erwachsener (mit zunehmendem Alter) verglichen wurden. Die Ergebnisse dieser Untersuchung abstrahieren weitgehend von Persönlichkeitsvariablen der Untersuchten. Sie berücksichtigen nicht die pädagogische Situation und auch nicht die Qualität der Interaktion zwischen Lehrenden und Lernenden im Hinblick auf den Lernerfolg. Trotzdem sind sie nicht unwichtig für den Beratungsprozeß zwischen Arzt und Patient. Folgendes wurde festgestellt:

1. Ältere[1] lernen bei *sinnfreiem* Material schlechter; bei sinnvollem Material – d. h. bei Einsichtigwerden des Sinnzusammenhangs – sind ihre Lernleistungen durchaus mit denen Jüngerer vergleichbar.
   - Für den beratenden Arzt heißt dies, daß er den Sinn dessen, was er dem Patienten mitteilt, deutlich werden lassen muß. Besonders in der präventiven Beratung ist dies zu beachten. Der Sinn des Mitgeteilten läßt sich durch den konsequenten Bezug auf die konkrete Situation des Patienten verdeutlichen. Allgemeine Aussagen machen den Sinnbezug unpräzise, d. h. sie behindern das Erreichen des Lernerfolgs.
2. Erwachsenen fehlt es, im Vergleich zu Jugendlichen, oft an einer Lerntechnik. Dies läßt sich jedoch beheben. Ein dadurch bedingtes Lerndefizit kann ohne weiteres ausgeglichen werden.
   - Der Arzt kann also beim Beratungsvorgang nicht davon ausgehen, daß der zu Beratende das Lernen gelernt hat. Konkrete lerntechnische Hinweise, z. B. das Aufzeigen einzelner detaillierter und konkreter Lernschritte, erhöhen den Lernerfolg.

     Besonders zu beachten ist dies bei der Aneignung von Wissen auf der Basis von schriftlichem Informationsmaterial. Dies überfordert oftmals die zu Beratenden, da sie durch die Systematik des Dargestellten häufig mehr verwirrt als informiert werden.
3. Zu schnell gebotener Lernstoff behindert Ältere mehr als Jüngere. Bei Eliminierung des Zeitfaktors nivellieren sich die Altersunterschiede.
   - Der Beratungserfolg benötigt bei älteren Menschen mehr Zeit als bei jüngeren. Der beratende Arzt muß dies berücksichtigen, auch bei den einzelnen Lernschritten, denen er mit den Patienten folgt. Wiederholungen sind notwendig und sinnvoll, ebenso Pausen während des Beratungsvorgangs. Generell gilt, daß unter Zeitdruck die zur Beratung notwendige offene Kommunikation wesentlich eingeschränkt wird und auch die Nachfragen des zu Beratenden sich quantitativ und qualitativ stark verändern. Der Beratungserfolg wird durch Zeitdruck entschieden negativ beeinflußt.
4. Schlechtere „Lernleistungen" in zunehmendem Alter sind häufig weniger ein Zeichen nachlassender „Lernfähigkeit", eher ein Zeichen von Unsicherheit.
   - Für den Arzt heißt dies, daß er mit der Unsicherheit der Patienten umgehen muß und versuchen sollte, sie zu reduzieren. Das bedeutet auch, daß er

[1] Der relativierende Begriff „älter" ist nicht mit der Assoziation zu koppeln, daß es sich hierbei um alte Menschen handelt. Gemeint ist ein Kontinuum über das gesamte Erwachsenenalter, in dem „älter" immer nur einen Vergleichsmaßstab darstellt. Ein 30jähriger gilt in diesem Sinne als ein Älterer gegenüber einem 20jährigen.

erfolgreich absolvierte Lernschritte (neue Einsichten, veränderte Verhaltensweisen) positiv verstärken sollte, indem er mehr ermunternde und weniger entmutigende, angstfördernde Aussagen macht. Gerade angstfördernde Interventionen sind, wie die Experimente zeigen, nur kurzfristig wirksam. Auf die Dauer werden hierdurch Aversionen gegenüber dem Lernziel verstärkt.

5. Erwachsene lernen leichter, wenn der gebotene Lernstoff übersichtlich gegliedert ist, d. h. wenn er einen geringen Komplexitätsgrad aufweist.
   - Konkret bedeutet dies, daß die Verabreichung des Beratungsinhalts – analog den heilenden Medikamenten – in einer abgestimmten Dosierung erfolgen muß. Dies gilt für Äußerungen des Arztes im persönlichen Gespräch ebenso wie für schriftliches Material, das dem Klienten/Patienten zur Nacharbeit mitgegeben wird. Nicht zu viel und nicht zu konzentriert und individuell dosiert, dies sind die pauschalierenden Handlungsanweisungen aus den Erkenntnissen der empirischen Lernforschung.
6. Der Lernprozeß wird mit zunehmendem Alter störanfälliger.
   - Die Beratungssituation kann darauf abgestimmt werden. Zu vermeiden sind z. B. störende Telefonanrufe, Nebengespräche mit der Arzthelferin bzw. anderen Personen und generell alles, was die Konzentration auf Beratungssituation und -inhalt behindern könnte.
7. Beim Lernvorgang spielt der Gesundheitsfaktor eine erhebliche Rolle.
   - Dies ist nun gerade bei der auf Verhaltensänderung zielenden Gesundheitsberatung ein wichtiges Forschungsergebnis. Ist der Organismus des Klienten/Patienten bereits geschädigt, so beeinflußt diese Schädigung auch den Lernprozeß selbst. Sicher ist dies individuell beim Patienten sehr unterschiedlich, so daß es darauf ankommt, diese Unterschiedlichkeit im Beratungsprozeß mit zu berücksichtigen.
8. Von besonders starkem Einfluß auf den Lernerfolg erwiesen sich Lernaktivitäten und motivationale Faktoren, d. h. die innere Bereitschaft, einen gebotenen Stoff aufzunehmen und zu behalten.
   - Die Lernaktivität kann der Arzt beeinflussen. So z. B. durch die Intensität der Kontakte und durch die Ermunterung, aktiv eigene Lernschritte zu entwickeln. Lernerfolgsfördernd ist es ebenso, wenn der Arzt die Patienten dabei unterstützt, ihre eigene Situation zu analysieren, und sie darauf aufbauend Verhaltensveränderungsschritte entwickeln läßt.

> Negative Verhaltenseigenschaften eines Menschen lassen sich mit umso größerer Wahrscheinlichkeit beseitigen, je mehr man bestrebt ist, die positiven Eigenschaften zu erkennen und diese zu bekräftigen. Diese lernpsychologische Regel ist bedeutsam für die oftmals relativ verfestigten fehlerhaften Fertigkeiten und Gewohnheiten von Erwachsenen. Wenn man dem Menschen immer nur seine negativen Eigenschaften vorhält, dann sind die Folgen oftmals Resignation oder gar Opposition. Bemüht man sich jedoch, den Menschen mit seinen positiven Eigenschaften einmal zum „Mittelpunkt" der Gemeinschaft werden zu lassen, dann sind Lernerfolge sehr viel schneller zu erreichen (Löwe 1970, S. 89).

Dieser selektive Blick über die Empirie der Lernprozesse von Erwachsenen und der ebenso unvollständige Versuch, diese Untersuchungsergebnisse in Handlungsempfehlungen für den beratenden Arzt umzusetzen, hat etwas von der Komplexität der Fragestellung „Wie lernen Erwachsene in Beratungssituationen?" deutlich werden lassen. Ein weiterer notwendiger Schritt zu einer befriedigenden Antwort auf die im Thema gestellte Frage ist nun dort zu finden, wo es um die unterschiedlichen Ebenen des Lehr- bzw. Lernvorgangs und um die subjektive Logik dieses Vorgangs selbst geht.

Die Ebenen des Gesundheitsberatungsprozeß

In der Anfangssituation jedes Beratungsprozesses wird es am deutlichsten erlebbar, daß Lehren und Lernen, daß Beraten aus mehr als nur der Aneignung von Inhalten (z. B. Regeln für gesundheitsförderndes Verhalten) besteht. Anfänge sind gekennzeichnet durch die Unsicherheit aller Beteiligten, des Beraters und des zu Beratenden (vgl. hierzu im Detail Geißler 1983):

Der Klient/Patient kennt in der Regel den Arzt, den er aufgesucht hat, nicht in seiner Funktion als Berater; für den Arzt ist es häufig eine neue Situation, einen speziellen Patienten detailliert beraten zu müssen bzw. dies zu wollen. Die Beratungssituation ist zu Beginn eine „interaktive Nullsituation" – daher auch die Unsicherheiten der Beteiligten. Jedes Geschehen, jede Äußerung, jedes Verhalten dient in dieser Situation der Reduktion der verunsichernden Offenheit. Die Beratungssituation entwickelt sich durch selektive und interpretative Gewichtungen der Wahrnehmung und der darauf aufbauenden Verhaltensweisen von Beratern und zu Beratenden. Konkret: Dort wo Orientierung fehlt, wird sie durch Phantasien und bekannte Gewohnheiten ersetzt. Neues wird eher abgewehrt, an Altes angeknüpft. Das Unbekannte wird auf das Bekannte reduziert. Soll aber, wie in der korrigierenden Gesundheitsberatung, etwas Neues gelernt werden, muß erst eine Sicherheit im sozialen und emotionalen Bereich soweit hergestellt werden, daß sich der Patient/Klient mit Vertrauen auf das Neue einlassen kann.

Wichtig für den Arzt (Berater) ist es daher, in dieser Anfangssituation eindeutige Orientierungen zu geben, um die Unsicherheit soweit zu reduzieren, daß überhaupt eine Lernbereitschaft für die Inhalte beim Patienten entsteht (Orientierung kann z. B. dadurch gegeben werden, daß der Arzt deutlich macht, was er für Ziele mit der Beratung erreichen möchte, wieviel Zeit dafür zur Verfügung steht und wie er sich die Beratungsform vorstellt).

Der Arzt muß also zuerst etwas für die Klarheit der sozialen Situation tun und ebenso für die affektive Bereitschaft des zu Beratenden, damit dieser Veränderungsprozesse überhaupt zu akzeptieren vermag.

Solches wird in Anfangssituationen besonders spürbar, es trifft jedoch auch für den gesamten Beratungsvorgang zu. Generell gilt: *Jedes Lehren und Lernen ist (soweit es nicht isoliert stattfindet) ein umfassender sozialer und emotionaler Prozeß.* „Jeder Gedanke", so hat dies bereits Jean Paul formuliert, „ist Ausdruck eines Gefühls, jede Gehirnkammer stößt an eine Herzkammer." Lehren und Lernen in der Beratung ist ein ganzheitliches Geschehen. Es beschränkt sich nicht auf den Kopf. Jede Sachbildung geht einher mit einer Sozial- und einer Affektbildung[1]. Jede noch so sachliche Mitteilung transportiert neben der Sachinformation auch einen Hinweis auf die Beziehung zwischen Informationsgeber und Informationsnehmer, und sie macht etwas über die Gefühle (Affekte) dessen deutlich, von dem die

[1] Diese Begriffe stammen von A. Mitscherlich.

Mitteilung stammt. Der beratende Arzt würde die Beratungsrealität fälschlich reduzieren, wenn er sich nur als Informierender versteht, wenn er nicht auch sieht (und dies auch gezielt einsetzt), daß zwischen ihm und dem Patienten eine soziale und emotionale Beziehung besteht. Diese kann z. B. auch, bei zu starker affektiver Distanz (Ablehnung), zum Abbruch einer Beratung führen. Andererseits unterstützen positive Beziehungen (affektive Annäherung) den Beratungserfolg sehr stark. Der beratende Arzt muß daher in der Beratungssituation kontrolliert mit seinen sozialen Möglichkeiten und seinen Gefühlen im Hinblick auf den Klienten und das anzustrebende Beratungsziel umgehen. Ein sehr sinnvolles Lernmedium für eine solche Kompetenz stellt die Balint-Gruppe dar. Sie sei allen Ärzten, die Beratungsarbeit leisten, empfohlen (über Balint-Gruppen gibt Roth 1984 einen guten Einblick).

Zur Sozialbildung

Interaktionsstrukturen und -verläufe sind nicht nur formale Randbedingungen von Lehr- bzw. Lernprozessen. Sie steuern durch ihre Qualität den Erwerb spezifischer sozialer Inhalte wie auch die Qualität von scheinbar rein kognitiven Lerninhalten. So drückt z. B. die Sitzordnung im Beratungsgespräch deutlich die soziale Distanz aus und macht damit gleichzeitig deutlich, wieweit eine Bereitschaft bei den Beteiligten besteht, Informationen aufzunehmen und zu akzeptieren. Für den Beratungserfolg wichtig wäre demnach eine flexible Sitzordnung, die die Möglichkeit bietet, sich der Entwicklung der vertrauensvollen Annäherung im Beratungsprozeß anzupassen. Die bewußte, zielorientierte Steuerung sozialer Prozesse ist lernbar, aber sie muß über je eigene Erfahrungen erlernt werden, da es schließlich darum geht, sich auf je spezifische soziale Situationen einzulassen. In Balint-Gruppen und gruppendynamischen Veranstaltungen können solche Kompetenzen erworben werden.

Die Beratung ist immer auch als soziale Handlung zu verstehen, d. h. die Vermittlung und die Aneignung von Lerngegenständen ist beeinflußt von den sozialen Beziehungen, die zwischen den Beteiligten vorherrschend sind. So behindert z. B. die Unsicherheit über die Struktur der sozialen Beziehung während der Anfangsphase eine fundierte Auseinandersetzung mit den Lerninhalten. Erst nach einer teilweisen Orientierung, d. h. erst, wenn die soziale Situation wenigstens etwas transparent ist, kann die Aneignung des Lerninhaltes auch erfolgreich beginnen.

Ein anderer Aspekt: Beobachtet man die Interaktionskultur von Beratungsgesprächen zwischen Ärzten und Patienten, so läßt sich feststellen, daß die häufigste Form des sprachlich-interaktiven Umgangs die folgende ist: Dem mehr oder weniger langen Beraterreferat folgt eine Sequenz von Beraterfrage und Patientenantwort und daran anschließend wieder eine Art Zusammenfassung von referatsähnlichem Zuschnitt durch den Arzt. Zu einem Gespräch, in dem Erfahrungen erfragt, ausgetauscht und überprüft werden, kommt es dabei kaum. Berater vermeiden Situationen, in denen sie selbst etwas lernen könnten besonders dadurch, daß sie jene Beiträge bestätigen, die ihrer Auffassung entsprechen.

In den festliegenden Erfahrungsmustern solcher sozialer Umgangsformen bleibt kein Raum mehr für die zu Beratenden, eigene Akzente und Bestimmungen vorzunehmen.

Zur Affektbildung

Die Persönlichkeit der Ärzte/Berater hat starken Einfluß auf die Klienten/Patienten. Berater, die stumpf und ignorant gegenüber ihren eigenen Gefühlen, Bedürfnissen und Interessen sind, sich rigide an eine meist phantasierte Rollenvorgabe halten und sich in entsprechender Weise gegenüber den zu Beratenden zeigen, provozieren ein ähnliches Verhalten bei den zu Beratenden. *Die Verleugnung der Gefühlsanteile eigener Subjektivität, speziell aber deren Interpretation als Schwäche, bleibt nicht ohne Konsequenzen für den Beratungserfolg.*

Neben dem Extremfall des Abbruchs der Beratung sind die Situationen einer Beeinträchtigung der Realitätseinschätzung, einer überzogenen Selbstbehauptung, einer auffälligen Selbstdarstellung oder einer passiv-resignativen Rückzugstendenz der zu Beratenden nur allzu bekannt. In dieser Interaktionskultur, die meist regressive Züge trägt, kommt das im Ritual und in starren Interaktionen Abgewehrte immer wieder in verdrängter Form zum Vorschein und behindert den Erfolg der Beratung entscheidend.

Stilles Ideal von beratenden Ärzten ist häufig der trieb- und gefühlslose Berater. Patienten spüren dies (obgleich es ihnen nicht immer bewußt ist) und interpretieren es als Signal, ebenso verdrängend mit ihrem affektivem Leben in der Beratungssituation umzugehen. Dies hat negative Folgen für den Beratungsprozeß und den Lernerfolg. Bereits Hegel sah dies ähnlich: „Schränkte das Lernen sich auf bloßes Empfangen ein, so wäre die Wirkung nicht viel besser, als wenn wir Sätze auf das Wasser schrieben."

Es geht unter dem Aspekt der Affektbildung darum, in der Beratung real vorhandene Gefühle auch deutlich werden zu lassen. Vom beratenden Arzt ebenso wie von seiten des Patienten/Klienten. Nur über diese Offenheit ist Vertrauen möglich, das wiederum für den Beratungserfolg unverzichtbare Voraussetzung ist.

Wenn nun, wie dargelegt, die Qualität der sozialen Beziehungen zwischen Berater und zu Beratenden und die je individuellen affektiven Momente den Beratungsvorgang maßgeblich beeinflussen, dann muß von einem Lernmodell Abschied genommen werden, das im Symbol der stetig ansteigenden Linie seinen Ausdruck findet.

Das nichtlineare Lernmodell

Viele Berater/Lehrende gehen bei der Vorbereitung, der Realisation und der Lernerfolgseinschätzung ihrer Beratungsaktivitäten von linear verlaufenden Lernprozessen aus. Dies ist ihnen nicht immer bewußt. Als vorbildhafte Analogie fungieren dabei häufig strategisch und maschinell organisierte Arbeitsabläufe. Für Lernprozesse aber ist solche Orientierung völlig unrealistisch. Der Beratungserfolg (das Wissen, das Können, die Verhaltensveränderung) kann nicht, wie im betrieblichen Produktionsprozeß der Output, schematisch – entsprechend der aufgewendeten Zeit – gesteigert werden. Der Beratungserfolg steigt nicht einmal von Sitzung zu Sitzung, und nur in den seltensten und eher unwahrscheinlichen Fällen wird in 2 Stunden doppelt so viel gelernt wie in einer. Gefühle, die ja bei jeder Einstellungs- und Verhaltensveränderung notwendigerweise in Bewegung geraten, brauchen eine andere Zeit als die nur kognitive Verarbeitung von Informationen.

Lernen, speziell das Umlernen von Verhalten und Einstellungen, verläuft nichtlinear, krisenhaft und auch unberechenbar. Becker-Schmidt (1983, S. 66/67) schildert die verwirrende Logik des Lernvorgangs folgendermaßen:

> Lernen erfolgt nicht gradlinig-linear; beim Fortschreiten nimmt es notwendige Rückversicherungen vor. Auf der Suche nach Zusammenhängen gerät es auf scheinbare Neben- und Abwege. Solche Umwege brauchen Zeit. Lernen geht nicht einfach kumulativ vonstatten, sondern in Sprüngen. Das ist doppelt zu verstehen. Das Sprunghafte betrifft zum einen die je einzelne Lernsituation. Jeder von uns kennt diese Erfahrung bei Problembewältigungen: Lange Zeit müht man sich ab, um etwas zu begreifen; der Stoff bleibt spröde und will sich nicht erschließen. Kaum meint man etwas verstanden zu haben, verwirrt sich alles wieder, sobald man das Problem aus einer anderen Perspektive beleuchtet. Dann wieder öffnet sich mit einmal der Vorhang – man blickt durch. Die Einzelheiten fügen sich plötzlich zusammen, gewinnen Struktur. Man arbeitet jetzt gegen viel weniger Widerstand.

Lernprozesse folgen nicht der Logik einer stetig ansteigenden Linie, sondern viel eher der eines platzenden Knotens: Erkenntnisse erfolgen blitzhaft, wir machen Lernsprünge, „es fällt uns wie Schuppen von den Augen". So mancher Lernprozeß benötigt erst eine Inkubationszeit von langer Dauer, bis er endlich wirksam wird, besonders dann, wenn er, wie in der Gesundheitsberatung üblich, auf eine Handlungsveränderung ausgerichtet ist, die das Selbstgefühl nicht unberührt läßt. Diskontinuität ist dafür viel eher bezeichnend als Kontinuität. Das macht das Beraten auch so schwierig. Beratungserfolge stellen sich häufig plötzlich ein, während sich lange Zeit nichts getan hat. Geduld, ein „langer Atem", sind für die Beratung unerläßlich. Lernprozesse, angebunden an innere Natur, müssen ebenso reifen, wie wir dies für Entwicklungen in der uns äußeren Natur für selbstverständlich halten.

Die Entwicklung neuer Verhaltensformen, veränderter Einstellungen zum eigenen Körper und zur eigenen Gesundheit vollzieht sich beim zu Beratenden in einem nicht kalkulierbaren Umfeld vager und häufig von diesem nicht ausdrückbarer Vorstellungen, Absichten und Befürchtungen. Gegen Gewohnheiten anzudenken, anzukämpfen ist eben kein nur rationaler Prozeß. „Für nichts anderes vermögen wir so zahlreiche Begründungen zu mobilisieren, als wenn es darum geht, die mit unserem Selbstgefühl verbundenen Wertungen aufrechtzuerhalten" (Mitscherlich 1963, S. 44).

Es wäre eine Illusion, davon auszugehen, daß – wie man heute sagt – „sich alles systematisch aufeinander aufbaut". Je mehr wir glauben, Lernen systematisieren zu können, um so mehr liefern wir uns dem Zufall aus. Das Individuum, so Herbart, ist eben „höckerig".

Kurt Lewin hat auf der Basis seiner sozialpsychologischen Untersuchungen ein 3phasiges Lernmodell entwickelt, das sich speziell auf Einstellungs- und Verhaltensveränderungen bezieht. Das Modell bringt die Nichtlinearität der Lernvorgänge deutlich zum Ausdruck, indem es die Bedingungen nennt, unter denen handlungsrelevante Veränderungsprozesse auftreten. Das Schema von Lewin ist nur bedingt als

Anweisung zur Konstruktion von Lernschritten in der Beratungssituation zu verstehen. Man kann, so Kafkas Aussage, die generell auf das Leben bezogen ist, „den Lernprozeß nicht so einrichten, wie der Turner den Handstand".

Lewin (vgl. dazu Geißler u. Hege 1985) geht in seinem Lernmodell von dem Sachverhalt aus, daß der Mensch, bevor er etwas Neues lernen kann, zunächst einmal alte Verhaltens- bzw. Einstellungsweisen verlernen muß. Weitaus die meisten Änderungen, die in der Gesundheitsberatung angestrebt werden, betreffen Einstellungen und Verhaltensweisen, die stark von der Person integriert sind. Das bedeutet, daß der Lernende einen Teil von sich, also von dem für ihn Selbstverständlichen, aufgeben muß. Die dabei auftretenden emotionalen Abwehrkräfte können durch den Verlust gewohnter Verhaltens- und Einstellungsmuster und die daraus resultierenden Verhaltensunsicherheiten und Desorientierungen erklärt werden.

Lewin sieht diesen Veränderungsprozeß in 3 Phasen:

1. „Unfreezing" (Auftauen)

Diese Phase ist durch die Konflikterfahrung gekennzeichnet. Der Lernende stößt auf Barrieren, erlebt Widersprüche zu seinen bisherigen Erfahrungen. Er kommt mit jenen alltäglichen Gewohnheiten, die bisher „funktioniert" haben, in Konflikt. Auslöser dieser Unsicherheiten ist in den meisten Fällen der Arzt/Berater, u. a. indem er das bisherige Alltagsverhalten des Klienten/Patienten problematisiert und indem er alternative Handlungsweisen aufzeigt. Diese Phase kann als Stufe der Einstellungs- und Verhaltenskrise bezeichnet werden. Kognitiv entwickelt sich zu diesem Zeitpunkt das, was wir „Problembewußtsein" nennen (der Patient erkennt, daß sein Alltagsverhalten problematisch hinsichtlich seiner Gesundheit ist, bzw. sein wird).

2. „Changing" (Verändern)

Dies ist die Phase in der neues Verhalten ausprobiert wird. Dazu braucht der Lernende Alternativen. Diese können ihm durch den Berater direkt aufgezeigt werden, sie können aber auch indirekt durch den Lernenden aus dem Gesagten gefolgert werden.

Pädagogisch richtig ist es, dem zu Beratenden den Freiraum und die Möglichkeiten zu geben, die für ihn jeweils sinnvollste Einstellungs- bzw. Verhaltensalternative selbst zu entwickeln. Werden die Alternativen den Lernenden aufgezwungen, ist die Motivation zur wirklichen Veränderung relativ gering bzw. meist nur von kurzer Dauer. Da der einzelne das jeweils neu zu Lernende mit seinen übrigen Verhaltens- und Einstellungsarten in ein relativ widerspruchsfreies Verhältnis bringen muß, diese aber dem Berater nur in unzureichendem Maße bekannt sind, kann im Verhaltens- und Einstellungsbereich nur selten nach den Kategorien „richtig/falsch" gelernt und verlernt werden.

In dieser 2. Phase, in der neue Reaktionen durch alternative Erfahrungen entwickelt werden, geschieht die Veränderung durch

- Neudefinition der subjektiven Situation,
- Erweiterung der Problemsicht,
- Neustrukturierung der Bewertungskategorien des Verhaltens.

3. „Refreezing" (Festigung, Stabilisierung)

In der 3. Phase stellt sich das Problem, die neuerworbenen Einstellungen und Verhaltensweisen in den Bestand der alten einzugliedern. Dies kann und sollte u. a. auch durch flankierende Maßnahmen geschehen, wie z. B. die Neuorientierung der sozialen Umwelt des Klienten bzw. Patienten. Dieser Phase wird in der Beratungspraxis häufig zu wenig Aufmerksamkeit und Zeit gewidmet. Sie ist aber für einen langfristigen Beratungserfolg unverzichtbar, da sie über die positive Bestätigung die Stabilisierung des Selbstwertgefühls beim Patienten ermöglicht. Genau dies ist dann die notwendige Voraussetzung für ein alternatives, die Gesundheit eben nicht schädigendes Verhalten (hierfür können z. B. Kontakte mit den Personen, die zur nahen sozialen Umwelt des Patienten gehören, sinnvoll sein).

Gesundheitsberatung als Arbeit mit dem Subjekt

So wichtig es ist, die Gesundheitsberatung systematisch in bezug auf den Lernerfolg hin zu betrachten, so muß doch davor gewarnt werden, Beratung ausschließlich als ein methodisches Optimierungsproblem zu verstehen. Beratungsmethoden, Interventionsverfahren, Gesprächstechniken sind immer Generalisierungen, die bei aller Handlungsbezogenheit gedankliche Abstraktionen bleiben. Ein noch so detailliert ausgearbeiteter Plan für die Beratung kann sich immer nur auf ein erwartetes Allgemeines beziehen. Die Beratungsrealität ist, da sie das je *Besondere* der Situation und der Subjektivität einschließt, davon häufig sehr verschieden. Erfolgreiches Beratungshandeln kann daher nie nur ein vollständiges Abbild eines vorausgedachten Plans sein. Der Versuch der stereotypen Übertragung von vorausgedachten Handlungsentwürfen und der konkreten Handlungsnotwendigkeit führt notwendigerweise zu erfolgsbehindernden Verzerrungen. Er basiert auf der Fiktion, der zu Beratende sei „Objekt" der Beratungstechnik und nicht „Subjekt" seiner Lebens- und Entwicklungstätigkeit. Diese Sichtweise fordert vom beratenden Arzt ein anderes Verständnis der Beziehung zum Patienten als dies die (zweifelsohne erfolgreiche) klassische Medizin mit ihren wichtigen technischen Mitteln von ihm verlangt. Der zu Beratende besitzt nämlich eine Menge individueller und kollektiver Erfahrungen aus seiner bisherigen Lebens- und Lerngeschichte. Ein Resultat davon ist die Geschichte der fehlgelaufenen, in unserem Falle gesundheitsgefährdenden Aneignung von Erfahrungen. Hieran gilt es als Berater anzusetzen – und dies ist eine viel komplexere und meist langwierigere Arbeit als die der Anwendung von Techniken.

Die Veränderung von erfahrungsgesättigten Einstellungen und entsprechenden Verhaltensweisen kann nicht allein durch neues Wissen kognitiv durch Information erfolgen. Biographisch tief verwurzelte Handlungsmuster erfordern eine qualitative Umstrukturierung auch im Gefühlsbereich. Identitätskrisen sind hierbei unvermeidlich. Es bedarf seitens des Beratenden geduldiger, wiederholender Versuche und Ansätze, bis sich schließlich Veränderungen und Durchbrüche in eingeschliffenen Gewohnheiten auch einstellen. Schon Sokrates war sehr vorsichtig bei der Einschätzung von Lernprozessen: Als ihm berichtet wurde, daß sich jemand auf einer langen Reise um nichts gebessert habe, antwortete er: „Das glaube ich gern, er hatte sich selbst die ganze Zeit dabei."

Beratung ist auch eine spezifische Form menschlicher Begegnung, und dies muß in ihr zum Ausdruck kommen. Nur über das Akzeptieren der jeweiligen Subjektivität des zu Beratenden und in der Geduld, damit auch umzugehen, kann sich der Erfolg von Gesundheitsberatung letztlich einstellen.

Literatur *zur Basisinformation*

Geißler KA (1983) Anfangssituationen – Was man tun und besser lassen sollte. Hueber, München

Geißler KA, Hege M (1985) Konzepte sozialpädagogischen Handelns, 3. Aufl. Beltz, Weinheim

Löwe H (1970) Einführung in die Lernpsychologie des Erwachsenenalters. VEB Berlin-Ost Verlag, Berlin

Roth JK (1984) Hilfe für Helfer: Balint-Gruppen. Piper, München

Weiterführende Literatur

Becker-Schmidt R (1983) Erfahrung, Denken, Wirklichkeit: Zur Komplexität sozialen Lernens. MHH Hannover

Lehr U, Olbrich E (1976) Variablen der Lernfähigkeit im Erwachsenenalter. Die Österreichische Volkshochschule 101:4-8

Löwe H (1969) Aktivität und Lernerfolg bei Erwachsenen und Jugendlichen. Probl Erg Psychol 28: 69-74

Mitscherlich A (1963) Auf dem Wege zur vaterlosen Gesellschaft. Piper, München

Beratung als Hilfe während der Verhaltensänderung

H.-D. Basler

Einführung

In meinem 1. Beitrag in diesem Buch wurde beschrieben, daß im Prozeß der Beratung 2 Phasen zu unterscheiden sind. In der 1. Phase geht es darum, den Patienten für eine Verhaltensänderung zu motivieren (Beratung *zur* Verhaltensänderung); in der 2. Phase wird der Patient in seinem Bemühen um eine Verhaltensänderung unterstützt, wobei sich die Stützung sowohl auf die weitere Förderung der Motivation als auch auf die Hilfestellung bezieht, die es dem Patienten ermöglicht, das von ihm angestrebte Ziel zu erreichen (Beratung *während* der Verhaltensänderung).

In diesem Beitrag sollen die Grundlagen und Anwendungsfelder von Verfahren zur Förderung der Selbstkontrolle des Patienten während der Verhaltensänderung beschrieben werden. Diese Verfahren sind im Kontext verhaltenstherapeutischer Forschung in den vergangenen beiden Jahrzehnten entwickelt worden und haben sich in kontrollierten Studien zur Beeinflussung des Gesundheitsverhaltens als erfolgreich erwiesen.

Selbstkontrollverfahren zielen von Anfang an darauf hin, die Eigenaktivität, die Selbstinitiative und die Eigenverantwortung des Patienten zu fördern und für die Verhaltensänderung nutzbar zu machen. Durch Anleitung zur Selbsthilfe wird der Patient ermutigt, seine Lebenssituation, in die sein Verhalten eingebettet ist, zu analysieren und sie aktiv umgestaltend zu verändern, so daß das ihn störende Verhalten zunehmend durch andere von ihm akzeptierte Verhaltensweisen ersetzt wird. Hierbei wird davon ausgegangen, daß das Verhalten des Menschen zwar durch seine Lebenssituation bestimmt wird, daß es ihm aber gleichzeitig möglich ist, diese aktiv zu verändern.

Selbstkontrolltechniken werden z. Z. von klinischen Psychologen bei der Beratung während der Verhaltensänderung favorisiert. Das beruht sicherlich nicht nur auf den empirisch nachgewiesenen Erfolgen dieser Verfahren, sondern auch darauf, daß das diesen Verfahren zugrundeliegende Menschenbild in der wissenschaftlichen Psychologie von vielen Fachvertretern akzeptiert wird. Es erscheint mir daher gerechtfertigt, diesen Beitrag ausschließlich den Selbstkontrolltechniken zu widmen.

Dennoch muß darauf hingewiesen werden, daß auch andere Methoden in der Beratung während der Verhaltensänderung ihren Platz haben. So kann z. B. eine

Adipositastherapie durch Nulldiät, durch Formuladiät, durch Diätberatung oder durch die Verordnung von Appetitzüglern eingeleitet werden. Oder beim Nichtrauchertraining könnte auf Hypnose, auf Akupunktur oder auf Nikotintabletten zurückgegriffen werden. Solche Verfahren sind sicherlich für viele Patienten von Wert und sollten daher nicht von vornherein in der Beratung ausgeklammert werden.

Von der Fremdkontrolle zur Selbstkontrolle des Verhaltens

Steuerung des Verhaltens durch Signale und Konsequenzen

Viele unserer alltäglichen Handlungen sind automatisiert. Auf diesen Sachverhalt werden wir allerdings erst dann aufmerksam, wenn der Fluß der Handlung unterbrochen wird, wobei diese Unterbrechung die Folge sowohl eigener Vorsätze als auch von Einflüssen aus unserer Umgebung sein kann.

Ein Beispiel für solch automatisiertes Verhalten ist für viele von uns der Griff zum Telefonhörer als Reaktion auf das Klingelzeichen. Dieses Verhalten kann jedoch dann problematisch werden, wenn es mit anderen mir z. Z. wichtigen Aufgaben interferiert. So werden meine Gedanken, die darum kreisen, eine ansprechende Einführung in den folgenden Abschnitt zu finden, durch die Klingel des universitätsinternen Telefons, über das ich ohne den Umweg über das Sekretariat direkt zu erreichen bin, wiederholt unterbrochen. Zunehmend unwillig greife ich zum Hörer und bemühe mich, das Gespräch möglichst kurz zu halten. Nach dem 4. Anruf innerhalb kurzer Zeit wird mein Ärger stärker, und ich nehme mir vor, den Hörer nicht mehr abzunehmen. Das erneute Klingeln jedoch löst in mir einen Konflikt aus: Zum einen möchte ich das Manuskript voranbringen, zum anderen kommt mir der Gedanke, daß gerade dieser Anrufer ein für ihn und möglicherweise auch für mich wichtiges Anliegen vorbringen könnte. Habe ich mich nicht selbst bereits über Kollegen geärgert, die fast nie zu erreichen sind? Zögernd greife ich erneut zum Hörer und erfahre, daß der andere sich verwählt hat. Jetzt reicht es: Als einige Minuten später das Telefon erneut klingelt, nehme ich nicht mehr ab. So ganz wohl fühle ich mich dabei allerdings nicht. Besser wäre es, wenn auch universitätsinterne Gespräche über das Sekretariat zu leiten wären, so daß dort entschieden werden könnte, ob das Gespräch zu mir durchgestellt werden soll oder nicht. In diesem Fall wäre für mich der Konflikt entschärft.

Was hat dieses Erlebnis mit unserem Thema, der Gesundheitsberatung, zu tun?

Wenn wir einen Patienten motivieren, sein Gesundheitsverhalten zu verändern, bringen wir ihn in eine Situation, die durchaus der zu vergleichen ist, in der ich mich befand, als ich das eingeschliffene Verhalten beim Telefonieren durchbrechen wollte. Für den Zigarettenraucher z. B. gibt es viele der Telefonklingel vergleichbare Signale, die in ihm den Impuls erwecken, zur Zigarette zu greifen. Vielleicht ist es der Anblick rauchender Freunde, die gemütliche Tasse Kaffee nach dem Mittagessen, die kreative Pause zwischendurch, die Erregung vor einem wichtigen Gespräch oder die Langeweile beim Warten auf den Bus. Für den Übergewichtigen, der weniger essen möchte, bestehen solche Signale z. B. in dem Geruch von Bratwurst an einer Würstchenbude, der ihm auf dem Heimweg das Wasser im

Munde zusammenlaufen läßt, in dem gemütlichen Zusammensein beim Kaffeekränzchen am Nachmittag, in der Einladung zum Abendessen, wo es gilt, die Mühe der Gastgeber zu belohnen, oder in dem Anblick der Tafel Schokolade, die beim Aufziehen der Schreibtischschublade zufällig entdeckt wird. Auch wenn wir jemandem empfehlen, körperlich aktiver zu werden, fordern wir dazu auf, bisherige Routinen zu durchbrechen. Die Heimkehr von der Arbeitsstelle war vielleicht bisher Signal dazu, sich mit der Tageszeitung gemütlich in den Sessel zu setzen, mit den Kindern zu spielen oder das Abendessen vorzubereiten. Jetzt soll die Heimkehr zum Signal werden, den Trainingsanzug anzuziehen und sich körperlich anzustrengen, wobei schon abzusehen ist, daß dabei Seitenstiche auftreten werden und daß es hinterher Muskelkater gibt.

Im Regelfall sind wir uns dieser Signale, die unser Verhalten steuern, gar nicht bewußt. Wenn das Signal auftritt, kommen wir, ohne darüber nachzudenken, dem hierdurch ausgelösten Handlungsimpuls nach.

Unser alltägliches Verhalten wird allerdings nicht nur durch Signale gesteuert, sondern auch durch Konsequenzen, die diesem Verhalten nachfolgen.

Jedes Verhalten, das wir ausführen, hat für uns Vorteile, sonst würden wir es unterlassen. Selbst wenn die Vorteile für Außenstehende auf den ersten Blick nicht ersichtlich sind, wie es bei ängstlichem oder selbstunsicherem Verhalten der Fall sein mag, bei einer genaueren Analyse wird sich herausstellen, daß auch der Ängstliche durch sein Verhalten positive Konsequenzen erfährt, und sei es, daß er dadurch ihm auf andere Weise nicht zu erreichende Zuwendung erhält. In gleicher Weise trifft dieser Sachverhalt für gesundheitsschädigendes Verhalten zu. Selbst wenn dem Raucher nicht bewußt sein sollte, welch positive Folgen für ihn das Rauchen hat, bei einigem Nachdenken wird er zumindest einige davon nennen können, z. B. Förderung von Entspannung nach beendeter Arbeit, Anregung bei langweiligen Aufgaben, Geselligkeit im Kreise Gleichgesinnter, Abfuhr von Unruhe und Nervosität in belastenden Situationen. Auch durch Nahrungsaufnahme oder noch stärker durch den Genuß alkoholischer Getränke werden Spannungen reduziert, geselliger Umgang wird gefördert, Ängste und Sorgen können vorübergehend vergessen werden. Gesundheitsschädigendes Verhalten macht somit häufig Spaß und trägt zur Förderung der Lebensfreude bei. Aufgrund dieser positiven Konsequenzen erhält die Zigarette für den Raucher und das übermäßige Essen für den Übergewichtigen eine positive emotionale Tönung.

Trotz dieser positiven Tönung kann die Zigarette für viele Raucher gleichzeitig emotional negativ besetzt sein. Die meisten Raucher wissen von den Folgen für die Gesundheit, sie ärgern sich vielleicht bereits über den quälenden Husten am Morgen oder über die gelben Fingerspitzen. Der Übergewichtige macht sich möglicherweise selbst Vorwürfe, daß er immer wieder dem Stück Torte während des Nachmittagskaffees nicht widerstehen kann, oder er leidet darunter, daß es für Übergewichtige nur selten modische Kleidung gibt. Würden diese erfahrenen negativen Konsequenzen für ihn allerdings subjektiv bedeutsamer sein als die positiven, würde er das schädliche Verhalten unterlassen. Somit muß bei gesundheitsschädigendem Verhalten davon ausgegangen werden, daß die für die Person positiven Konsequenzen höher bewertet werden als die negativen.

Nicht nur tatsächlich erfahrene Konsequenzen bestimmen das Verhalten, auch die Erwartungen darüber, welche Konsequenzen voraussichtlich eintreten werden, nehmen bereits Einfluß auf unser Verhalten. So rauchen viele Kinder die 1. Zigarette häufig deswegen, weil sie erwarten, dadurch ihr Ansehen in der Gruppe Gleichaltriger erhöhen zu können. Der Übergewichtige meidet vielleicht deswegen das ihm empfohlene Schwimmbad, weil er erwartet, daß sich die anderen über seine Figur lustig machen könnten.

Einschränkend muß allerdings gesagt werden, daß das Verhalten stärker als durch die erwarteten durch die tatsächlich erfahrenen Konsequenzen bestimmt wird. Bleibt der Spott der anderen aus, so steigt auch die Bereitschaft, das Schwimmbad aufzusuchen. Führt das Zigarettenrauchen nicht zu einer Statusverbesserung, wird es das Kind in Zukunft unterlassen.

Konflikt und Selbstkontrolle

Aufgrund unterschiedlicher erlebter Konsequenzen sind viele Raucher, viele Übergewichtige, auch viele körperlich Inaktive ihrem kritischen Verhalten gegenüber bereits ambivalent eingestellt. Sie befinden sich somit in einem latenten Konflikt, der allerdings, wenn er überhaupt bewußt wird, immer wieder zu Gunsten des aus unserer Sicht unerwünschten Verhaltens gelöst wird.

Warum ist das so?

Nicht nur die Art und die subjektive Bewertung der Konsequenzen bestimmen unser Verhalten, sondern auch deren zeitliche Abfolge. Dem Verhalten unmittelbar nachfolgende Konsequenzen wirken stärker auf das Verhalten ein als zeitlich verzögerte Konsequenzen. Gesundheitliche Schäden als Folge unerwünschten Verhaltens liegen in weiter Zukunft, während die unmittelbare Folge eher positiv ist. So führt das Rauchen z. B. unmittelbar zu einer Anregung, die Flasche Bier unmittelbar neben der Löschung des Dursts auch zu einem Gefühl von Entspannung. Körperliche Aktivität hingegen ist häufig mit Muskelschmerzen verbunden, während die Förderung der Gesundheit in weiter Ferne liegt.

Dieser Sachverhalt führt dazu, daß sich langfristig gesundheitsschädigendes Verhalten durch die kurzfristigen positiven Folgen immer wieder erneut verfestigt. Das stellt den Berater vor eine schwierige Aufgabe. Selbst wenn die meisten Personen, die eine Beratung aufsuchen, ihr Verhalten bereits konflikthaft erleben, muß der Berater doch davon ausgehen, daß die tatsächlich erlebten Konsequenzen das unerwünschte Verhalten verstärken. Soll in dieser Situation eine Veränderung des Gesundheitsverhaltens eingeleitet werden, gilt es, den latent vorhandenen Konflikt zu verschärfen.

Das kann durch bewußte Einflußnahme auf die Wahrnehmung der Konsequenzen erreicht werden. So ist es ein Ziel der Beratung, aufzuzeigen,

- welche negativen Konsequenzen das kritische Verhalten hat und
- welche positiven Konsequenzen das erwünschte Verhalten hat,

um auf diese Weise den Patienten davon zu überzeugen, daß eine Abwägung der erwarteten Konsequenzen für eine Verhaltensänderung spricht. In diesem Fall nimmt der Patient sich vor, den Empfehlungen des Beraters zu folgen.

Der Vorsatz aber löst keinesfalls den Konflikt, in den wir den Patienten durch unsere Beratung führen. Eine Lösung wäre erst dann erreicht, wenn die erlebten Konsequenzen des kritischen Verhaltens in Umkehrung der Ausgangssituation jetzt vorwiegend negativ und die erlebten Konsequenzen des alternativen Verhaltens jetzt vorwiegend positiv wären. In diesem Fall wäre das veränderte Verhalten wiederum automatisiert und in den Alltag als Routinehandlung eingebettet. Der Exraucher z. B. würde sich dann nicht mehr durch den Anblick von Zigaretten zum Rauchen aufgefordert fühlen, auch in geselliger Runde mit anderen Rauchern würde er keinen Impuls mehr verspüren, nach der Zigarette zu greifen; er würde auch nicht mehr der anregenden Wirkung des Tabaks nachtrauern, selbst dann nicht, wenn er sich unruhig und abgespannt fühlt. Das Nichtrauchen wäre zur neuen Gewohnheit geworden.

Bis dahin ist es allerdings ein weiter Weg, auf dem der Exraucher vielen verlockenden Signalen und Verführungen begegnet und auf dem er sich, gerade dann, wenn er vom Wandern schon müde geworden ist, ausmalt, wie schön doch eine Zigarette wäre.

Solange unser Verhalten spontan und automatisiert abläuft, unterliegt es der Fremdkontrolle. Wir sprechen somit von fremdkontrolliertem Verhalten sowohl dann, wenn der Raucher unreflektiert zur Zigarette greift, als auch dann, wenn der Exraucher ohne inneren Kampf auf die Zigarette verzichtet. Somit ist es das Ziel der Beratung, von der Fremdkontrolle unerwünschten Verhaltens zur Fremdkontrolle erwünschten Verhaltens zu führen. Die Strecke zwischen den beiden Wegpunkten ist durch den Begriff der Selbstkontrolle zu beschreiben.

Selbstkontrolliertes Verhalten liegt dann vor, wenn eine der 3 folgenden Bedingungen erfüllt ist:

1. Eine Person kontrolliert einen durch ein Signal ausgelösten Handlungsimpuls, so daß eine bisher als Routine ausgeführte Handlung geblockt wird (z. B. sich nach der Ankunft zu Hause nicht gemütlich in den Sessel setzen; beim Anblick des kalten Büffets nur wenig zu essen, obwohl mir das Wasser im Munde zusammenläuft).
2. Eine Person zeigt ein Verhalten, das kurzfristig negative, aber langfristig positive Konsequenzen hat (z. B. sportliche Übungen trotz Muskelschmerzen).
3. Eine Person zeigt ein Verhalten nicht, das kurzfristig positive, aber langfristig negative Konsequenzen hat (z. B. rauchen, unkontrolliert essen und trinken, Medikamenten- und Drogenmißbrauch).

Die psychische Situation, in der sich Patienten befinden, die ihr Verhalten selbst kontrollieren, ist durch den Begriff des Konflikts zu beschreiben. Konflikte können sowohl durch Signale als auch durch Konsequenzen ausgelöst werden. Im 1. Fall wird der durch ein Signal ausgelöste Handlungsimpuls bewußt gehemmt; im 2. Fall wird ein Verhalten bewußt verändert, obwohl die Bilanz der kurzfristig erwarteten Konsequenzen gegen die Verhaltensänderung spricht.

Solche Konflikte durchzustehen, erfordert Kraft und Konzentration. Der Patient wird die Verhaltensänderung daher als mühsam erleben. Der Berater sollte wissen, wie anstrengend es sein kann, in einer Konfliktsituation Selbstkontrolle zu üben. Er sollte dieses Wissen dazu verwenden, den Patienten emotional zu unterstützen und ihm für jeden Erfolg Lob und Anerkennung auszusprechen. Es gibt Berater, die der Auffassung sind, daß nur derjenige eine gute Beratung durchführen kann, der durch Selbsterfahrung erlebt hat, wie schwierig es sein kann, eingeschliffene Gewohnheiten aufzubrechen und sie durch andere Verhaltensweisen zu ersetzen. Sicherlich kann durch Selbsterfahrung das Verständnis für den beratenden Patienten gefördert werden.

Kehren wir noch einmal zu unserem Ausgangsbeispiel zurück: Solange das Klingelzeichen automatisch dazu führt, den Hörer abzunehmen, ist mein Verhalten fremdkontrolliert – in diesem Falle durch das akustische Signal; erst wenn der Automatismus problematisiert wird, kann ich durch einen Vorsatz dem Handlungsimpuls widerstehen: Ich beginne, mein zuvor automatisiertes Verhalten bewußt selbst zu steuern. Der Vorsatz löst in mir allerdings einen Konflikt aus: Ich beschäftige mich weiterhin mit den Vor- und Nachteilen meines Entschlusses und fühle mich innerlich angespannt. Ich bemerke, wie anstrengend es ist, automatisiertes Verhalten zu kontrollieren.

Fassen wir das bisher Gesagte zusammen:

1. Gesundheitsschädigendes Verhalten ist im Regelfall automatisiert und unterliegt damit der Fremdkontrolle. Von fremdkontrolliertem Verhalten sprechen wir dann, wenn das Verhalten ohne eine bewußte Steuerung der Person durch Signale ausgelöst wird oder aber wenn ihm immer wieder durch die Person berechenbare Konsequenzen nachfolgen.
2. Durch die Beratung zur Verhaltensänderung werden die Erwartungen über die Konsequenzen beeinflußt. Wenn beim unerwünschten Verhalten die negativen Erwartungen und beim erwünschten Verhalten die positiven Erwartungen überwiegen, entsteht die Vornahme zur Verhaltensänderung. Die Fremdkontrolle des Verhaltens wird dann von einer Selbstkontrolle abgelöst.
3. Selbstkontrolle ist mit einem als anstrengend erlebten Konflikt verbunden.
4. Das tatsächliche Verhalten wird stärker durch die erfahrenen Konsequenzen als durch die erwarteten Konsequenzen bestimmt. Eine Verhaltensänderung ist somit nur dann von Dauer, wenn die erlebten positiven Konsequenzen des geänderten Verhaltens bedeutsamer sind als die erlebten negativen Konsequenzen.
5. Der Prozeß der Verhaltensänderung ist erst dann abgeschlossen, wenn das geänderte Verhalten erneut automatisiert ist, es somit wieder unter Fremdkontrolle steht.

Beratung als Hilfe zur Selbstkontrolle des Verhaltens

Lebenssituation und Verhalten

Die in den letzten Jahren von klinischen Psychologen entwickelten Programme, die den Patienten während der Verhaltensänderung unterstützen, sind fast ausnahmslos in verhaltenstherapeutischem Kontext entstanden. Innerhalb dieses Kontextes sind auch die im vorausgegangenen Abschnitt entwickelten Gedanken zu verstehen.

Alle verhaltenstherapeutischen Verfahren basieren auf der Überzeugung, daß das Verhalten des Menschen durch die Lebenssituation, in der er sich befindet, gesteuert wird. Dennoch wird das Verhalten nicht als durch äußere Umstände determiniert angesehen, da wir grundsätzlich die Möglichkeit haben, Einfluß auf die Situation zu nehmen. Eine Verhaltensänderung kann über eine fremd- oder über eine selbstgesteuerte Veränderung von Situationen erreicht werden. Bei einer selbstgesteuerten Einflußnahme auf die Situation wird von Selbstkontrolle gesprochen. Den Patienten hierbei zu unterstützen, ist ein wesentliches Ziel der Beratung während der Verhaltensänderung.

Eine Situation konstituiert sich aus Signalen bzw. Reizen, die dem Verhalten vorausgehen, und aus Konsequenzen, die ihm nachfolgen, wobei das Verhalten, d. h. die Reaktion (R) als funktional abhängig von Signalen (S) und Konsequenzen (C) angesehen wird, was durch die Funktion R = f (S, C) zu beschreiben ist. Signale und Konsequenzen unterliegen der Bewertung durch die Person, so daß eine scheinbar gleichartige Situation von verschiedenen Personen unterschiedlich erlebt werden kann. Daraus folgt, daß das Verhalten nicht eine Funktion „objektivierbarer" Situationen darstellt, sondern daß es von der subjektiven Interpretation durch die Person beeinflußt wird. Somit gehen subjektive Normen und Werte, vergangene Erfahrungen und auf die Zukunft weisende Ziele in die Situationsdefinition ein. In der Weiterentwicklung wurde die Verhaltensfunktion somit um die Personenvariable (P) erweitert: R = f (S, P, C).

Eigene Aktivität bezieht sich nicht ausschließlich auf die Interpretation der Situation: Es wurde bereits darauf hingewiesen, daß die Person auch verändernd eingreift und demnach ihre Lebenssituation selbst gestaltet. Der Spielraum für eigene Gestaltung wird allerdings durch die Wirkungen vergangener Situationen begrenzt. So wird es erklärlich, daß die Lebensgeschichte dazu beiträgt, ob sich eine Person mit gegebenen Verhältnissen abfindet oder ob sie dagegen aufbegehrt, falls sie darunter leidet. Nach heute weitgehend akzeptierter Auffassung in der Verhaltenstherapie ist das Verhalten somit eine Funktion der Interdependenz von Person und Situation (Abb. 1).

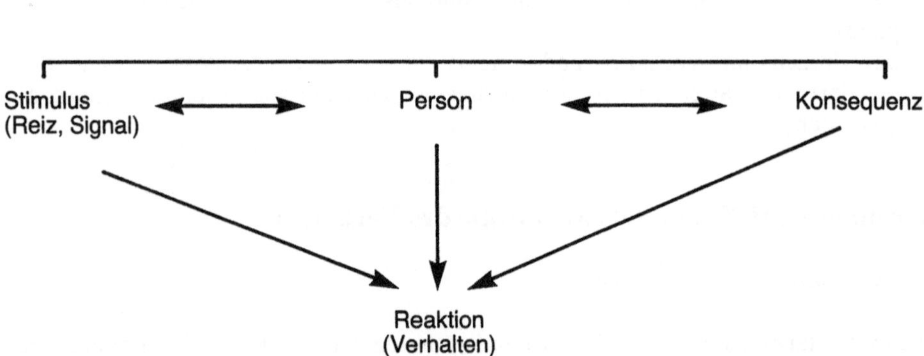

Abb. 1. Bedingungsmodell des Verhaltens

Formen der Selbstkontrolle

Wenn wir uns an dem soeben beschriebenen Modell orientieren, kann die Selbstkontrolle eines unerwünschten Verhaltens auf verschiedenen Ebenen erfolgen:

1. Die Person kann Einfluß nehmen auf die Signale

Sie kann die Signale entweder anders als zuvor bewerten und ihnen daher andere Bedeutung verleihen (in diesem Fall wird eine kognitive Strategie angewendet) oder sie kann den Automatismus von Signal und Verhalten durchbrechen und bewußt ein anderes Verhalten ausführen. Schließlich könnte sie auch die kritischen Signale meiden, so daß ein Handlungsimpuls erst gar nicht in ihr ausgelöst wird.

Beispiel 1: Der Raucher, dem eine Zigarette angeboten wird, interpretiert das Verhalten des anderen jetzt nicht mehr primär als Akt der Freundlichkeit, sondern als Herausforderung, sich in einer sozial schwierigen Situation zu behaupten. Er lehnt daher freundlich, aber bestimmt das Angebot ab.

Beispiel 2: Ärger über den Kollegen war bisher das Signal, im Schreibtisch nach etwas Eßbarem zu suchen. Jetzt wird der Ärger zum Anlaß genommen, um Möglichkeiten zu durchdenken, den Konflikt auf andere Weise zu lösen.

Beispiel 3: Die Person, die bemerkt, daß die Keksdose vor dem Fernseher einen unwiderstehlichen Reiz auslöst, sorgt dafür, daß die geleerte Dose nicht erneut gefüllt wird.

2. Die Person kann Einfluß nehmen auf die Konsequenzen

Hierbei ist es das Ziel, sich möglichst schnell die Erfahrung zu ermitteln, daß erwünschtes Verhalten überwiegend positive und unerwünschtes Verhalten überwiegend negative Konsequenzen hat.

Beispiel: Der Raucher belohnt sich dafür, daß er bei bestimmten Signalen (z. B. beim Anbieten von Zigaretten) nicht mehr raucht, damit, daß er sich vorher festgelegte Wünsche erfüllt und sich auf diese Weise verwöhnt. So könnte sich der Musikliebhaber z. B. die Zeit nehmen, bei einem guten Glas Wein einer Schallplatte zu lauschen.

Selbstbelohnungen dieser Art können darin bestehen, daß auf eine gern ausgeübte Verhaltensweise (z. B. Karten spielen, ins Kino gehen) bewußt verzichtet wird bis das erwünschte Verhalten aufgetreten ist, so daß die erneute Ausführung als positive Konsequenz der Verhaltensänderung erlebt wird, oder aber es können Tätigkeiten als Belohnungen eingeführt werden, die üblicherweise nicht ausgeübt werden, z. B. ein besonders schickes Kleid kaufen oder die schon lange erwünschte Anschaffung vornehmen.

Selbstbelohnungen für erwünschtes Verhalten sind auch darin zu sehen, daß die Person sich selbst auf die Schulter klopft und stolz ist über ihre Leistung. Entsprechend stellt ein sich selbst ausgesprochener Tadel verbunden mit Selbstkritik eine negative Konsequenz des unerwünschten Verhaltens dar.

3. Die Person nimmt Einfluß auf ihre Kompetenz zur Selbstkontrolle des Verhaltens

In allen verhaltenstherapeutischen Programmen wird großer Wert auf das Einüben von Verhaltensweisen gelegt, die die Selbstkontrolle fördern, wobei davon ausgegangen wird, daß die Kompetenzen einer Person Folge ihrer Erfahrungen mit Selbstkontrolle erfordernden Situationen sind. Zur Reflexion dieser Erfahrungen und zur Förderung neuer Erfahrungen wird sozialkompetentes Verhalten häufig in Form von Rollenspielen eingeübt.

Beispiel: Der Übergewichtige ist bei Verwandten eingeladen, die für ihre gute Küche bekannt sind. Bisher hat er bei diesen Besuchen immer viel mehr gegessen als er vorhatte. Er hatte zwar versucht, den Gastgebern klar zu machen, daß er abnehmen wollte; er hatte sich aber auch, bedingt durch den Wunsch, nicht anzuecken, immer wieder zum Essen verführen lassen. Jetzt wird mit dem Patienten eingeübt, wie er die Angebote der Gastgeber ablehnen kann, ohne sie dadurch zu verärgern.

Wie zu Beginn dieses Abschnitts gesagt wurde, werden Personen in ihrem Verhalten nicht nur durch Situationen geprägt, sie können auch aktiv Situationen verändern und sich dadurch selbst die Bedingungen schaffen, die Einfluß auf ihr Verhalten nehmen. In dem Entschluß, an einem Programm zur Förderung der Selbstkontrolle teilzunehmen, ist eine solche Aktivität zu sehen. Hierdurch schaffen die Patienten für sich eine Situation, die ihnen die Verhaltensänderung erleichtert, denn durch das Programm erhalten sie Hilfestellung, die sich sowohl auf die Selbstkontrolle der Signale und Konsequenzen als auch auf eine Verbesserung der sozialen Kompetenz im Umgang mit schwierigen Situationen bezieht.

Beispiel: Ein Patient mit funktionellen Magenbeschwerden berichtet, daß er regelmäßig zuviel Alkohol konsumiert, wenn er abends – v. a. in Abwesenheit seiner Ehefrau – Videofilme ansieht. Er wolle zwar nur ein Glas Wein trinken, sei dann nach Ende des Films aber selbst erstaunt darüber, daß auch die Flasche am Ende sei. Die Magenbeschwerden würden durch den Alkohol eher günstig beeinflußt. Offensichtlich ist die Spannung während des Videofilms zum Signal für unkontrolliertes Trinken geworden, so daß es schwierig für ihn ist, den Konsum nach einem Glas zu unterbrechen, zumal der Alkohol sich kurzfristig nicht negativ auf seine Beschwerden auswirkt. Ziel der Beratung sollte es in diesem Fall sein, neben der Verbesserung der Information über den Zusammenhang zwischen seinen Beschwerden und dem Alkoholkonsum die Kompetenz des Patienten zur Kontrolle seines Verhaltens zu erhöhen; d. h. er sollte dazu befähigt werden, die Situation so zu verändern, daß das problematische Verhalten nicht mehr auftritt. Das könnte z. B. dadurch erreicht werden, daß er auf das Fernsehen ganz verzichtet und stattdessen ins Kino geht, wo alkoholische Getränke schwerer erreichbar sind. Er könnte auch nach Alternativen für die abendlichen Videositzungen suchen, z. B. einem Hobby nachgehen oder mit Freunden gemeinsam etwas unternehmen. Sind solche Alternativen nicht verfügbar oder ist der Patient nicht bereit, sie zu wählen, weil Videofilme für ihn sehr attraktiv sind, könnte eine Situationskontrolle auch dadurch erreicht werden, daß der Patient sich vor dem Einschalten des Geräts die geplante Trinkmenge abfüllt und die angebrochene Flasche an einem möglichst entfernten und schlecht zu erreichenden Platz aufstellt. Wenn der Patient dann tatsächlich einige Zeit lang nur die zuvor geplante Menge zu sich genommen hat, könnte er sich möglicherweise durch ein Glas besonders guten, zuvor von ihm nicht getrunkenen magenfreundlichen Rotwein belohnen, den er möglichst ohne gleichzeitiges Video zusammen mit einer anderen von ihm geschätzten Person genießen sollte. Die für ihn wirksame Belohnung muß der Patient selbst herausfinden; der Berater sollte allerdings gemeinsam mit ihm Überlegungen hierzu anstellen.

Fassen wir erneut zusammen:

1. Verhaltenstherapeutisch orientierte Programme zur Verhaltensänderung zielen im Regelfall darauf hin, dem Patienten zur Selbstkontrolle seines problematischen Verhaltens zu verhelfen.
2. Selbstkontrolle bezieht sich sowohl auf eine Beeinflussung der das Verhalten auslösenden Signale, auf eine Beeinflussung der dem Verhalten nachfolgenden Konsequenzen als auch auf eine Beeinflussung der eigenen Kompetenzen im Umgang mit Signalen und Konsequenzen.
3. Die Entscheidung für ein Behandlungsprogramm schafft für den Patienten eine Situation, die ihm eine Selbstkontrolle seines unerwünschten Verhaltens erleichtert.

4. Beratung als Hilfe während der Verhaltensänderung strebt im wesentlichen eine Unterstützung des Patienten bei dem Bemühen um Selbstkontrolle seines problematischen Verhaltens an.

Programme zur Unterstützung der Selbstkontrolle

Prinzipien der Verhaltensänderung durch Selbstkontrolle

Alle Programme zur Unterstützung der Selbstkontrolle, unabhängig davon, ob sie sich auf eine Veränderung der Eßgewohnheiten, der Rauchgewohnheiten, der körperlichen Aktivität, des Umgangs mit Streß oder der Förderung der Compliance beziehen, orientieren sich an grundlegenden Prinzipien, die im folgenden erläutert werden.

1. Zwischen Berater und Patient wird eine Behandlungsvereinbarung abgeschlossen

Wie zuvor ausgeführt wurde, hat die Beratung zur Verhaltensänderung das Ziel, den Patienten für die Verhaltensänderung zu motivieren und ihn über Formen möglicher Unterstützung durch den Berater während der Verhaltensänderung zu informieren. Ist ein „informierter Konsens" zwischen Berater und Patient erreicht worden, sollte er durch die Unterzeichnung des Kontrakts dokumentiert werden. Obwohl die vom Patienten geleistete Unterschrift juristisch nicht bindet, wird sie jedoch als moralisch verpflichtend erlebt, so daß der Patient sich durch seine Unterschrift in eine Situation bringt, die seine Verhaltensänderung günstig beeinflußt. Als Beispiel für die Abfassung eines Kontrakts zeigt Abb. 2 die Teilnahmeerklärung, die in dem von der Bundeszentrale für gesundheitliche Aufklärung entwickelten Programm „Abnehmen – aber mit Vernunft" verwendet wird.

2. Vor der Verhaltensänderung wird eine Analyse des Verhaltens durchgeführt

Ziel dieses Vorgehens ist es, dem Patienten Einsicht in die Bedingungen zu vermitteln, die sein problematisches Verhalten steuern. Der Patient wird angeleitet, die dem Verhalten vorausgehenden Signale und die ihm nachfolgenden Konsequenzen bewußt wahrzunehmen und zu protokollieren. Diese Protokolle werden gemeinsam von Berater und Patient analysiert. Hierbei lernt der Patient die für ihn kritischen Signale und Konsequenzen kennen. Der Adipöse erfährt z. B., daß Schokolade in der Schreibtischschublade, Einladungen bei Freunden, Fernsehen am Abend oder Ärger über den Nachbarn für ihn die kritischen Signale darstellen. Der Raucher bemerkt, daß die Entspannung nach dem Mittagessen, die Anregung während konzentrierter Arbeit oder das Gefühl, einen Moment den Sorgen entfliehen zu können, positive Konsequenzen des Rauchens sind. Der Gestreßte lernt darauf zu achten, welche zwischenmenschlichen Situationen Ärger in ihm hervorrufen oder welche Gedanken ihm durch den Kopf gehen, wenn andere an ihn eine Forderung stellen, die er nicht abzulehnen wagt.

Teilnahme-Erklärung

für den Kurs

Abnehmen – aber mit Vernunft

Ich erkläre hiermit, daß ich an dem o. g. Kurs, der von

....
Institution

abgehalten wird, teilnehme.
Im einzelnen bin ich mit folgenden Vereinbarungen einverstanden:

1. Ich verpflichte mich, an den 13 Kursabenden regelmäßig teilzunehmen. Sollte ich verhindert sein, werde ich vorher einen anderen Kursteilnehmer darüber informieren und mich hinterher nach dem Inhalt der versäumten Kursstunde sowie nach den Aufgaben für die kommende(n) Woche(n) erkundigen. Ich weiß, daß der Kurs für mich vorzeitig beendet ist, wenn ich mehr als zwei Kursabende versäumt habe.
2. Ich verpflichte mich, die „Hausaufgaben" zu erledigen, insbesondere die Diagramme regelmäßig zu führen und zu den Kursstunden mitzubringen.
3. Ich bin darauf hingewiesen worden, daß ich mich an meinen Arzt wenden muß, wenn ich während der Kursdauer krank werden sollte. In diesem Fall muß ich meinen Arzt über die Teilnahme am Kurs informieren.

....
Name, Vorname
....
Anschrift
....

....
Datum, Unterschrift

Die 13 Kursabende finden an folgenden Tagen statt:

....

....

....

....

....

....

....

Der Kursleiter verpflichtet sich, ein Trainingsprogramm durchzuführen, das dem derzeitigen Stand der Verhaltenstherapie-Forschung entspricht und das von der Bundeszentrale für gesundheitliche Aufklärung (BZgA), Köln, wissenschaftlich begleitet wird. Kursleiter und BZgA garantieren absolute Diskretion bezüglich aller persönlichen Daten, die im Laufe des Trainings erhoben werden.

....
Unterschrift des Kursleiters

Abb. 2. Teilnahmeerklärung für den Kurs „Abnehmen – aber mit Vernunft" der Bundeszentrale für gesundheitliche Aufklärung

Auch das Verhalten selbst wird beobachtet, z. B. die Art, wie Nahrung zubereitet wird (ob in der Pfanne oder fettsparend im Römertopf), wie viele Kalorien mit der täglichen Nahrungsmenge aufgenommen werden, welche Zigarettenmarke geraucht wird, welche Kompetenzen im Umgang mit Belastungen bereits vorhanden sind. Hierbei wird darauf geachtet, welche Selbstkontrollstrategien die Patienten bereits beherrschen und unter welchen Bedingungen sie diese einsetzen.

3. *Es werden Ziele für das zu verändernde Verhalten abgesprochen*

Der Patient legt für sich die Erfolgskriterien fest. Beispielsweise bestimmt er, daß die Änderung seiner Eßgewohnheiten zu einer Gewichtsreduktion von 7 kg in einem festgelegten Zeitraum führen soll, daß er das Rauchen ganz aufgeben möchte, daß er 2mal in der Woche für 20 min laufen möchte oder daß er in seinem Betrieb zu seiner Entlastung eine angemessene Aufgabenverteilung durchsetzen möchte. Der Berater sollte bei der Zielabsprache darauf achten, daß die Vorsätze der Patienten realistisch sind, um Mißerfolgserlebnissen vorzubeugen. Es ist z. B. unrealistisch, wenn ein Patient mehrere Zielverhaltensweisen gleichzeitig verändern will. Gleichzeitig abzunehmen und das Rauchen einzustellen, dürfte die meisten Patienten überfordern.

4. *Verhaltensänderungen werden in kleinen Schritten vorgenommen und eingeübt*

Es gibt Personen, die damit Erfolg haben, von einem Tag zum anderen mit dem Rauchen aufzuhören. Selbstkontrolltechniken hingegen versuchen, auf der Basis der Situationsanalyse zunehmend eine Verhaltenskontrolle zu erreichen. Somit wird die Rauchgewohnheit schrittweise verändert, indem immer mehr Signale, die zuvor einen Impuls zum Rauchen auslösten, jetzt bewußt kontrolliert werden, z. B. indem die Person nach dem Essen sofort aufsteht, indem sie die Streichhölzer bewußt zu Hause läßt, indem sie angebotene Zigaretten ablehnt, indem sie nicht mehr gemeinsam mit anderen raucht oder indem sie nur noch an einem bestimmten Ort in der Wohnung zur Zigarette greift. Unabhängig von der jeweiligen Situation kann das Verhalten direkt beeinflußt werden, z. B. indem die Person jede Zigarette nach 3 Zügen zur Seite legt oder jede Zigarette nur noch zur Hälfte raucht und dann fortwirft.

Verhalten in Belastungssituationen wird schrittweise verändert, indem verschiedene Techniken des Umgangs mit Belastungen demonstriert und anhand von Situationen, die die Patienten selbst einbringen, eingeübt werden.

Im folgenden sind Selbstkontrollregeln abgedruckt, die wir in einem Programm zur Verhaltensänderung adipöser essentieller Hypertoniker einsetzten (Basler et al. 1985).

5. Es findet eine Selbstbewertung des veränderten Verhaltens statt

Von den Personen wird fortwährend bewertet, inwiefern die bereits erfolgte Verhaltensänderung mit einer Annäherung an das zuvor festgelegte Ziel verbunden ist. Nicht jede Selbstkontrolltechnik ist für jeden Patienten sinnvoll; der Patient kann selbst am besten entscheiden, welche Strategien für ihn eine Hilfe darstellen. Um auf die Individualität des Patienten eingehen zu können, benötigt der Berater eine Rückmeldung durch den Patienten. Nur so kann er Hilfestellung geben, z. B. wenn er erfährt, daß es für den Patienten schwierig ist, am Tag die 6 empfohlenen kleinen Mahlzeiten zu sich zu nehmen.

6. Es findet eine Selbstbelohnung des veränderten Verhaltens statt

Hat der Patient durch die Bewertung festgestellt, daß die Verhaltensänderung zu einer Annäherung an das Ziel führt, sollte er sich dafür belohnen. Durch diese Belohnung wird das veränderte Verhalten verstärkt. Es erhält eine positive emotionale Tönung, was für die erneute Verfestigung des veränderten Verhaltens von Bedeutung ist. Ein Raucher z. B. könnte die Differenz zwischen dem Geldbetrag, den er früher verraucht hat, und dem, den er jetzt für Zigaretten ausgibt, in einer

1. Ich verteile meine tägliche Nahrungsmenge auf sechs Mahlzeiten.
2. Ich verteile meine Mahlzeiten so, daß ich alle 2 bis 2½ Stunden etwas essen kann.
3. Ich suche je nach Lebensbereich einen festen Eßplatz. Ich darf nur noch hier essen.
4. Ich orientiere mich an etwa 1500 Kalorien in den ersten Wochen des Trainings.
5. Ich esse, wenn möglich, alleine.
6. Ich löse alle Nahrungsmittel- und Genußmitteldepots in meiner Wohnung auf. Ich bewahre alle Lebensmittel nur noch an einem Ort auf.
7. Ich unterlasse beim Essen alle Nebentätigkeiten, wie z. B. Radiohören und Zeitunglesen.
8. Ich kaue 15mal. Ich nehme den nächsten Bissen erst dann auf mein Besteck, wenn ich den vorigen heruntergeschluckt habe.
9. Ich esse nur zu den festgelegten Mahlzeiten.
10. Ich verbanne das Salzfaß vom Tisch.
11. Ich kaufe nur Nahrungsmittel ein, die vor dem Verzehr zubereitet werden müssen.
12. Ich kaufe nie hungrig ein. Ich erstelle eine Einkaufsliste und kaufe nur, was geplant ist.
13. Ich überlege mir vor jeder Mahlzeit genau, was und wieviel ich essen will. Ich darf während und nach der Mahlzeit nichts nachnehmen.
14. Ich spare vor Einladungen etwa 500 Kalorien ein.
15. Ich lasse in Kantinen und Restaurants einen „Anstandsrest" auf dem Teller.
16. Ich esse bei Einladungen besonders langsam (das heißt ich nehme besonders kleine Bissen, ich mache häufig Pause, ich kaue besonders langsam).
17. Ich entspanne mich vor dem Essen. Ich esse nie, wenn ich unter Zeitdruck stehe.
18. Ich richte alle Speisen appetitlich auf möglichst kleinen Tellern an, so daß es „nach mehr" aussieht.
19. Ich räume nach dem Essen Reste und Geschirr sofort weg.
20. Ich bitte meine Familienangehörigen und Freunde um Unterstützung.

Sparbüchse sammeln und sich von dem Betrag einen zuvor festgelegten Wunsch erfüllen. Der Adipöse könnte seine Verhaltensänderung durch eine von ihm geschätzte Freizeitaktivität oder durch ein neues Kleidungsstück belohnen.

Organisation der Programme zur Förderung der Selbstkontrolle

Zur Zeit liegen verschiedene Programme zur Unterstützung der Verhaltensänderung des Patienten vor, die der Arzt im Rahmen seiner Gesundheitsberatung einsetzen kann.

Selbstkontrollprogramme werden im Regelfall nicht mit einzelnen Patienten, sondern mit Patientengruppen durchgeführt, wobei die Gruppe 12 Personen nicht überschreiten sollte, um einen Erfahrungsaustausch der Gruppenmitglieder untereinander zu ermöglichen.

Die Methode der Gruppenarbeit wurde nicht aus allein ökonomischen Gründen gewählt; die Gruppe bietet in bezug auf die Verhaltensänderung der individuellen Beratung gegenüber erhebliche Vorteile. So kann jeder Patient durch die anderen gleichfalls Betroffenen weitere Anregungen und Hilfestellung erhalten, da die Betroffenen häufig besser als der Berater das Problem des Patienten verstehen und unterstützend reagieren können. Weiterhin bietet die Gruppe zahlreiche Möglichkeiten zur Verstärkung erwünschten Verhaltens und damit zur Belohnung der Verhaltensänderung.

Die vorliegenden Selbstkontrollprogramme können im Regelfall innerhalb von 12–18 Gruppensitzungen von jeweils 1½–2 Stunden Dauer abgeschlossen werden. Dem Gruppenleiter steht zur Vorbereitung der einzelnen Sitzungen ein Handbuch zur Verfügung, an dem er sich orientieren kann, so daß die für die Vorbereitung aufzuwendende Zeit gering ist.

Insgesamt gesehen ist der Arbeitsaufwand, der von dem Berater im Rahmen der Beratung *während* der Verhaltensänderung verlangt wird, allerdings groß im Vergleich zu dem Aufwand, den die bisher übliche Beratung *zur* Verhaltensänderung erfordert. Allerdings können durch den verstärkten Aufwand auch ungleich bessere Effekte bei der Verhaltensänderung erreicht werden (vgl. Basler et al. 1985). Soll die Beratung *zur* Verhaltensänderung effektiv sein, muß sich ihr nach augenblicklichem Wissensstand die Beratung *während* der Verhaltensänderung anschließen. In dem Kapitel „Beratung als Förderung der Motivation zur Verhaltensänderung" wurden bereits verschiedene Organisationsformen vorgestellt, durch die Beratung zur und während der Verhaltensänderung miteinander verflochten werden können. Obwohl wir – wie erwähnt – für die Beratung *während* der Verhaltensänderung eine praxisinterne Lösung favorisieren, gibt es gewichtige Gründe, die für eine praxisexterne Lösung, als für eine Kooperation mit anderen in der Region vorhandenen Beratungseinrichtungen sprechen. Zu diesen Gründen gehören, daß der beratende Arzt im Regelfall für die Beratung *während* der Verhaltensänderung zusätzliche Qualifikationen erwerben muß, die sowohl die Arbeit mit Gruppen als auch den Umgang mit Programmen zur Förderung der Selbstkontrolle betreffen, daß die Organisation der Arbeit Mühe bereitet und zeitaufwendig ist und daß die Finanzierung der Arbeit z. Z. noch ungeklärt ist. Für die praxisinterne Lösung, bei der die Gruppenarbeit entweder durch den Arzt oder durch qualifiziertes Personal durchgeführt wird, spricht neben dem nachgewiesenen Erfolg auch die hohe Zufriedenheit über die Arbeit, die sowohl von den beteiligten Ärzten als auch den Patienten geäußert wurde.

Fassen wir zusammen:

1. Programme zur Verhaltensänderung, die eine zunehmende Selbstkontrolle des Patienten anstreben, lassen sich durch ihnen gemeinsame Prinzipien beschreiben. Hierzu gehören der Abschluß eines Behandlungskontrakts, die Analyse des Verhaltens und der Verhaltensziele, die Verhaltensänderung in kleinen Schritten, die Selbstbewertung des veränderten Verhaltens und die Selbstverstärkung des Verhaltens durch Belohnungen.
2. Selbstkontrollprogramme werden im Regelfall in Patientengruppen durchgeführt, wobei sich der Berater als Gruppenleiter an strukturierten Anleitungen zur Durchführung der Gruppensitzungen orientieren kann.
3. Das Angebot von Selbstkontrollprogrammen stellt eine wirksame Hilfe zur Beratung *während* der Verhaltensänderung dar. Diese Form der Beratung kann sowohl praxisintern als auch praxisextern durchgeführt werden. Bei der praxisinternen Lösung wird das Programm durch den Arzt oder anderes Personal in der Arztpraxis angeboten, während bei der praxisexternen Lösung eine Kooperation mit anderen Beratungseinrichtungen der Region stattfindet.
4. Zur Sicherung des Beratungserfolgs sollte eine Beratung *zur* Verhaltensänderung stets durch eine Beratung *während* der Verhaltensänderung ergänzt werden.

Grenzen der Beratung während der Verhaltensänderung

Programme zur Förderung der Selbstkontrolle können nur dann angewendet werden, wenn der Patient für eine Verhaltensänderung motiviert ist und wenn er sowohl mit den Behandlungszielen als auch den eingesetzten Methoden übereinstimmt. Selbstkontrolle stellt eine Eigenaktivität des Patienten dar, die voraussetzt, daß die Eigenverantwortung für den Behandlungserfolg akzeptiert wird. Die Aufgabe des Beraters könnte somit durch den Begriff „Hilfe zur Selbsthilfe" umschrieben werden. Es erscheint evident, daß sich der Berater bereits vor Beginn der Behandlung versichern muß, ob angestrebtes Ziel und eingesetzte Technik für den Patienten akzeptabel sind. Zwischen Berater und Patient muß ein „informierter Konsens" hergestellt werden. Das bedeutet, daß der Patient wissen muß, was ihn erwartet, wenn er sich auf die Teilnahme an einem Programm zur Förderung der Selbstkontrolle einläßt. Der Konsens sollte anschließend durch die schon erwähnte Unterzeichnung der Behandlungsvereinbarung dokumentiert werden.

Selbstkontrolltechniken haben somit überall dort ihre Grenzen, wo ein Konsens gar nicht oder nur scheinbar erreicht wird. Das ist der Fall, wenn der Patient durch Dritte ohne Eigenmotivation zur Behandlung aufgefordert wird, z. B. wenn er vom Arbeitgeber unter Druck gesetzt wird, sich wegen einer Alkohol- oder Drogenabhängigkeit behandeln zu lassen, oder wenn ein Ehemann ausschließlich auf Drängen seiner Frau an einem Nichtraucherkursus teilnimmt. Auch dann ist nur ein scheinbarer Konsens erreicht, wenn der Patient in einem ersten Beratungsgespräch unter dem Druck der Situation in die Behandlung einwilligt, wenn dann aber mit zunehmendem zeitlichen Abstand der aus jetziger Sicht voreilige und unüberlegte Entschluß bedauert wird. Es kann in diesem Fall leicht zu einer Gegenreaktion kommen. Der Patient fühlt sich in seiner persönlichen Freiheit und Selbstbestimmung eingeschränkt und ärgert sich möglicherweise über seine schon erteilte Einwilligung. Gerade wenn er den beratenden Arzt als Autorität erlebt oder sich von ihm abhängig fühlt, wird es für ihn schwierig sein, seine Einwilligung zu widerrufen. Er wird seinen Widerstand daher auf andere Weise äußern, nämlich indem er dem Berater während der Durchführung des Programms nachweist, daß die angewendeten Techniken ihm persönlich nicht helfen können und alle Bemühungen erfolglos bleiben müssen.

Eine weitere Grenze, die der Anwendung von Verfahren zur Förderung der Selbstkontrolle gesetzt ist, kann in der Persönlichkeit des Patienten zu suchen sein. Auch wenn Kompetenzen zur Selbstkontrolle durch das Programm gefördert werden, muß doch ein Minimum solcher Kompetenzen als Grundlage für weitere Übungen vorhanden sein. Dazu gehört, daß der Patient sein eigenes Verhalten wahrnehmen, auf seine Lebenssituation beziehen und seine Wahrnehmungen auch anderen mitteilen kann. Dazu gehört auch die Überzeugung, aktiv in seine Umwelt eingreifen und durch sein Handeln etwas bewirken zu können. Patienten mit einer fatalistischen Einstellung oder mit depressiven Symptomen können nur dann von Selbstkontrolltechniken profitieren, wenn es gelingt, im Laufe der Behandlung ihre Einstellung zu korrigieren und ihre Aktivität zu steigern. Im Regelfall wird allerdings die Bereitschaft zur Aktivität als Voraussetzung für die Teilnahme angesehen.

Nicht nur muß der Patient bereit sein, Eigeninitiative und Selbstverantwortung zu übernehmen, auch muß der Berater Voraussetzungen schaffen, die Eigeninitiative und Selbstverantwortung zulassen. Während der Verhaltensänderung spielt er zeitbegrenzt die Rolle des kompetenten Helfers, der den Patienten dazu anleitet, sein eigenes Verhalten wahrzunehmen, zu bewerten und zu verändern. Er betont jedoch von Anfang an, daß die Verantwortung für die Verhaltensänderung beim Patienten liegt und ein Erfolg nur durch eigene Aktivität zu erreichen ist. Er darf auf keinen Fall die Rolle des Kontrolleurs übernehmen, da er hierdurch den Patienten ermuntert, die Verantwortung an ihn zu delegieren. Er gerät sonst leicht in eine Rolle, wie sie häufig die Partner von Alkoholikern innehaben, die sich ausdauernd um den Patienten bemühen, denen aber immer wieder nachgewiesen wird, daß ihre Bemühungen noch nicht ausreichend sind und sie nur bei verstärkter Anstrengung Erfolg haben werden. So könnte auch der Berater, wenn er sich für die Verhaltensänderung verantwortlich machen läßt, durch die Patienten manipuliert werden und dadurch seinen Freiheitsspielraum zunehmend einschränken.

Fassen wir abschließend erneut zusammen:

Grenzen der Techniken zur Förderung von Selbstkontrolle liegen dort, wo ein informierter Konsens zwischen Berater und Patient nicht hergestellt werden kann, wo der Patient unfähig ist oder sich für unfähig hält, Selbstkontrolle auszuüben, und wo der Berater nicht bereit ist, Eigenaktivität und Selbstverantwortung zuzulassen.

Literatur *zur Basisinformation*

Kanfer FH (1977) Selbstmanagement-Methoden. In: Kanfer FH, Goldstein AP (Hrsg) Möglichkeiten der Verhaltensänderung. Urban & Schwarzenberg, München, S 350–406

Kanfer FH (1982) Selbstkontrolle. In: Bastine R, Fiedler PA, Grawe K, Schmidtchen S, Sommer G (Hrsg) Grundbegriffe der Psychotherapie. Edition Psychologie, Weinheim, S 358–361

Schulte D (1977) Theoretische Grundlagen der Verhaltenstherapie. In: Pongratz LJ, Wewetzer KH (Hrsg) Klinische Psychologie. Hogrefe, Göttingen (Handbuch der Psychologie in 12 Bänden, Bd 1/1, S 981–1026)

Weiterführende Literatur

Basler HD, Brinkmeier U, Buser K, Haehn KD, Mölders-Kober R (1985) Adipositastherapie in der Allgemeinpraxis. Allgemeinmedizin 4: 148–154

Basler HD, Florin I (1985) Klinische Psychologie und körperliche Krankheit. Kohlhammer Stuttgart

Hartig M (1973) Selbstkontrolle. Urban & Schwarzenberg, München (Fortschritte der Klinischen Psychologie, Bd 4)

Interdisziplinäre Konzepte der Gesundheitsberatung

H. Feser

Einführung

Derzeit kreist die Diskussion in bezug auf die Gesundheitsberatung im wesentlichen um die folgenden Fragen:
- Sollte Gesundheitsberatung allein von Ärzten vorgenommen werden?
- Sollten speziell dafür auszubildende „Gesundheitserzieher" die Beratungsaufgabe übernehmen?
- Sollten die Aufgaben der Gesundheitserziehung und -beratung von Vertretern verschiedener Berufe wahrgenommen werden?

Obwohl Ärzte unstreitig Gesundheitsberatung durchführen, bleiben ihnen besonders im Bereich der Primärprävention wichtige Zugänge zu Zielpersonen verschlossen. Was die weitere Professionalisierung der in der gesundheitlichen Prävention sonst noch Tätigen angeht, so kann z. Z. nur festgestellt werden, daß sich in der Bundesrepublik Deutschland eine Vielzahl privater und staatlicher Stellen um die Aus- und Fortbildung in Gesundheitserziehung bemühen. Weil dies weitgehend unabhängig voneinander geschieht, entwickeln sich zahlreiche spezielle Berufsbezeichnungen wie z. B. Gesundheitsberater, Gesundheitstrainer, gesundheitserzieherischer Assistent, Prophylaxefachkraft, Gesundheitspädagoge, Gesundheitsberatungslehrer, Ernährungsberater [1, 2]. Dies zeigt eindrucksvoll, daß gesundheitliche Erziehung bzw. Beratung nicht nur von vielen wahrgenommen werden kann, sondern auch, daß die Chance für ein einheitliches Berufsbild „Gesundheitserzieher/-berater" als ziemlich gering einzustufen sein dürfte. Wenn allerdings präventive Aufgaben künftig von verschiedenen Fachleuten übernommen werden sollen, dann muß ein Grundkonsens über Ziel und Methoden herbeigeführt werden. Auch sollte zunehmend deutlich werden, wo einzelne Fachkräfte für präventive Arbeit ausgewiesen sind und wo die Aufgabenstellung eine interdisziplinäre Zusammenarbeit notwendig macht.

Moderner Gesundheitsbegriff als Basis interdisziplinärer Gesundheitsberatung

Die in den letzten Jahrzehnten praktizierten gesundheitspolitischen Maßnahmen konnten weder risikoträchtige Umwelteinflüsse noch die gesundheitlichen Fehlhaltungen der Menschen selbst wesentlich eindämmen. Sogenannte volkswirtschaftliche Sachzwänge und übermächtige gesellschaftlich-soziale Leitbilder dominieren gegenüber gesundheitsorientierten Einstellungen und präventiv ausgerichteter Gesundheitspolitik. Zwar erbrachten Maßnahmen der bisherigen Gesundheitspolitik außerordentliche Ausweitungen der kurativen Medizin, doch schwächten sie gleichzeitig weithin die Bereitschaft zum umweltbewußten Handeln, die gesundheitliche Selbstverantwortung und die Fähigkeit zu gesundheitsökonomischem Denken. In dieser Situation konnten engagierte Ansätze der gesundheitlichen Aufklärung, Erziehung und Beratung Teilerfolge erzielen, aber insgesamt keinen durchgreifenden Wandel des Umwelt- und Gesundheitsbewußtseins der Menschen herbeiführen; die Erkrankungsraten der sog. Zivilisations- und Verhaltenskrankheiten wurden nicht gesenkt.

Es scheint mehrere Weg aus dieser Sackgasse zu geben. Dabei wäre es besonders naheliegend, daß die in der Prävention Tätigen versuchten, sich über ihre jeweiligen Zielvorstellungen zu verständigen. Anzustreben wäre ein Minimalkonsens über den Gesundheitsbegriff und eine gemeinsame Auffassung über Risikofaktoren in Person und Umwelt. Erst dann kann entschieden werden, welche Maßnahmen geeignet erscheinen, schrittweise erkannte Ursachen für gesundheitliches Fehlverhalten abzubauen. Diesem Ansatz liegt die Idee einer kausalen Prävention zugrunde [3].

Es ist zu vermuten, daß bereits Versuche einer gemeinsamen Zielbestimmung Schwierigkeiten aufwerfen. So ist häufig ein Widerstreit zwischen Vertretern eines herkömmlichen und denen eines modernen Gesundheitsbegriffs zu beobachten. Insbesondere die Medizin versteht weithin Gesundheit als ein Freisein von Krankheit in einem Sinne, der für die kurative Aufgabenstellung ausreicht, ebenso für das sekundärpräventive Konzept der Früherkennung von Krankheiten durch Vorsorgeuntersuchungen. Demgegenüber wird ein erweiterter Gesundheitsbegriff erforderlich, wenn solche Vorstellungen wie die selbstbestimmte, aktive Gesundheitspflege oder die Förderung vorhandener gesundheitlicher Potentiale bei einzelnen und in der Gemeinschaft ins Auge gefaßt werden. Die dementsprechende Definition der Weltgesundheitsorganisation (WHO)[1] ist oft als realitätsferne Utopie, nach der nur wenige Menschen wirklich gesund wären, kritisiert worden. Die Kritik übersieht aber den pädagogisch-psychologischen Sollwertcharakter dieser Definition und verkennt damit auch ihre Brauchbarkeit für ein interdisziplinäres Konzept der gesundheitlichen Aufklärung, Erziehung und Beratung [4].

Gesundheit beinhaltet eben nicht nur negativ die Abwesenheit von Störungen, Gebrechen oder Krankheiten, sondern vielmehr positiv z. B. die Fähigkeit, leben und arbeiten zu können (im Sinne Freuds) oder auch, seinen normalen sozialen Aufgaben und Rollenverpflichtungen nachzukommen (im Sinne Parsons). Krankheit und Gesundheit betreffen den ganzen Menschen als psychophysische und psychosoziale Einheit. Ein für die Gesundheitsberatung tragfähiger Gesundheitsbegriff muß also *ganzheitlich* sein, d. h. die körperlichen, geistig-seelischen und sozialen Aspekte berücksichtigen. Gesundheit muß gleichzeitig *dynamisch* und

---

[1] Die WHO hat Gesundheit nicht allein als Abwesenheit von Krankheit definiert, sondern als einen Zustand des vollständigen körperlichen, psychischen und sozialen Wohlbefindens (Präambel der Satzung der WHO, Genf 1948).

individuell optimierbar interpretiert werden. So wird beispielsweise aus pädagogischer Sicht die Gesundheit definiert als

> jene aktuelle, langfristig wirksame physische, psychische und soziale Befindlichkeit von Menschen, in der diese entsprechend ihrer Befähigung zum sozialen Leben an dessen Erhaltung, Entfaltung und/oder Wiedererlangung beitragen und daran teilnehmen, um die dafür von der Gesellschaft zu sichernden Voraussetzungen für die Befriedigung ihrer Bedürfnisse zu nutzen oder selbst mitzugestalten [5].

Medizinische, soziologische, psychologische und pädagogische Begriffsexplikationen erweisen sich jeweils als aspektivische Zugänge zur identischen Sache Gesundheit. Dementsprechend läßt ein komplementäres Vorgehen bei vorausgegangener Zielabsprache eine erhöhte Wirksamkeit der Gesundheitsberatung erwarten. Diesbezügliche Beispiele werden im folgenden Kapitel vorgestellt.

Zusammenfassung

- Maßnahmen der Gesundheitsberatung konnten bislang nur Teilerfolge erzielen.
- Es wird für eine ganzheitlich-dynamische Interpretation von Gesundheit plädiert.
- Ein erfolgversprechender neuer Weg wird im interdisziplinären Vorgehen gesehen.
- Die Wirksamkeit der Gesundheitsberatung ist an der Zielvorgabe zu messen.

Praxisbeispiele

Primärprävention in der Gemeinde

Das folgende Beispiel bezieht sich auf einen praktisch mehrfach erprobten primärpräventiven Ansatz der Vorbeugung gegen Drogenmißbrauch und Sucht in der Gemeinde. Kooperationspartner sind Sozialpädagogen, Lehrer und Ärzte sowie Juristen und Psychologen; aus dem Kreis der Zielgruppen treten Eltern- und Schülervertreter hinzu.

Ganz generell soll nach der Definition von Caplan [6] Primärprävention das Auftreten von gesundheitlichen Störungen verhindern; präventive Maßnahmen greifen demzufolge zu einem Zeitpunkt ein, zu dem Störungen noch nicht bestehen.

Primäre Drogen- und Suchtprävention hat eine Expertengruppe der WHO im Jahre 1971 umschrieben:

> Primärprävention zielt darauf ab, sicherzustellen, daß eine Erkrankung nicht auftritt oder daß die Erkrankungsrate auf Null reduziert wird; ihr Erfolg wird durch die Anzahl von Fällen gemessen, die innerhalb einer bestimmten Periode neu auftreten. [7]

Primärprävention ist also erfolgreich, wenn wenige oder gar keine Fälle von Drogenabhängigkeit auftreten. Die Absicht wurde nicht erreicht, wenn z. B. die Zahl der Fälle von Drogenabhängigkeit von Jahr zu Jahr zunimmt.

Eine weitere Expertengruppe der WHO hat 1973 Primärprävention anders definiert:

> Primärprävention sucht die Lebensqualität zu verbessern, soziale und gesellschaftliche Institutionen zu reformieren sowie dazu beizutragen, daß die Gemeinschaft mehr Toleranz für individuelle Lebensformen entwickelt. [8]

Ein Vergleich der beiden Definitionen zeigt, daß in der erstgenannten meßbare Intentionen enthalten sind. Diese können ganz speziell auf einzelne Drogenarten bezogen werden. Noch auf Drogenarten, aber bereits auch auf das individuelle Verhalten im Umgang mit Drogen bezogen, hat ein UNESCO-Seminar 1975 die Erziehung zur Abstinenz gegenüber illegalen Rauschmitteln und Tabakerzeugnissen sowie der Erziehung zu selbstkontrolliertem Alkoholkonsum und zum bestimmungsgemäßen Gebrauch von Arzneimitteln als spezifische Intentionen der Primärprävention herausgestellt [9].

Im Sinne der zweiten WHO-Definition beinhaltet Primärprävention aber Intentionen, die als nichtdrogenspezifisch angesehen werden müssen: die Verbesserung der Lebensqualität, die Reform gesellschaftlicher Institutionen und die Erhöhung der Toleranz der Menschen gegenüber individuellen Lebensformen. Auch das UNESCO-Seminar kam in seinen Diskussionen zu der Einsicht, daß bei Drogenmißbrauch neben der Droge selbst immer psychosoziale und soziokulturelle Faktoren im Spiel sind, auf die entsprechend Einfluß genommen werden sollte. Bei der Primärprävention müssen also gleichzeitig *drogenspezifische* und *nichtdrogenspezifische Intentionen* realisiert werden. Damit wird klar, daß eine ausschließlich auf einzelne Substanzen beschränkte Information ziemlich wirkungslos bleiben muß. Stets sind durch Erziehung und Beratung auch positive Verhaltensmuster zu vermitteln, die Anregung oder Hilfe in besonderen Lebensaltern, bei persönlichen Reifungskonflikten und in Krisensituationen darstellen.

Primärprävention mit diesem umfassenden Anspruch kann aber nur durch ein Zusammenwirken verschiedener Fachleute in überschaubaren Lebensbereichen realisiert werden. Insbesondere die in den 60er Jahren eingeleitete Bewegung der Gemeindepsychiatrie in den USA (Community Mental Health Centers) und das psychiatrische Versorgungssystem der UdSSR haben bei uns den Blick auf die Region, die Gemeinde, den Kreis und den Stadtteil als Interventionsbereiche gelenkt [10–15]. So bietet z. B. Drogenprävention in der Gemeinde tatsächlich einige Vorzüge bei der Durchführung von Aktionen mit primärpräventiver Zielsetzung:

- Ermittlung von materiellen und psychosozialen Stör- und Risikofaktoren,
- kooperative Planung von präventiven Maßnahmen,
- Identifizierung von Zielgruppen und Arbeit mit Menschen in ihren gewohnten Umfeldern,
- Möglichkeit einer ziemlich kontinuierlichen Intervention [16].

Verschiedentlich ist darauf hingewiesen worden, daß diese *gemeindenahe gesundheitliche Aufklärung und Beratung* sinnvollerweise als konzertierte Regionalaktion [17] oder als Gemeinschaftsaufgabe der Experten, Ehrenamtlichen und Adressaten zu gestalten sei [18]. Franke [19] hat aus gesundheitspolitischer Sicht deutlich gemacht, daß primäre Prävention nicht etwa durch die Familienpolitik eines Ressorts erreicht werden könne, sondern nur in Kooperation jener Kräfte, die maßgeblich Gesellschaft machen (z. B. Verbände, Kirchen, Staat).

Gemeindenahe Primärprävention beginnt praktisch dort, wo es gelingt, die vorgenannten Kräfte und Fachleute zusammenzufassen. Die Initiative kann vom Gesundheitsamt (Arzt), vom Jugendamt (Sozialarbeiter) oder von einer Familienbildungsstätte (Sozialpädagoge) ausgehen. Entscheidend ist im Planungsstadium, daß alle zu Beteiligenden deutlich sehen, worin ihr ganz typischer Beitrag zur Aktion besteht. Diese läuft in 4 Phasen ab (Beispiel):

Phase 1: Planungsphase
Initiator gewinnt Experten und Vertreter der Adressatengruppen (z. B. Schulsprecher, Elternbeiräte): Ursachenanalysen.
Kontrakt mit einem auswärtigen Referenten.
Inhaltlich-methodische Programmerstellung durch die Mitglieder eines Vorbereitungsteams (Aktionsziel, Zielgruppen).
Unterstützende Presse- und Öffentlichkeitsarbeit in der Gemeinde.
Versand der Einladungen (z. B. an Schulen und Beiräte, Beratungsstellen vor Ort, Gesundheits-, Jugend-, Sozialamt, freie Verbände, Justiz).

Phase 2: Örtliches Tagesseminar für ca. 100 Multiplikatoren aus der Gemeinde
Mögliche Zielsetzung: Grundinformationen über Erscheinungsformen, Ursachen und Folgen des Drogenmißbrauchs; Problematisierung des Drogenthemas vor Ort; Erarbeitung von örtlichen Möglichkeiten der drogenspezifischen und nichtdrogenspezifischen Beratung und Hilfe.
Arbeitsformen: Einführungsreferat; Arbeit in Gruppen unter der Leitung von Mitgliedern des Vorbereitungsteams, z. B. Arzt: „Wo beginnt der Mißbrauch von Alkoholika/Medikamenten?" – Psychologe: „Wie reagieren Eltern auf Neugierkonsum ihrer Kinder?" – Sozialpädagoge: „Wie können Eltern bzw. Lehrer das Vertrauen ihrer Kinder bzw. Schüler gewinnen?"
Gruppenberichte im Plenum mit Bildung von aufgabenbezogenen Arbeitsgruppen.
Schlußkommentare zum Tagesseminar.

Phase 3: Tätigkeit der aufgabenbezogenen Arbeitsgruppen innerhalb der Gemeinde (ca. 1 Jahr, vorgeplante Rückmeldungen an die Vorbereitungsgruppe in Abständen)
Beispiele:
Auf das Drogenthema bezogene Elternabende in Schulen.
Ausschuß zur Preisgestaltung der alkoholfreien Getränke in den Gaststätten der Gemeinde.
Arbeitskreis alleinerziehender Mütter und Väter.
Elternabende in Kindergärten („Ängste", „Strafe", „Freunde").
Fragebogenaktion zum Freizeitverhalten Jugendlicher.

Phase 4: Evaluation
Fortlaufende Dokumentation aller Einzelaktivitäten und der Presseberichte.
Berichterstattung über die Aktion in anderen Bereichen.
Auswertung nach Jahresintervall durch Vergleich der Einzelaktivitäten (Erfahrungsberichte) mit dem zu Beginn festgelegten Aktionsziel.

Wir haben uns hier mit einer stichwortartigen Darstellung der gemeindenahen primären Drogen- und Suchtprävention begnügt, da dieses Konzept bereits an anderer Stelle ausführlich beschrieben wurde [16]. Insgesamt sind wir der Auffassung, daß solch ein Ansatz generell primärpräventiv zur Übertragung kommen sollte, wobei je nach Aktualität verschiedene gesellschaftlich-soziale Probleme aufzugreifen wären (z. B. Vorbeugung gegen kindliche Fehlhaltungen, „Computerspielsucht").

Zusammenfassung

- Bei der Primärprävention kann der Arzt als Initiator einer Gemeindeaktion auftreten (z. B. als Arzt im öffentlichen Gesundheitswesen).
- Jeder Arzt kann seinem spezifischen Wissen entsprechend und gemeinsam mit Vertretern pädagogisch-psychologischer und sozialer Berufe bei der gemeindenahen gesundheitlichen Aufklärung und Beratung mitwirken.

Sekundärprävention bei Alkoholproblemen

Im folgenden Beispiel soll verdeutlicht werden, welche spezifischen Aufgaben dem Arzt und welche dem Sozialarbeiter in der Sekundärprävention von Alkoholproblemen zufallen. Die Notwendigkeit dieser Kooperation im Suchtbereich wurde in einer Entschließung des 81. Deutschen Ärztetages begründet [20] und z. B. in einer von der Bundesvereinigung für Gesundheitserziehung durchgeführten interdisziplinären Tagung bekräftigt [21].

Gegenüber der Primärprävention, deren Zielbereich in erster Linie soziale Gruppen (z. B. Familien, Gleichaltrigengruppen), die Gemeinde oder sonstige gesellschaftliche Untergliederungen sind, liegt bei der Sekundärprävention der methodische Ansatz überwiegend beim einzelnen, beispielsweise beim alkoholgefährdeten Menschen und dessen Angehörigen. Dies erhellt die nachstehende *WHO-Definition der Sekundärprävention*:

> Secondary prevention, which is concerned with active case finding, with helping individuals and families to reduce the impact of stress, and with anticipating the problems of vulnerable subgroups in the community. [8]

Es werden allgemeine Aufgaben der individuellen Diagnosestellung in Verbindung mit der Hilfe für Betroffene und ihre Familienangehörigen betont und zusätzlich die Problemsicht gegenüber gefährdeten sozialen Gruppen verlangt.

Im Vorfeld jeder Diagnostik und Behandlung kommt dem Arzt große Bedeutung zu, denn er besitzt hohe Glaubwürdigkeit in gesundheitlichen Fragen. Viele Ärzte sind sich ihrer präventiven Aufgabe nicht bewußt oder nur unzureichend darauf vorbereitet. Um so wichtiger ist es, ihre Möglichkeiten zu verdeutlichen und ihre Fähigkeiten zu schulen, damit ihr ärztliches Wissen mit optimalem Erfolg für die Gesundheitsberatung genutzt werden kann. Der wichtigste Ansatzpunkt liegt in der Schärfung des Blickes für *beobachtbares Mißbrauchsverhalten* von Patienten. Feuerlein [22] beschreibt Alkoholmißbrauch als einen gegenüber den jeweiligen soziokulturellen Normen überhöhten Konsum oder Alkoholtrinken bei unpassender Gelegenheit (z. B. bei Teilnahme am Straßenverkehr); ein Mißbrauch sei auch dann anzunehmen, wenn es durch die Alkoholwirkung zu vorübergehenden deutlich sichtbaren Veränderungen der psychischen und/oder physischen Funktionen des Konsumenten komme (z. B. Rauschzustand).

Der niedergelassene Arzt ist in der ambulanten ärztlichen Versorgung für ca. 50% der Bevölkerung erster Ansprechpartner. Darüber hinaus eröffnet das große Potential an Krankenhausärzten eine bislang zu wenig genutzte Chance der Prävention des Alkoholmißbrauchs. Schließlich können alle Ärzte im öffentlichen Gesundheitsdienst, in betriebsärztlichen, schulärztlichen und gerichtsärztlichen Tätigkeitsfeldern ihren Beitrag zur Verhütung der Abhängigkeit leisten, wenn sie Patienten mit Alkoholabusus begegnen oder mit alkoholgeschädigten Personen zusammentreffen.

Jeder Arzt sollte *ein offenes Ohr haben* für Beschwerden, Probleme und Konflikte von Patienten, z. B. in Beruf, Familie und Freizeit, die mit Alkoholmißbrauch einhergehen und dessen Ursache sein können. Im informierenden, beratenden Gespräch mit dem Patienten hat der Arzt starke Einflußmöglichkeiten. Da Ärzte die Gelegenheit haben, Wissen weiterzugeben, sollten sie auch die Bereitschaft haben, sich selbst über Alkoholfragen zu informieren und weiterzubilden.

Bei vorliegenden Alkoholproblemen sollte der Arzt frühzeitig eine Suchtberatungsstelle einschalten. Umgekehrt wird in vielen Fällen ein Sozialarbeiter aus der Beratungsstelle mit dem Arzt Kontakt aufnehmen. Wegen der multifaktoriellen Verursachung des Alkoholismus wird seine interdisziplinäre Behandlung unter Einbeziehung des sozialen Umfeldes allgemein für notwendig gehalten. In der oben erwähnten Entschließung des Deutschen Ärztetages wird vergleichsweise für die Drogenabhängigkeit festgestellt:

> Das anzustrebende Ziel der Überwindung der Drogenbindung, der anschließenden Rehabilitation und der psychischen und sozialen Stabilisierung kann von Ärzten und medizinischen Diensten allein sicher nicht geleistet werden. Es ist nur erreichbar, wenn die körperlichen, psychischen und sozialen Aspekte der Störung in einem umfassenden und langfristig orientierten Behandlungsplan kompetent beachtet werden, der sich an grundlegenden Prinzipien der sozial-psychiatrischen Versorgung im Sinne eines gestuften regionalen Verbundsystems orientieren sollte. [20]

Bei der Feststellung von Alkoholismus, seiner Behandlung und in der Nachsorge arbeiten in der Regel Sozialarbeiter, Psychologen und Ärzte zusammen. Von einer Ergänzung der jeweiligen Fachkompetenzen ist eine neue Qualität der Hilfeleistung zu erwarten. Die Therapie kann ambulant, stationär oder kombiniert verlaufen. Man unterscheidet hier oft 4 Phasen, die freilich nicht immer scharf voneinander abgegrenzt werden können:

1. Kontaktphase,
2. Entgiftungsphase,
3. Entwöhnungsphase,
4. Nachsorgephase.

Sekundärpräventiv wird der Sozialarbeiter als Mitarbeiter einer psychosozialen bzw. Suchtberatungsstelle in der *Kontaktphase*, die Tage oder Monate dauern kann, tätig. Er vermittelt dem Ratsuchenden (Klient, Angehöriger) aufgrund seiner Ausbildung psychosoziale und materielle Hilfen. Die Arbeitsformen bestehen in der Einzelfallarbeit und in der sozialen Gruppenarbeit. Im einzelnen geht es um eine Abklärung der Situation des Kranken. Über die geeignete Ansprache soll letztlich die Motivierung zur Therapie erreicht werden. Dabei sind allerdings verschiedene psychische Abwehrmechanismen auf seiten des Alkoholkranken zu überwinden [27]. Seine somatopsychosoziale Situation ist insgesamt als außerordentlich labil zu charakterisieren.

Gemeinsam mit dem Arzt ist ein Plan für die Therapie zu erarbeiten. Hier muß geklärt werden, ob eine Entgiftung notwendig wird und ob die Entwöhnungsbehandlung stationär oder ambulant durchgeführt werden soll. Verschiedene organisatorische Fragen müssen abgeklärt werden, insbesondere im Hinblick auf berufliche Tätigkeit, Familie und Kostenübernahme sowie auf die Zeit nach der Behandlung.

Wichtig ist die richtige Information und Beteiligung der Angehörigen, denn die Reaktionsmuster der näheren sozialen Umwelt sind für den Behandlungserfolg mitentscheidend.

Der Arzt kann auch *im privaten Bereich* sachgerechte Informationen und Praxiserfahrungen an Bekannte, Freunde und an seinen näheren Umkreis weitergeben oder sich als Referent zur Verfügung stellen. Damit kann er zugleich einen wichtigen Beitrag zum Abbau von gesellschaftlichen Vorurteilen gegenüber Alkoholkranken leisten. Unterstützend kann kostenloses Aufklärungsmaterial staatlicher Stellen, freier Verbände sowie der Krankenkassen und Rentenversicherungsträger eingesetzt werden (z. B. Plakate, Faltblätter). Es existiert auch ein Fachschrifttum zum Thema Alkohol, z. B. in Frage-Antwort-Form [23, 24].

Ärzte wie Sozialarbeiter brauchen Grundinformationen über Erscheinungsformen, Ursachen und Folgen sowie Behandlung und Rehabilitation des Alkoholismus. Daher haben Gerchow u. Schrappe [25] im Auftrag der Deutschen Hauptstelle gegen die Suchtgefahren (DHS) und der Bundeszentrale für gesundheitliche Aufklärung (BZgA) nach intensiver Mitarbeit und Beratung durch zahlreiche Experten aus Wissenschaft und Praxis die Informationsschrift „Alkoholismus" herausgegeben. Sie enthält in knapper, übersichtlicher Form Basisinformationen, z. B. über:

- Alkoholismus (Definition und Typologie),
- die Begegnung mit dem Alkoholkranken,
- Früherkennung,
- die fortgeschrittene Alkoholkrankheit,
- Therapie des Alkoholismus.

Eine *Früherkennung* des Alkoholismus setzt voraus, daß der Arzt diese Diagnose bei einem Patienten überhaupt in Betracht zieht. Zur Erleichterung kann der Münchner Alkoholismustest (MALT) herangezogen werden. Er enthält wichtige Kriterien zur Früherkennung und besteht aus einem Selbsttest des Patienten sowie ärztlichen Feststellungen [26]. Da Alkoholismus ein vorrangiges sozialmedizinisches Problem darstellt, sollte heute jede ärztliche Untersuchung mit Blick auf eine Früherkennung durchgeführt werden.

Zusammenfassung

- Dem Arzt kommt im Rahmen der Früherkennung des Alkoholismus eine wichtige diagnostische Aufgabe zu.
- Bei erkannten Alkoholproblemen eines Patienten ist frühzeitig die Zusammenarbeit mit dem Sozialarbeiter bzw. Psychologen in der Suchtberatungsstelle zu empfehlen.

Tertiärprävention in der Kur

Aus den vielfältigen Möglichkeiten der sinnvollen interdisziplinären Gesundheitsberatung am Kurort bzw. in der Kurklinik soll hier anhand eines Bewegungsprogramms ein praktisches Beispiel zur Kooperation von Arzt, Psychologe und Sportlehrer beschrieben werden.

Nach der bekannten Definition der WHO versucht *Tertiärprävention*

> to reduce relapses and recidivism, and tries to prevent chronicity and hospitalism [8].

Wir haben schon früher darauf aufmerksam gemacht, daß neben der körperlichen Sichtweise von Krankheiten der individuozentrische oder der soziozentrische

Aspekt als komplementäre Zugänge zu dem identischen Phänomen gelten müssen. Dementsprechend verlangt angewandte Prävention multidisziplinäre Bemühungen von seiten der Medizin, der Erziehungswissenschaft sowie der Verhaltens- und Sozialwissenschaft. Weiter gilt, daß ein modernes Gesundheitsbewußtsein die Gesundheit als Anliegen von Staat und Gesellschaft, gleichzeitig aber auch als immerwährende Verpflichtung des einzelnen versteht [5]. Diese Feststellungen erlangen gerade hinsichtlich tertiärpräventiver Bemühungen in einer Kur entscheidende Bedeutung. Um das oben formulierte Ziel der Eindämmung eines weiteren Fortschreitens krankhafter Prozesse zu verfolgen, müssen mehrere Berufsgruppen zusammenarbeiten, letztlich auch, um den Kurpatienten in einen seinen individuellen Möglichkeiten gemäßen Verantwortungs- und Trainingszustand zu bringen. Extrem ausgedrückt, soll er Hilfe zur Selbsthilfe, zum „Gesundheitselbermachen", erhalten [29].

In den „Richtlinien für die Gesundheitserziehung in den Heilbädern und Kurorten" aus dem Jahre 1976, herausgegeben vom Deutschen Bäderverband, dem Verband Deutscher Rentenversicherungsträger und anderen, wird als Zielsetzung der Kur bestimmt, die bisherige gesundheitswidrige Lebensweise eines Menschen in eine gesundheitsgemäße zu verändern bzw. ihn zu lehren, mit unveränderlichen Defekten und chronischen Erkrankungen besser umzugehen [30]. Der Kurpatient soll persönliche, verhaltensabhängige Risikofaktoren erkennen und – soweit möglich – schrittweise auf Dauer ausschalten. Dazu sind Informierung, Beratung, Motivierung und Training notwendig.

Inhalt der Aufklärung und Beratung sind indikationsspezifische Themen (z. B. Herzinfarkt, Rheuma) und Themen von allgemeiner Bedeutung (z. B. Rauchen, Folgen von Bewegungsmangel).

Zur Anwendung gelangen alle *Methoden*, die geeignet sind, Erleben und Verhalten zielgerichtet zu verändern. Beispiele:
- Raucherentwöhnungskurse und Nichtrauchertraining mit Methoden der Verhaltenstherapie (Psychologe);
- praktische Übungen in der gesundheitsgerechten Zubereitung von Mahlzeiten (Ernährungsberater, Diätassistentin);
- Selbsterfahrungsgruppen zur individuellen Psychohygiene (Psychotherapeut).

Als besonders wirksame Verfahren haben sich – bei Beachtung der methodischen Voraussetzungen – Zweiergespräche (Beratung), Einübung neuer Fertigkeiten (Training) und Gruppenarbeit erwiesen, weil sie in besonderem Maße geeignet sind, Kurpatienten aus ihrer eher passiven Rolle zu befreien und sie aktiv zu beteiligen.

In den „Richtlinien" wird empfohlen, daß Kurverwaltung, Ärztevereinigung und Behandlungsstätten der Sozialleistungsträger die für die Durchführung der genannten Maßnahmen notwendigen Kräfte (Ärzte, Psychologen, Pädagogen, Ernährungsfachleute) zur Verfügung stellen. In örtlichen Arbeitskreisen soll am Kurort die Gesundheitserziehung koordiniert werden. Behandelnde und begutachtende Ärzte sowie Bade- und Klinikärzte sollen Kurpatienten anregen, sich angemessen auf die Kur vorzubereiten bzw. nach der Kur zu Hause das gelernte Gesundheitsprogramm fortzuführen, ggf. auch mit Unterstützung einer sog. Kurnachbetreuungsgruppe (vgl. dazu [31]).

Wenn sich Kurkliniken zunehmend als Gesundheitszentren für Prävention und Rehabilitation begreifen, dann werden neben schulmedizinischen zusätzlich andere Verfahren eingesetzt werden und zwischen den Beteiligten kompakte, widerspruchsfreie Kurprogramme entwickelt, die den Kurpatienten als Individuum ganzheitlich in seiner speziellen beruflichen und häuslichen Lebenssituation ansprechen. Der Plan eines *Bewegungsprogramms* für eine umschriebene Patientengruppe soll dies verdeutlichen. Hier ist die Zusammenarbeit von Arzt, Diplompsychologe und Sportlehrer (Übungsleiter/Bewegungstherapeut) notwendig:

1. Phase (Arzt)
Die betroffenen Kurpatienten wurden vielleicht schon einmal vor ihrer Kur von ihrem Hausarzt auf Überernährung oder Bewegungsmangel angesprochen.
Zur Vorbereitung des Bewegungsprogrammes in der Kur ist eine sorgfältige, *individuelle diagnostische Abklärung* erforderlich. Auf dieser Basis besprechen Arzt, Psychologe und Sportlehrer das weitere Vorgehen.

2. Phase (Psychologe)
Für eine Gruppe seien die folgenden Zielsetzungen definiert worden:
- Abbau von Einschränkungen der Beweglichkeit (z. B. infolge von Erkrankungen der Muskulatur oder von degenerativen Veränderungen der Wirbelsäule),
- Aufbau eines angemessenen individuellen körperlichen Trainingsverhaltens.

Das Team ist sich darin einig, daß diese Ziele über eine *Selbstmotivierung und Aufklärung* der Betroffenen angegangen werden sollen. Gleichgültigkeit, natürliche Bequemlichkeit und die passive Patientenrolle sind zunächst zu überwinden, damit zunehmend Selbstheilungskräfte freigesetzt werden können. Dafür eignet sich am besten ein themenbezogener Gesprächskreis. Durch Gruppenarbeit kann nach Aktivierung der Teilnehmer im beschriebenen Sinne gemeinsam nach krankmachenden bzw. die Krankheit aufrechterhaltenden Bedingungen im eigenen Verhalten und in der Lebenswelt der einzelnen Gruppenmitglieder geforscht werden. Möglichkeiten zur Veränderung dieser Bedingungen sind aufzuspüren und dann individuelle Anwendungspläne für den Kurbetrieb und im späteren Alltag zu entwickeln. Dabei sind die Ziele realistisch zu formulieren. Für den einen sind leichte Verbesserungen der Beweglichkeit bereits eine starke Bekräftigung, wogegen ein anderer während der Kur eine neue Sportart lernt, die er nach der Kur zuhause regelmäßig praktiziert.

3. Phase (Sportlehrer)
Unter kontinuierlicher ärztlicher Betreuung und in Abstimmung mit den Ergebnissen der psychologischen Aufklärungs- und Motivierungsarbeit des Kurpatienten, setzt die *Trainingsphase* ein. Obgleich die Übungen in der Gruppe stattfinden, ist der Sportlehrer gehalten, jedes Gruppenmitglied gemäß seinem körperlichen Zustand und entsprechend seiner Motivation und Anstrengungsbereitschaft zu trainieren.
Von großer Bedeutung erscheint es dabei, den Teilnehmern aus der Situation heraus möglichst oft konkrete Hinweise zu geben, wie sie die während der Kur im einzelnen neu übernommenen Gewohnheiten zu Hause fortsetzen können. Lerntheoretisch gesehen geht es um den Transfer. Beispielsweise kann bei Bedarf in einem weiteren Gesprächskreis mit Arzt, Psychologe und Sportlehrer in der Gruppe erarbeitet werden, welche allgemeinen Möglichkeiten sich bieten, persönliche, materielle und institutionelle Hindernisse zu überwinden, um vorhandene Trainings- und Freizeitstätten zur sportlichen Betätigung zu nutzen. Der erfolgreiche Transfer besteht für den Patienten darin, daß er allgemeine Gesichtspunkte auf seine besondere Situation am Heimatort übertragen kann [29].

Zusammenfassung

- Der Kuraufenthalt kann zur Selbstmotivierung und zur Förderung der Eigenaktivität von Kurpatienten genutzt werden.
- Durch eine kontinuierliche Abstimmung und Planung der Gesundheitsberatung zwischen Arzt, Psychologe und Sportlehrer können bei Kurpatienten z. B. Bewegungsdefizite abgebaut und neue Trainingsgewohnheiten eingeübt werden.

Evaluation[1]

Eine Evaluation ist prinzipiell bei jeder Maßnahme der Primär-, Sekundär- und Tertiärprävention möglich.

Fester Bestandteil jeder Aktion sollte also eine einfache Art der Evaluation sein, denn im Gesundheitsbereich und speziell in der Drogenprävention ist in letzter Zeit diese Forderung nicht mehr zu überhören, entsprechende Konzepte werden vorgestellt (vgl. z. B. [5, 32]).

Bühringer [33] *definiert Evaluation* im Hinblick auf Phasen und Ebenen (z. B. Planungs-, Einrichtungsebene). Evaluation ist ein kontinuierlicher Vorgang systematischer Urteilsbildung bei der Planungs-, Durchführungs- und Auswertungsphase von Programmen. Wird z. B. bei der Planungsphase nach den häufigsten bzw. wichtigsten Problemlagen von Adressaten gefragt (Bedarfsevaluation), in der Phase der Prozeßevaluation danach, wie Probleme im einzelnen identifiziert und beeinflußt werden können, so werden bei der Ergebnisevaluation Befunde verschiedener Adressaten mit unterschiedlicher Ausgangslage, Intervention und Zielerreichung verglichen.

Die Wirksamkeit einer Maßnahme, also auch diejenige der Gesundheitsberatung, ist an der Zielvorgabe zu messen. Dies macht deutlich, wie wichtig bei interdisziplinären Maßnahmen eine vorherige Abstimmung der Ziele und der daraus abgeleiteten Einzelmaßnahmen ist. Ergebnisse sind aber auch in dem Maße zu erwarten, in dem es gelingt, dem Ideal der *kausalen Prävention* näherzukommen, d. h. Maßnahmen in einen begründeten Ursache-Wirkung-Zusammenhang zu bringen und vorher Wirksamkeitskriterien aufzustellen. Ferner sind zu erwartende Wechselbeziehungen zwischen vorgesehenen Strukturmaßnahmen und kommunikativen Maßnahmen zu reflektieren. Wir haben hierzu an anderer Stelle 2 Prinzipien formuliert:

1. Korrespondenz von Verursachung und angewandter Prävention,
2. Korrespondenz von strukturellen und kommunikativen präventiven Maßnahmen [3].

Systematische Evaluation bedingt demnach, daß die Zielsetzung eines Programms, einzelne Maßnahmen und Zielgruppen sowie die Vorstellungen über die Zielerreichung vor Beginn genau festgelegt werden. Auf der Grundlage von operationalen Wirksamkeitskriterien kann der Grad der Zielerreichung ermittelt werden. Wenn anfangs ein Wirkungszusammenhang beschrieben wurde, können später ermittelte Effekte den durchgeführten Maßnahmen oder Randbedingungen zugeordnet bzw. als Zufallswirkungen identifiziert werden. Bei dem unter „Primärprävention in der

---

[1] Vgl. auch den Beitrag von Bengel u. Koch in diesem Buch.

Gemeinde" oben beschriebenen Praxisbeispiel sind wichtige Prinzipien der systematischen Evaluation beachtet worden:

In der Planungsphase fanden Ursachenanalysen durch die Mitglieder des interdisziplinär zusammengesetzten Planungsteams statt. So konnte beispielsweise festgestellt werden, daß bei Multiplikatoren völlig falsche Vorstellungen über Drogenneugierkonsum Jugendlicher oder Unkenntnis über Zusammenhänge zwischen pädagogischen Bedingungen und Drogenkonsum herrschten. Daraus wurde die Notwendigkeit abgeleitet, Multiplikatoren zunächst Grundinformationen zu vermitteln. Als Primärzielgruppe sind Multiplikatoren einer Gemeinde und als Sekundärzielgruppen Kleinkinder in Familie und Kindergarten, Grundschüler sowie jugendliche Besucher von Jugendfreizeiteinrichtungen bestimmt worden. Als geeignete Maßnahmen wurden sowohl das örtliche Multiplikatorenseminar als auch Folgeaktivitäten festgelegt. Hierzu zählen: die Arbeitsgruppen vor Ort, die Aufklärungsarbeit in Kindergärten und Schulen organisieren, die Preisgestaltung alkoholfreier Getränke erforschen oder Freizeit- und Drogenkonsumverhalten in Jugendbegegnungsstätten ermitteln.

Alle Teilaktionen wurden dokumentiert und durch die Planungsgruppe nach einem Jahr ausgewertet, so daß die inzwischen erfolgten Effekte identifiziert und Ergebnisse in die kommende präventive Arbeit umgesetzt werden konnten. Das gesundheitlich-soziale Problem des Drogenkonsums und -mißbrauchs in der betreffenden Gemeinde hatte sich verändert: So hatten zahlreiche Gastwirte die Preisgestaltung für die alkoholfreien Getränke derjenigen der alkoholischen angepaßt, oder Multiplikatoren verfügten über Grundinformationen zum Drogenproblem und erkannten die Einbettung der Alltagsdrogen (Alkoholika, Zigaretten, Psychopharmaka) in das Alltagsleben der Erwachsenen und des Neugierkonsums (Cannabiszubereitungen) in die jugendlichen Umwelten; dementsprechend versuchten Multiplikatoren ihr eigenes Erziehungs- und „Drogenvorbildverhalten" zu überprüfen.

Literatur *zur Basisinformation*

Deutsche Hauptstelle für Suchtgefahren (Hrsg) (1980) Prävention – Möglichkeiten und Grenzen bei Suchterkrankungen. Hoheneck, Hamm

Feser H (Hrsg) (1981) Drogenerziehung-Handbuch, 2. Aufl. Vaas, Langenau-Albeck

Feser H (Hrsg) (1983) Gesundheitserziehung – Allgemein-, Psycho-, Sozialhygiene. Modernes lernen, Dortmund

Weiterführende Literatur

1. Akademie für öffentliches Gesundheitswesen (1985) Gesundheitserzieher – ein neues Berufsbild? (Programm) Düsseldorf
2. Deutsche Gesellschaft zur Förderung der Rehabilitation (1984) Gesundheitsberater – berufsbegleitende Aus-/Weiterbildung. Dtsch Ärztebl 28/33: 2358
3. Feser H (1982) Konzeptionelle Überlegungen zur Gesundheitserziehung aus verhaltens- und sozialwissenschaftlicher Sicht. In: Bundesminister für Gesundheit (Hrsg) Gesundheitserziehung als Auftrag sozialer Arbeit. Bonn, S 49–57
4. Oyen R, Feser H (1982) Entwicklung eines modernen Gesundheitsbegriffes als Grundlage konzeptioneller Überlegungen zur Gesundheitserziehung. Prävention 5/4: 99–103

5. Feser H (1978) Angewandte Prävention. In: Pongratz LJ (Hrsg) Handbuch der Psychologie, Hogrefe, Göttingen, Bd 8/2, S 3208–3231
6. Caplan G (1964) Principles of preventive psychiatry. New York
7. WHO (1971) Technischer Bericht EURO 5412/IV. WHO, Kopenhagen
8. WHO (1973) Technischer Bericht EURO 5428/I. WHO, Kopenhagen
9. Bundeszentrale für gesundheitliche Aufklärung (Hrsg) (1975) UNESCO-Seminar: Drogenerziehung. BZgA, Köln
10. Steingrüber HJ (1977) Prävention. In: Herrmann T et al. (Hrsg) Handbuch psychologischer Grundbegriffe. München, S 367–377
11. Troschke J von, Füller A (1981) Gesundheitswochen in Emmendingen. Gesomed, Freiburg
12. Wengle E (1981) Primäre Prävention durch Gesundheitsberatungsstellen. In: Hockel M, Feldhege FJ (Hrsg) (Handbuch der angewandten Psychologie, Bd 2, S 1211–1226) Moderne Industrie, Landsberg
13. Buchholz L et al. (1981) Das Modell kommunale Prävention. Prävention 4/4: 105–107
13a. Nüssel E et al. (1980) Die Gemeinde als Ansatzstelle für eine Prävention. Internist (Berlin), 21: 437–445
14. Geiger A (1982) Gesundheitsbezogene Gemeinwesenarbeit. Prävention 5/4: 114–118
15. Murza G, Hüsgen HA (1983) Kooperative und koordinierte Gesundheitserziehung in der Kommune. Prävention 6/2: 35–39
16. Feser H et al. (1983) Drogenprävention in der Gemeinde. Suchtgefahren 29: 292–297
17. Reiners W (1981) Prävention als konzertierte Regionalaktion. Suchtgefahren 27/1: 67–69
18. Heckmann W (1981) Suchtprävention als Gemeinschaftsaufgabe. Suchtgefahren 27/3: 151–164
19. Franke M (1980) Prävention aus gesundheitspolitischer Sicht. In: Deutsche Hauptstelle gegen die Suchtgefahren (Hrsg) Prävention. DHS, Hamm, S 73–80
20. Bäuerle D et al. (1979) Praxis der Drogenberatung. Kohlhammer, Stuttgart, S 49 f.
21. Bundesvereinigung für Gesundheitserziehung (1982) Gesundheitserziehung als Auftrag sozialer Arbeit. Bonn
22. Feuerlein W (1984) Alkoholismus – Mißbrauch und Abhängigkeit, 3. Aufl. Thieme, Stuttgart New York
23. Feuerlein W, Dittmar F (1982) Wenn Alkohol zum Problem wird, 2. Aufl. Thieme, Stuttgart New York
24. Feser H et al. (1983) Alkoholkonsum – Alkoholmißbrauch, 9. Aufl. Süddeutsche Verlagsgesellschaft, Ulm
25. Gerchow J, Schrappe O (1980) Alkoholismus – eine Information für Ärzte. DHS, Hamm
26. Feuerlein W et al. (1977) MALT. MMW 119: 1275
27. Freud A (o. J.) Das Ich und die Abwehrmechanismen. Kindler, München
28. Gestrichen.
29. Feser H et al. (1983) Gesundheitserziehung in Kurkliniken – Vorstellung von Unterrichtseinheiten. Prävention 6/1: 3–8
30. Deutscher Bäderverband et al. (1976) Richtlinien für die Gesundheitserziehung in den Heilbädern und Kurorten. Deutscher Bäderverband, Bonn
31. Geiger A, Haux F (1984) Gesundheitserziehung und Kur. Prävention 7/1: 20–23
32. Renn H (1981) Evaluierungsprobleme in: Feser H (Hrsg) Drogenerziehung – Handbuch, 2. Aufl. Vaas, Langenau-Albeck, S 71–116
33. Bühringer G (1981) Planung, Steuerung und Bewertung von Therapieeinrichtungen für junge Drogen- und Alkoholabhängige. Röttger, München

Teil 3

Gesundheitsberatung in der ärztlichen Aus-, Weiter- und Fortbildung

Gesundheitsberatung in der ärztlichen Ausbildung

J. v. Troschke

Traditionell wird die Präventivmedizin in der ärztlichen Ausbildung als sog. Querschnittsfach gelehrt: Unter den spezifischen Aspekten der verschiedenen Fachgebiete werden präventivmedizinische Themen angesprochen und bearbeitet. So ist es verständlich, daß präventivmedizinische Themen in den verschiedenen Gegenstandskatalogen der ärztlichen Ausbildung immer wieder angesprochen werden.

Präventivmedizinische Themen in den Gegenstandskatalogen der ärztlichen Ausbildung

Die an unterschiedlichen Stellen und in verschiedenartigen Zusammenhängen angesprochenen Themen lassen sich 5 Bereichen zuordnen:

1. epidemiologische Grundlagen,
2. Grundlagen der Gesundheitserziehung, Gesundheitsaufklärung/-bildung und Gesundheitsberatung,
3. primäre Prävention,
4. sekundäre Prävention,
5. tertiäre Prävention/Rehabilitation.

Im folgenden zitieren wir für die verschiedenen Fachgebiete die jeweiligen Textstellen des Gegenstandskatalogs.

Epidemiologische Grundlagen

Medizinische Psychologie/Medizinische Soziologie (GK 1: 9.1)

> *Demographische Grundbegriffe, Methoden und Datensammlungen:*
> Kenntnis der Begriffe: Geburtenzahlen (Geburtenziffer, Geburtenüberschuß, Geburtendefizit), Sterbezahlen, Lebenserwartung, Morbidität, Mortalität, Letalität; Kenntnis ihrer Bezugsgrößen
> Interpretation von Daten des Alters- und Geschlechtsaufbaus der Bevölkerung. Komponenten der natürlichen Bevölkerungsbewegung und Migration

Medizinische Statistik (GK 3: 2.)

Beispiele für klinische Anwendungen der Statistik

Sozialmedizin (GK 3: 1.1 und 1.2)

Epidemiologie als Methode der Sozialmedizin

epidemiologische Grundbegriffe: Inzidenz, Prävalenz, Mortalität, Letalität
Zuverlässigkeit und Gültigkeit: Objektivität, Reliabilität (Zuverlässigkeit), Validität (Gültigkeit) und ihre Hauptkomponenten Sensitivität, Spezifität und positive Prädiktion
epidemiologische Untersuchungsmethoden: standardisierte Verfahren des Interviews, der Beobachtung, der klinischen Untersuchung sowie der Anwendung physikalischer und chemischer Verfahren

Probleme der Feststellung der Krankheitshäufigkeiten: operationale Definition und Abgrenzung von Krankheiten, Standardisierung von Krankheitsdiagnosen in der Epidemiologie, administrative und „wahre" Inzidenz bzw. Prävalenz

Datenquellen: primäre und sekundäre Datenquellen für die Feststellung von Inzidenz und Prävalenz

Studientypen: retrospektive und prospektive, Querschnitt- und Longitudinaluntersuchungen, Feld- und Filteruntersuchungen (Screening), Vor- und Nachteile der einzelnen Studientypen

Störfaktoren: Selektion, Alters- und Geschlechtsabhängigkeit epidemiologischer Daten, Prinzip der direkten und indirekten Altersstandardisierung

Ansätze zur Kausalanalyse: Arten der kausalanalytischen Argumentation in der Epidemiologie, Risikofaktor, relatives Risiko

geographisch-ökologische Methoden: Bedeutung, Technik und Interpretation geographisch-ökologischer Methoden (z. B. ökologischer Trugschluß)

soziale Indikatoren: Art und Bedeutung sozialer Indikatoren, besonders im Gesundheitsbereich

soziale Umwelt und Krankheit
Einflüsse soziokulturell vermittelter Verhaltensweisen: Krankheitsentstehung durch Einstellungen, Haltungen und soziale Normen (z. B. Eß- und Trinkgewohnheiten)

Einflüsse soziodemographischer Variablen: Beruf, Bildung, Sozialschicht, soziale und geographische Mobilität, Familienstand

Einflüsse des sozialen Wandels: Änderung der Gesellschaftsstruktur sowie technologisch-wissenschaftliche Entwicklung

Wohnen: sozialmedizinische Bedeutung des Wohnens, der Stadt-Land-Unterschiede der Bevölkerungsdichte, der Wohnbelegungsdichte (s. a. GK Hygiene 4.7.1)

Arbeitswelt, Freizeit, Urlaub: sozialmedizinische Bedeutung der Arbeitswelt, Arbeitslosigkeit (s. a. GK Arbeitsmedizin Kap. 9–12), Zeithaushalt in den industriellen Gesellschaften, sozialmedizinische Aspekte der Freizeit- und Urlaubsgestaltung (s. a. GK Hygiene 4.7.2)

belastende Situationen: chronische Konflikte, Lebenskrisen, lebensverändernde Ereignisse; Situationen der Hilflosigkeit, Hoffnungslosigkeit, Ausweglosigkeit

Sozialanamnese: als Instrument zur Erfassung sozialer Einflüsse auf die Krankheit (s. a. GK 2, Anamneseerhebung 1.3.6 und 3.1.11)

Grundlagen der Gesundheitserziehung, Gesundheitsaufklärung/-bildung und Gesundheitsberatung

Medizinische Psychologie/Medizinische Soziologie (GK 1: 8.2 u. 8.3)

Prävention

Primäre, sekundäre und tertiäre Prävention: Zusammenhänge zwischen gesundheitsbezogenen Einstellungen und präventivem Verhalten, (z. B. subjektive Kontrollierbarkeit von Gesundheit und Krankheit, sozio-kulturelle Barrieren) Zusammenhänge zwischen angsterzeugenden Informationen und Gesundheitsverhalten
Modelle zur Erklärung gesundheitsbezogener Verhaltensweisen bzw. Verhaltensänderungen (z. B. Health-Belief-Model, Coping, Lebensweisenansatz) Personale, massenkommunikative und strukturelle Präventionsmaßnahmen
Krankheitsverhalten: Stadien des Hilfesuchens: Symptomwahrnehmung und Laienätiologie, Laienzuweisungssysteme, arztaffine bzw. arztmeidende Einstellungen
Inanspruchnahme des Arztes, Patientenkarriere
Unterschiede des Gesundheits- und Krankheitsverhaltens in Bevölkerungsgruppen

Sozialmedizin (GK 3: 3.)

Gesundheitsbildung: wichtige Zielsetzungen, Zielgruppen, Inhalte, wichtige Methoden, grundlegendes Einstellungsmodell (health belief model), kognitive Dissonanz, für die Gesundheitsbildung in der Bundesrepublik verantwortliche Organisationen und Institutionen

Allgemeinmedizin (GK 3: 6.1.3)

Gesundheitsbildung: Gesundheitsberatung und gesundheitliche Aufklärung (z. B. Beratung Gesunder und Kranker in Fragen der Hygiene, Kleidung, Wohnung, Ernährung, Genußmittel, Arbeit, Freizeit, Erholung, Urlaub, Reisen, Ehe, Sexualität, Familienplanung) gesundheitliche Betreuung beim Eintritt in das Arbeitsleben und beim Ausscheiden aus dem Arbeitsleben

Hygiene (GK 3: 4.2.2 u. 5.6)

Gesundheitsbildung: Zielsetzung, Inhalte, Zielgruppen, Organisationen und Institutionen
Aufgaben der Gesundheitsämter bei der Gesundheitserziehung: Koordination und Mitwirkung bei der gesundheitlichen Aufklärung. Unterrichtung der Öffentlichkeit über gesundheitliche Fragen

Primäre Prävention (allgemein)

Sozialmedizin (GK 3: 2.1.1)

primäre Prävention: Definition und Beispiele für spezifische und unspezifische, gezielte und ungezielte, personengebundene und unpersönliche Maßnahmen

Hygiene (GK 3: 4.2.1)

primäre Prävention: Definition, Methoden (Expositionsprophylaxe, Impfungen, Verbesserung der Lebensbedingungen, Psychohygiene)

Primäre Prävention (speziell)

Gynäkologie (GK 3: 4.4)

Schwangerenbetreuung
Anamnese und Untersuchungen: Erhebung einer gezielten Anamnese bei Erstuntersuchung, Errechnung des voraussichtlichen Geburtstermins, erforderliche Maßnahmen der Erstuntersuchung und der nachfolgenden Untersuchungen laut Mutterschaftsrichtlinien, klinische, physikalische, klinisch-chemische Parameter zur Bestätigung einer zeitgerechten fötalen Entwicklung bzw. zur Erkennung von Risikofaktoren
Ernährung: Grundsätze der Ernährungsberatung der Schwangeren
Hygiene: Grundsätze für die Hygiene in der Schwangerschaft
Geburtsvorbereitung: psychologische und gymnastische Geburtsvorbereitung
Pharmaka: Negativkatalog für Pharmaka in der Schwangerschaft
Impfung: erlaubte, bedenkliche und verbotene Schutzimpfungen in der Schwangerschaft
Strahlenexposition: Bedeutung einer Strahlenbelastung für das Kind im Laufe der Schwangerschaft
Problematik der radiologischen Diagnostik während der Früh-, Spätgravidität; Aussagewert, Indikationsstellung

Hygiene (GK 3: 4.4.2)

Gesundheitsfürsorge für die Schwangere: sozialhygienische Aspekte der Vorsorgeuntersuchungen für Schwangere
Vorsorge nach RVO und BSHG, Beratungsstellen, Mütterschulen; gesetzlicher Mutterschutz: Entwicklung, internationaler Vergleich; Probleme lediger und ausländischer Schwangerer

Arbeitsmedizin (GK 3: 12.1.5)

Vorsorgeuntersuchungen: arbeitsmedizinische Untersuchungen (u. a. nach berufsgenossenschaftlichen Grundsätzen)

Pädiatrie (GK 3: 18.2.1)

Untersuchungen zur Krankheitsfrüherkennung im Kindesalter:
entwicklungsbezogene Schwerpunkte der Früherkennung (Vorsorgeuntersuchungen im Säuglings- und Kleinkindesalter U_1–U_8), Screening-Programm (z. B. Phenylketonurie, Mukoviszidose, vitale Gefährdung und Mißbildungen der Neugeborenen, Störungen der geistigen und psychomotorischen Entwicklung, Funktion der Sinnesorgane, Früherkennung von Sprachstörungen, Störungen der sozialen Entwicklung)

Hygiene (GK 3: 4.4.3 u. 4.5)

Gesundheitsfürsorge für das Ungeborene:
Röteln-Schutzimpfung, Prophylaxe der Lues congenita; Möglichkeiten und Grenzen der pränatalen Fürsorge bei Drogenabhängigkeit und bei Alkoholismus; Verhütung von Mißbildungen z. B. von teratogenen Schäden durch Arzneimittel; Möglichkeiten und sozialhygienische Bedeutung der pränatalen Diagnostik bei Risikoschwangerschaften
Gesundheitsfürsorge für das Kind und den Jugendlichen
sozialhygienische Bedeutung besonderer Schulformen

Allgemeinmedizin (GK 3: 6.1.4)

primäre Prävention:
Motivation zur Teilnahme und organisatorische Aspekte der einzelnen Vorsorgeprogramme

Sekundäre Prävention (allgemein)

Sozialmedizin (GK 3: 2.1.2)

sekundäre Prävention

Definition und Synonyma (Screening, Filteruntersuchung, Krankheitsfrüherkennung)
Früherkennungsuntersuchungen im Rahmen der gesetzlichen Krankenversicherung: betroffener Personenkreis, Umfang und Anzahl der Untersuchungen, Voraussetzung für die Aufnahme neuer Erkrankungen, Verpflichtungen der gesetzlichen Krankenkassen und kassenärztlichen Vereinigung zur Aufklärung und Auswertung

Hygiene (GK 3: 4.8.1)

Prävention, Vorsorgemaßnahmen

Prävention und Vorsorgemaßnahmen bei Volkskrankheiten (z. B. Herz-Kreislauf-Erkrankungen, bösartigen Neubildungen, Krankheiten der Atmungsorgane, Diabetes mellitus, rheumatischen Erkrankungen)

Pädiatrie (GK 3: 18.2)

Prävention

Untersuchungen zur Krankheitsfrüherkennung im Kindesalter: entwicklungsbezogene Schwerpunkte der Früherkennung (Vorsorgeuntersuchungen im Säuglings- und Kleinkindesalter U_1–U_8), Screeningprogramm (z. B. Phenylketonurie, Mukoviszidose, vitale Gefährdung und Mißbildungen der Neugeborenen, Störungen der geistigen und psychomotorischen Entwicklung, Funktion der Sinnesorgane, Früherkennung von Sprachstörungen, Störungen der sozialen Entwicklung)

Gesundheitsberatung: ärztliche Aufgaben der Beratung von Eltern (z. B. Mütterberatung, Erziehungsberatung)

Schwerpunkte der Gesundheitserziehung für bestimmte Altersstufen: Säuglingsalter (z. B. Grundlagen von Pflege und Ernährung)
Kleinkindesalter (z. B. Bedeutung von Familie und Kindergarten, Unfallprophylaxe)
Schulkindesalter (z. B. Belastungs- und Erholungsfähigkeit des Kindes, Schul- und Unterrichtshygiene, Sitz- und Spielzeiten), Familien- und Sexualkunde
Jugendalter (z. B. Gefahren von Drogen, Alkohol, Nikotin)

schulärztliche Aufgaben: Schulfähigkeit; Beurteilung und Förderungsmöglichkeiten bei beeinträchtigter Entwicklung
Gesundheitsüberwachung
Tuberkulindiagnostik, Funktionsprüfung der Sinnesorgane, seuchenhygienische Maßnahmen (z. B. bei Hepatitis, Tuberkulose, Epizoonosen)

Sport- und Berufsfähigkeit: Grundsätze zur Freistellung vom Sportunterricht
Ausschlußkatalog für bestimmte Berufe gem. Vorschriften zur Untersuchung nach dem Jugendarbeitsschutzgesetz

Allgemeinmedizin (GK 3: 6.1.5)

sekundäre Prävention

Motivation zur Teilnahme und Organisation von strukturierten und anderen Früherkennungsmaßnahmen

Tertiäre Prävention/Rehabilitation

Sozialmedizin (GK 3: 4.6)

soziale und schulische Rehabilitation

Ziele der sozialen und schulischen Rehabilitation: angemessene Schulbildung, Ermöglichung einer Teilnahme am Leben in der Gesellschaft für Behinderte, Erhaltung, Verbesserung und Wiederherstellung der körperlichen und geistigen Beweglichkeit

Allgemeinmedizin (GK 3: 6.1.6)

Rehabilitation

Möglichkeiten gesundheitlicher und beruflicher Rehabilitation, hausärztliche Aufgaben im Rahmen der Rehabilitation (z. B. Herzinfarktrehabilitation), Aufstellen eines Rehabilitationsplanes, Einleitung von Rehabilitationsmaßnahmen. Kritische Beachtung der Folgen der Invalidisierung, Zusammenarbeit mit kommunalen und regionalen Kostenträgern

Hygiene (GK 3: 4.6)

Gesundheitspflege und Gesundheitsfürsorge für besondere Bevölkerungsgruppen
Fürsorge für Behinderte und Kranke: Bundessozialhilfegesetz, Hilfe in besonderen Lebenslagen
psychische, physische, berufliche und soziale Rehabilitation
Gesundheitspflege für Alte: Multimorbidität älterer Menschen; Möglichkeiten der Altersfürsorge (Seniorenheim, Altenpflegeheim, ambulante Dienste): Organe der Altenhilfe: freie Träger der Wohlfahrtspflege
Sozialhilfe; Freizeitprobleme, Altensport
Fürsorge für psychisch Kranke, Suchtkranke und Suizidgefährdete: Möglichkeiten der Gesundheitsfürsorge bei psychischen Erkrankungen sowie bei Alkoholismus und Drogenabhängigkeit

Nervenheilkunde (GK 3: 12)

Alkoholmißbrauch und Drogenabhängigkeit

Allgemeines über Abhängigkeit (Sucht)
Definition: Abgrenzung von Mißbrauch und Abhängigkeit (nach WHO)
Faktoren für Entstehung von Abhängigkeit: Beispiele für soziokulturelle und Persönlichkeitsfaktoren, die bei Entstehung einer Abhängigkeit wichtig sein können: soziokulturelle Verhaltensstile gegenüber Genuß von Alkohol und Drogen; gefährdete Berufsgruppen (z. B. Baugewerbe, Medizinalberufe); psychische Erkrankungen
präventive Maßnahmen: Beispiele für erforderliche Präventionsmaßnahmen (Vorbild der Eltern und anderer Erzieher, nicht verwöhnende Erziehung, Aufklärung, Eindämmung der Reklame, steuerliche Maßnahmen)

Entwicklung psychischer und körperlicher Abhängigkeit: in Progredienz und Intensität unterschiedlich nach Abhängigkeitstyp, Persönlichkeitstyp und Lebensalter
psychische Auswirkungen der Abhängigkeit: z. B. Interesseverlust, Gleichgültigkeit, Selbstunsicherheit, Neigung zu Selbstentschuldigungen, Störung des Kritikvermögens, Depravation

körperliche Auswirkungen der Abhängigkeit: z. B. vegetative Störungen, Schlafstörungen, Gewichtsverlust, neurologische Ausfälle

soziale Folgen: wichtige soziale Folgen bei Abhängigkeit (z. B. Unfallgefährdung, Suizidgefährdung, sozialer Abstieg, Kriminalität)

Behandlung (Entgiftung und Entwöhnung): Verlauf in drei Stufen
1. Entgiftung (Entzug der Suchtstoffe und Überwindung der Entziehungssymptome)
2. körperliche Erholung einschließlich Abklingen der vegetativen Fehlregulation
3. Aufbau eines drogenfreien Lebens; Dauer der Entwöhnung mindestens 6 Monate, danach weitere langfristige Hilfe erforderlich

Die Zusammenstellung zeigt, daß im Rahmen der ärztlichen Ausbildung eine Vielzahl präventivmedizinisch relevanter Lehrziele angesprochen werden sollten. Vor diesem Hintergrund wäre zu erwarten, daß die derzeit ausgebildeten Medizinstudent/inn/en bzw. jungen Ärzte ein umfassendes präventivmedizinisches Wissen vermittelt bekommen und für ihre Arbeit nutzen können.

In der Praxis ist das häufig nicht so. Da die Themen der Präventivmedizin als Querschnittsfach gelehrt werden, fühlt sich niemand so recht für diese Inhalte verantwortlich. So kommt es vor, daß die jeweiligen Lehrinhalte in Unterrichtsveranstaltungen, wenn überhaupt, dann nur marginal abgehandelt werden.

Die Studenten beschäftigen sich dann nur insofern mit diesen Lehrinhalten, wie zu erwarten ist, daß diese in den Multiple-choice-Fragen der schriftlichen Prüfungen auftauchen.

Unter diesem Aspekt ist überlegenswert, ob nicht zumindestens an einigen Universitäten Lehrstühle für Präventivmedizin eingerichtet werden sollten. Diese könnten dann alle querschnittlichen Unterrichtsangebote zur Präventivmedizin koordinieren (z. B. durch die Organisation von Ringvorlesungen) und durch das Engagement der eigenen Fachvertretung positiv verstärken. Darüber hinaus könnten derartige Institute schwerpunktmäßig die dringend erforderliche theoretische Grundlegung der Präventivmedizin weiter voranbringen. Grundsätzlich sollten solche Institute innerhalb medizinischer Fakultäten angesiedelt sein und eng mit den anderen Fachgebieten kooperieren.

Umsetzung von Gesundheitsberatung in der Weiter- und Fortbildung

H. Weber-Falkensammer

Ärztliche Fortbildung

Die rasche Entwicklung der Medizin, insbesondere in der 2. Hälfte des 19. Jahrhunderts, machte eine ärztliche Fortbildung erforderlich, um das Auseinanderklaffen zwischen Ausbildungswissen und neuen Erkenntnissen zu verringern. Bereits in den 70er und 80er Jahren des vergangenen Jahrhunderts richteten einzelne deutsche Universitätskliniken Ferienkurse ein, um den niedergelassenen aber auch den Klinikärzten aus der Region neues Fachwissen zu vermitteln. 1880 wurde bereits eine erste Organisation für ärztliche Fortbildung, die „Dozentenvereinigung für ärztliche Ferienkurse in Berlin" gegründet (Greger 1984). Diese Kurse waren anfangs noch nicht kostenlos und für Ärzte aus einer größeren Entfernung vom Kursort fast nicht erreichbar, da zum einen das Praxisvertreterproblem schwer zu lösen war und zum anderen Kosten für die Kurse und Unterkunft anfielen. Um dieser Beeinträchtigung abzuhelfen, wurde um die Jahrhundertwende eine „Vereinigung zur Veranstaltung von Kursen für praktische Ärzte" gegründet. Grundlage der Arbeit der Vereinigung war es, Kurse unentgeltlich anzubieten, räumliche Nähe zur Praxis (d. h., die Kurse möglichst zu dezentralisieren) herzustellen und Kurszeiten zu wählen, die für die berufstätigen Ärzte erreichbar waren. Die Zeitvariabilität war wohl nach den Bedürfnissen der Ärzte ausgerichtet. So gab es Fortbildungsveranstaltungen von wöchentlich 1-2 Stunden in den Großstädten (meistens während des Semesters von Universitätskliniken durchgeführt), aber auch „Sonnabend-Sonntag-Kurse" in kleineren Städten. Auch Hospitationen an Krankenhäusern, z. B. in der Provinz Schleswig-Holstein, waren möglich. Die Fortbildungsveranstaltungen wurden „als selbstverständliche Pflicht betrachtet", als innere Verpflichtung ohne äußeren Zwang. Dieses änderte sich 1935, 2 Jahre nach der Machtergreifung durch die Nationalsozialisten. 1935 wurde die ärztliche Fortbildung neu geordnet und die ärztliche Pflichtfortbildung eingeführt. Ihr Ziel war es, jeden einzelnen Arzt in 5jährigem Abstand 3 Wochentage lang in Allgemeinmedizin weiterzubilden. In dieser Zeit haben die Ärzte die Praxisvertretung zumeist untereinander organisiert, denn der fortbildungswillige und fortbildungsverpflichtete Arzt mußte seinen Vertreter selbst bezahlen. Ein Überblick über Inhalte und Umfang der Fortbildung zeigt Tabelle 1 (Greger 1984, S. 43).

Prävention wurde nicht unterrichtet. Allerdings wurde durch Betriebsbegehungen versucht, Bezüge zwischen Arbeits-, Lebenssituation und Krankheit herzustellen. Fachärzte wurden 1937 auch zu Fortbildungsveranstaltungen herangezogen.

Tabelle 1. Ärztliche Fortbildung nach 1931

Tagungsort (Beispiel)	Unterrichtete Fächer				
	1. Woche	2. Woche	3. Woche	4. Woche	5. Woche
Berlin	Chirurgie Thorax	Röntgenologie, Diagnose und Tiefentherapie	Innere Medizin, Kreislauf, Nieren, Infektionskrankheiten	Urologie	
München		Chirurgie Abdomen	Röntgenologie, Diagnose und Tiefentherapie	Innere Medizin, Stoffwechsel, Magen-Darm, Endokrinologie	
Köln		Urologie	Chirurgie, Gehirn, Nerven, Extremitäten	Röntgenologie, Diagnose und Tiefentherapie	Innere Medizin, Lungen, Blut, Gelenke, Nerven

Mit der Gründung von ärztlichen Fortbildungsakademien in Dresden, Berlin, Hamburg, München und Wien wurden den einzelnen Zentren verschiedene Schwerpunkte zugeordnet. So wurden bereits damals hauptsächlich in Hamburg Lehrgänge über Truppenhygiene und Tropenkrankheiten sowie Überseemedizin durchgeführt. In München sollte „die Tätigkeit und Vorsorge des Arztes am schaffenden Menschen (...)" im Mittelpunkt der Lehrgänge stehen. Greger berichtet, daß sich in der Literatur jedoch keine Hinweise darauf finden, daß die arbeitsmedizinischen Schwerpunkte in die Praxis umgesetzt wurden.

Obwohl die ärztliche Fortbildung seit etwas mehr als 100 Jahren organisiert ist, fehlten in der Vergangenheit Hinweise auf die Gestaltung primärpräventiver Angebote. In einem nationalen und internationalen Kongreßführer 1985 werden in der Gruppe „Gesundheitsvorsorge" 28 Veranstaltungen aufgeführt, davon 9 im Ausland. Vom Programm her sind 11 Veranstaltungen eindeutig der Präventivmedizin zuzuordnen, 5 Veranstaltungen mindestens zugleich einem weiteren Fachgebiet. Im Fachgebietsregister (84 Gebiete) taucht Prävention gar nicht auf. Allerdings sind einige Veranstaltungen auch der Sozialmedizin und Rehabilitation zugeordnet. Nur im Vergleich zum gesamten Aufgebot an jetzt etwa 600 Kongressen/Veranstaltungen fällt das Angebot in Prävention/Gesundheitsvorsorge äußerst schwach aus.

Medien in der Fortbildung

Fortbildung ist die Pflicht jedes Arztes. Dabei bleibt es ihm überlassen, welcher Medien er sich bedient. Eigenen Erhebungen zufolge benutzen niedergelassene Allgemeinärzte und Internisten folgende Informationsquellen (in absteigender Reihenfolge):

1. Artikel medizinischer Fachzeitschriften,
2. Ärztekongresse/Fortbildungsseminare,
3. Fachbücher,
4. Symposien und Fortbildungskurse an Universitäten,
5. Gespräch mit niedergelassenen Kollegen,
6. Erfahrungsaustausch mit Kollegen an Kliniken (vgl. Weber-Falkensammer 1986).

Wichtiges Fortbildungsmedium sind demnach die Printmedien, die inzwischen von audiovisuellen Medien (Videomaterial) ergänzt werden. Der Anteil präventivmedizinischer Inhalte in Fortbildungsveranstaltungen der ärztlichen Kreisverbände ist verschwindend gering. Vier zufällig ausgewählte Kreisverbände verzeichneten für 1983 und 1984 keine Veranstaltung zur Prävention. Auch die Fortbildungskongresse der Bundesärztekammer verzeichnen nur vereinzelt Angebote. Die Bevorzugung der Prävention/Gesundheitsberatung im Spektrum der fortbildungsnotwendigen Inhalte ist wohl auch angesichts weit gewichtigerer Defizite aber auch der Fortschritte ärztlichen Wissens nur schwer zu vertreten. Erste Curricula für eine systematisierte Fortbildung in Gesundheitsberatung liegen z. B. seitens des Zentralinstituts (ZI) der kassenärztlichen Vereinigung, Köln (vgl. Brühne-Scharlau[1] 1986) und dem wissenschaftlichen Institut der Ärzte Deutschlands, Bonn (WIAD, vgl. auch Weber-Falkensammer u. Geißler 1984) vor. Diese beziehen sich hauptsächlich auf Methoden und setzen die medizinischen Inhalte und Wissen zur Beratung voraus.

In der Bundesrepublik Deutschland sind weiterhin Fortbildungsakademien, die den jeweiligen Landesärztekammern angegliedert sind, auf dem Gebiet der Fortbildung zur Prävention tätig (z.B. Fortbildungsakademie Bad Nauheim, Berlin).

Weiterbildung und Fortbildung in ärztlicher Gesundheitsberatung im europäischen Vergleich und in den USA

DDR

In der DDR ist die ärztliche Gesundheitsberatung etabliert und hat „ihren festen Platz in der Tätigkeit des medizinischen Fachpersonals auf dem Gebiet der Prophylaxe, Diagnostik, Therapie, Metaphylaxe und Rehabilitation" (Schmidt 1981, S. 215). Sie ist umfassend angelegt, d. h. in ihr werden sowohl primär als auch sekundär und tertiär präventive Aspekte vereinigt. Die Gesundheitsberatung ist nicht nur ärztliche Aufgabe, sondern es werden in der DDR auch die mittleren medizinischen Fachkräfte unter ärztlicher Anleitung systematisch in die Gesundheitsberatung miteinbezogen (Pflegepersonal, Diätassistenten, Physiotherapeuten/ Krankengymnasten, Hebammen, Sozialarbeiterinnen, Hygieneinspektoren). Seit 1985 werden diese Gesundheitsfürsorgerinnen, die bislang aus dem Schwestern- und Hebammenberuf kamen, in einer eigenen 3jährigen Fachausbildung (ab 1986 auch

1 Siehe auch in diesem Band.

in einem 4jährigen Fernstudium) ausgebildet. Die Gesundheitsberatung ist ein (wesentlicher) Teil der Gesundheitssicherung und gesetzlich verankert.

Wie in der Bundesrepublik Deutschland ist auch in der DDR Gesundheitserziehung kein eigenes Lehrgebiet in der ärztlichen Ausbildung, jedoch ist sie in die vorklinische und klinische Ausbildung integriert. Auch im Rahmen der ärztlichen Weiter- und Fortbildung kann davon ausgegangen werden, daß ärztliche Gesundheitsberatung bereits ihren festen Platz in der kurativen und rehabilitativen Medizin besitzt.

Die Gesundheitserziehung und Gesundheitsberatung ist in die
- obligatorische Weiterbildung zum Facharzt/Fachzahnarzt,
- weiterführende Spezialisierung zum Facharzt/Fachzahnarzt,
- berufsbegleitende Fortbildung und das
- postgraduale Studium integriert (Schmidt 1981, S. 218).

Neben der ständigen Fortbildung im Rahmen der Facharztausbildung in Gesundheitserziehung können besondere Weiterbildungslehrgänge zu speziellen Themen der Gesundheitserziehung durchgeführt werden. Auch ist ein 2jähriges Fernstudium zur weiteren Spezialisierung sowohl für Ärzte als auch für die mittleren medizinischen Fachkräfte möglich.

Holland

Der Begriff Gesundheitsberatung existiert nach Saan im Niederländischen nicht. Mit Gesundheitserziehung werden die Aktivitäten wiedergegeben, die im Rahmen der Ausbildung vermittelt werden. Sie ist zumeist Bestandteil der Sozialmedizin, die sowohl als Ausbildungsfach im Medizinstudium als auch nach einer 4jährigen Spezialisierung erworben wird.

Inwieweit Gesundheitserziehung in der Weiterbildung zum Gebietsarzt vermittelt wird, ist nicht gesetzlich geregelt und hängt vom jeweiligen Ausbilder ab. Eine Ausnahme stellt die Spezialisierung zum Sozialmediziner dar. In der 4jährigen Weiterbildung sind ca. 10% der Inhalte der Gesundheitserziehung vorbehalten. Der Erwerb von Kenntnissen im Rahmen der Fortbildung bleibt weitgehend der Eigeninitiative der Mediziner überlassen (Saan 1981, S. 228). Die Weiterbildung zum Allgemeinmediziner wird von Trainern für die Weiterbildung zu Allgemeinärzten (general practitioner trainer) durchgeführt. Im Rahmen dieser Ausbildung werden auch Inhalte zur Gesundheitserziehung vermittelt (Querido 1982).

England

Träger der Gesundheitserziehung sind in Großbritannien neben den Ärzten eine Vielzahl von nichtärztlichen Berufsgruppen. Hauptvertreter sind die „Health Visitors", die meistens aus einem Pflegeberuf stammen und eine 12monatige Ausbildung in Gesundheitslehre aufweisen. Neben den „Health Visitors" sind Gesundheitserziehungsbeamte als Mitglieder der Gesundheitsbehörde koordinierend auf dem Gebiet der Gesundheitserziehung tätig. Aber auch Gemeinde- und Bezirksschwestern sind mit Rehabilitationsaufgaben und Gesundheitserziehung betraut, um einige Berufsgruppen in Auswahl zu nennen. Den Allgemeinärzten kommt in Großbritannien ein relativ geringer Stellenwert zu, da der „Health Visitor" als Experte für Gesundheitserziehung gilt. MacQueen führt dies auf struktuelle Bedingungen „des englischen Gesundheitswesens zurück, da im Durchschnitt ein Allgemeinmediziner auf 2500 Patienten kommt". Selbst wenn man die Gehälter der „Health Visitors" erkennbar anhebt, wird es immer noch billiger sein, für die häusliche Behandlung und die Gesundheitserziehung in einer Stadt mit 11 000 Einwohnern 5 Allgemeinärzte und 4 „Health Visitors" einzustellen als 9 Allgemeinmediziner (MacQueen 1981).

Österreich

Gesundheitsberatung wird in Österreich im weitesten Sinne im Rahmen der Gesundenvorsorgeuntersuchungen durchgeführt, die über die Krebsvorsorgeuntersuchungen in der Bundesrepublik Deutschland weit hinausgehen, da sie auch Untersuchungen des Herzens und Stoffwechselerkrankungen miteinbeziehen (s. Bachmann 1983).

Regional (Vorarlberg, Tirol) wird versucht, die Gesundenuntersuchungen auszuweiten und auch zu evaluieren. Fehlende bzw. auslaufende und nur mit Verzögerung verlängerte Vereinbarungen mit den Kostenträgern (Krankenkasse) stellen die Kontinuität dieser Arbeit immer wieder in Frage. In der universitären Ausbildung ist Gesundheitserziehung oder Gesundheitsberatung nicht verankert.

Schweiz

An keiner der Schweizer Universitäten wird auf die Gesundheitsberatung auf breiter Basis systematisch eingegangen. Lediglich im Rahmen der Präventiv- und Sozialmedizin wird Gesundheitserziehung gestreift. Eine Einbindung von Gesundheitsberatung/erziehung in die klinischen Fächer (z. B. Pädiatrie, Gynäkologie) findet nur beiläufig statt. Weiterbildungskurse werden u. a. in Gesundheitserziehung vor allem für Amtsärzte angeboten.

„In Genf existiert die einzige institutionalisierte ärztliche Gesundheitsberatungsstelle" (Jeanneret et al. 1981, S. 244). Die Tätigkeiten ärztlicher Gesundheitsberatung werden in der Schweiz hauptsächlich von privaten Organisationen getragen. Fort- und Weiterbildung in Gesundheitsberatung ist den ausbildenden Ärzten und der Eigeninitiative der niedergelassenen Ärzte vorbehalten.

Frankreich

In Frankreich wurde 1944 die Organisation für Gesundheitserziehung gegründet. Im 2. Ausbildungsabschnitt durchlaufen die Medizinstudenten eine obligatorische Unterrichtsveranstaltung in Präventiv- und Sozialmedizin. Eine spezielle, verpflichtende Ausbildung in Gesundheitsberatung besteht allerdings nicht. Fertigkeiten zur Gesundheitserziehung sollten im Zuge der Ausbildung zum Allgemeinarzt und im Laufe der beruflichen Praxis erworben werden.

Auch nach der Universität ist im Rahmen eines postgraduellen Studiums die Weiterbildung in Gesundheitserziehung möglich. An medizinischen Fakultäten wird im Rahmen einer 1jährigen Spezialausbildung eine Weiterbildung in Gesundheitserziehung angeboten, die mit einem Zertifikat für Präventivmedizin/öffentliches Gesundheitswesen und Hygiene beendet werden kann. Dieses Weiterbildungsange-

Tabelle 2. Verankerung der ärztlichen Gesundheitsberatung („primary health care"), Fortbildung, Weiterbildung

Land	Ausbildung, eigenes Curriculum	Fachteilgebiet	Postgraduate Studium	Diesem Fach in der Ausbildung zugeordnet	Spezielle Fortbildungsveranstaltungen
Bundesrepublik Deutschland	Nein	Nein	Nein	Medizinische Soziologie Medizinische Psychologie Sozialmedizin Innere Medizin	Im Rahmen der nicht gesetzlich verankerten Fortbildung in ärztlichen Kreisverbänden und Kongressen
DDR	Ja	Nein	Ja	Medizinische Psychologie Sozialhygiene „Arzt in Gesellschaft und Psychologie"	Akademie für ärztliche Fortbildung
England	Ja	Ja	Ja	Gesundheitserziehung	In medizinischen Fakultäten
Frankreich	Ja	Zertifikat Präventivmedizin, öffentliches Gesundheitswesen, Hygiene	Ja	Präventiv- und Sozialmedizin	In medizinischen Fakultäten
Holland	Ja	Nein	Nein	Sozialmedizin Medizinische Psychologie, medizinische Soziologie	Unterschiedliches Angebot; Freiwillige Teilnahme
USA	Ja	Ja	Ja	Public health Family medicine	An staatlichen und nicht staatlichen Hochschulen/ Universitäten
Österreich	Nein	Nein	Nein	Medizinische Psychologie	Vereinzelt in Fortbildungsveranstaltungen der Landesärztekammer
Schweiz	Ja	Nein	Ja	Präventiv- und Sozialmedizin	z. B. für Amtsärzte

bot besteht aus je einem Theorie- und Praxisteil. Im letzten müssen Pflichtpraktika absolviert werden. Der Kurs kann sowohl von Studenten nach Abschluß ihres Universitätsstudiums als auch von Allgemeinmedizinern, Fachärzten und Fachassistenten besucht werden (Senault 1981).

Weiterbildung

Im Rahmen der fachbezogenen Weiterbildung sollte Gesundheitsberatung an den Weiterbildungsstätten bereits vermittelt und im Alltagshandeln des auszubildenden Arztes eingeübt werden. Dies setzt Kenntnisse und Aufgeschlossenheit der Weiterbilder (Chefärzte) zur Gesundheitsberatung voraus. Auch hierbei gilt immer noch das „Lernen am Modell" und die Vorbildfunktion der ärztlichen Weiterbilder. Im folgenden geben wir Beispiele für Ansatzpunkte in der Weiterbildung in einzelnen Gebieten wieder.

Allgemeinmedizin

Die Weiterbildung in Allgemeinmedizin ist aus verschiedenen Fächern zusammenstellbar, wobei innere Medizin und Chirurgie bzw. ein operatives Fach als klinische Weiterbildung und Allgemeinmedizin bei einem (oder mehreren) niedergelassenen Ärzten) Pflicht ist. (Ansätze für Chirurgie und innere Medizin weiter unten). Die Praxis des Allgemeinarztes kann aufgrund der Zusammensetzung der Patientenschaft als originäres Feld der Gesundheitsberatung angesehen werden. (S. auch Beitrag von Jork).

Der Kontakt mit Kindern, jungen Erwachsenen und älteren Menschen ermöglicht es dem Allgemeinarzt aufgrund seiner Hausarztfunktion und der großen Zahl von behandlungsbedürftigen Krankheiten, von denen ein Großteil auch verhaltensbedingt ist, in fast jeder ärztlichen Konsultation auch gesundheitsberatend tätig zu werden. Dies gilt insbesondere für die Krankheiten, die selbst Risikofaktoren für Herz-Kreislauf-Erkrankungen im Sinne des klassischen Risikofaktoren-Konzeptes (siehe Beitrag von Troschke) sind: z. B. Diabetes mellitus, Hypertonie, Hyperlipidämien, Adipositas.

Desweiteren sind alle anderen Risikofaktoren bei jeweiligem Vorliegen eine Indikation zur Gesundheitsberatung, z. B. bei Rauchen, Bewegungsarmut, Streß und letztlich auch bei Problemen mit Alkohol (auch wenn Alkoholismus nicht zu den klassischen Risikofaktoren gerechnet wird).

Neben den genannten Risikofaktoren kommt ärztliche Gesundheitsberatung in der Allgemeinpraxis bei Kindern mit Ernährungsproblemen (Übergewicht/Untergewicht), Schulproblemen, Beziehungsstörungen in der Beratung der Eltern zur Gesundheitserziehung zum Einsatz. Aufgrund einer langjährigen Hausarztfunktion ist der Allgemeinarzt in der Lage, Gesundheitsstörungen aufgrund seiner Kenntnisse der Lebenssituation, Belastungen und Konflikte bereits im Vorfeld des Ausbruches der Krankheit zu erkennen.

Durch die Untersuchungen nach dem Jugendarbeitsschutzgesetz bieten sich dem Allgemeinarzt weitere Möglichkeiten, z. B. bei Haltungsschäden oder Haltungsschwächen die Jugendlichen und deren Eltern zu beraten. Dieser Kontakt mit „normalerweise gesunden“ Jugendlichen eröffnet ihm auch eine Chance, beispielsweise über Rauchen und Alkoholkonsum zu sprechen.

Bei niedergelassenen Ärzten können auch noch die Kindervorsorgeuntersuchungen und die Krebsvorsorgeuntersuchungen bei Erwachsenen Anlaß zur Gesundheitsberatung sein. Aufgabe des ausbildenden Arztes ist es, dem jungen Kollegen diese „erfahrenen“ Einsichten weiter zu vermitteln und ihn für die Zugänge der Gesundheitsberatung zu sensibilisieren. Prävention gehört zu den Pflichtinhalten der Weiterbildung in Allgemeinmedizin.

Arbeitsmedizin

Prävention in der Arbeitsmedizin wird aufgrund der Aufträge aus dem Arbeitssicherheitsgesetz (ASiG) praktiziert. Im Rahmen der Betriebsbegehungen und der arbeitsmedizinischen Untersuchungen hat der Arbeitsmediziner Gelegenheit, den Arbeitnehmer auf gesundheitsbelastende und -schädigende Verhaltensweisen und Risiken anzusprechen. (Zur Methode s. Beitrag 69 ff. von Troschke). Im Zusammenwirken mit betrieblichen Sozialarbeitern können auch Beiträge zur Alkoholprävention (und zur Rehabilitation) geleistet werden (s. Beitrag 142 ff. von Feser).

Da Prävention zu den Pflichtinhalten der Weiterbildung zählt, sollte der weiterbildende Arbeitsmediziner auch die Gesundheitsberatung in die Weiterbildung einbeziehen, auch wenn der Zeitrahmen nicht immer großzügig genug ist, um solche Beratungstätigkeiten durchzuführen. Die Weiterbildungsordnung verlangt den Erwerb von Kenntnissen in der arbeitsmedizinischen Gesundheitsberatung (Ziff. 3 Arbeitsmedizin, Abs. 2.4 der Bayerischen Weiterbildungsordnung 1980).

Chirurgie

Die Chirurgie – so scheint es – liegt am weitesten vom Feld der Prävention entfernt. Zwar gehören die operativen Fähigkeiten zu den vorrangigsten Aufgaben der Chirurgen, jedoch ist bereits, soweit die Umstände es ermöglichen, die Aufklärung des Patienten vor jedem Eingriff Pflicht. Auch die Beratung operativer Patienten in Fragen des Übergewichts, der Behandlung von Hypertonie etc. gehört zum Bereich ärztlichen Handelns in der Chirurgie. Im Sinne der tertiären Prävention Patienten zur Gesundheit zu beraten, ist durchaus möglich. Hierbei können z. B. bestehende Risikofaktoren Anlaß zur Gesundheitsberatung sein, ebenso wie Alkoholismus oder andere Abhängigkeitsprobleme, aber auch psychosoziale Konflikte. Die Zusammenarbeit mit Krankenhaussozialarbeitern bietet sich bei den letztgenannten Beratungsanlässen an. Aufgabe der Weiterbilder ist es auch, ihre eigene Einstellung zur Prävention und Gesundheitsberatung zu überdenken, um diese Handlungsfelder auch als ärztliche Tätigkeit anzunehmen, um sie jungen Kollegen, die sich in der Weiterbildung befinden, vermitteln zu können.

Gynäkologie und Geburtshilfe

Im Rahmen der Schwangerenvorsorge ist der Gynäkologe präventiv tätig. Er wird bei vorliegenden Gesundheitsrisiken die Patientin beraten, um ihre und die (mögliche) Gefährdung der Leibesfrucht zu reduzieren. Damit führt er auch Gesundheitsberatung durch, deren Gegenstand Risikofaktoren in der Schwangerschaft und Risikofaktoren im Sinne des klassischen Risikofaktorenmodells sind.

Auch im Rahmen der Krebsvorsorgeuntersuchungen bei Frauen, die in der gesetzlichen Krankenversicherung (GKV) versichert sind, besteht die Möglichkeit, im Gespräch über Risikofaktoren Gesundheitsberatung durchzuführen. Bei somatisch erkrankten Patientinnen hat er ähnliche Beratungsmöglichkeiten im Rahmen der prä- oder postoperativen Behandlung wie der Chirurg (s. oben).

Aufgabe der Weiterbildung ist es, die weiterzubildenden Kollegen und Kolleginnen auf die Möglichkeiten und Indikationen von Gesundheitsberatung, die den engen Rahmen des Fachgebiets verlassen, vorzubereiten, auch wenn möglicherweise diese Leistungen dann später in der Praxis (noch) nicht abrechnungsfähig sind.

Innere Medizin

Die 6jährige Weiterbildung in innerer Medizin sollte auch die Prävention einbeziehen; Bezugspunkte zur täglichen Arbeit und im Umgang mit Patienten bestehen. Der Internist in Krankenhaus oder Klinik wird sowohl mit Akutkranken (Herzinfarktpatienten, Schlaganfallpatienten, Dialysepatienten etc.) konfrontiert als auch mit Langzeitpatienten, die in der Regel bereits ein höheres Lebensalter haben. Ist Gesundheitsberatung auch beim älteren Patienten möglich? Ziel der Gesundheitsberatung ist es, den Patienten zu veranlassen, Verhaltensweisen, die krankheitsfördernd waren, zu ändern. Wie mühsam das häufig ist, erfährt jeder Arzt im Laufe seiner klinischen Praxis. Dennoch haben auch diese Patienten einen Anspruch auf Gesundheits- und natürlich Krankheitsberatung. (Zur Beratung und Förderung der Motivation für die Verhaltensänderung siehe die Beiträge von Basler in diesem Buch). Auch Patienten, die wegen einer Krankheit behandelt werden, die nicht mit ihren bestehenden Risikofaktoren in Zusammenhang steht, können allgemein zur Gesundheit beraten werden. Psychische Beeinträchtigungen als Begleiterscheinung der behandelten Krankheit können Anlaß zur Beratung bieten.

Orthopädie

Auch dem Orthopäden bietet sich die Möglichkeit zur Gesundheitsberatung, da er häufig mit Patienten Kontakt hat, die wegen Schädigung des Skelettsystems oder des Bewegungsapparats behandelt werden. Da Übergewicht als mitverantwortliche Ursache (Korisikofaktor) häufig anzutreffen ist, kann es Anlaß für eine Gesundheitsberatung sein.

Auch im Rahmen der postoperativen Nachsorge und der tertiären Prävention bietet sich neben der Krankheitsberatung Gesundheitsberatung an. Dazu ist es erforderlich, das Problembewußtsein der Weiterbilder auf diesen Bereich der Prävention auszuweiten. Für spätere mögliche Fähigkeiten des Orthopäden z. B. im öffentlichen Gesundheitsdienst (Schularzt) und in der eigenen Praxis sollte er auf die Gesundheitsberatung vorbereitet sein.

Pädiatrie

Aufgrund des Auftrages der gesetzlichen Krankenversicherung (GKV) ist der Pädiater verpflichtet, anfangs auch in Zusammenarbeit mit dem Geburtshelfer Kindervorsorgeuntersuchungen durchzuführen. Beratung der Eltern bei vorliegenden Gesundheitsproblemen, die auf den ersten Blick erkennbar sind (Rauchen – nikotinverfärbte Finger –, Übergewicht), sind wie auch die Empfehlung zur weiteren Beratung/Behandlung durch den Hausarzt wünschenswert. Störungen im psychosozialen Umfeld des Kindes und deren Auswirkungen auf seine Gesundheit erfordern vom Pädiater auch Kenntnisse der Identifizierung solcher Störungen. Ziel der Weiterbildung sollte die Einbeziehung von Gesundheitsberatung für die Weiterzubildenden sein.

Urologie

Auch die Urologen sind wie die Gynäkologen, Pädiater und Allgemeinärzte auf dem Gebiet der Vorsorge tätig. Die Krebsvorsorgeuntersuchungen im Rahmen der GKV können auch ein Anlaß zur Gesundheitsberatung bei Noch-Gesunden sein. Bei Patienten mit urologischen Diagnosen ist eine Beratung auch zu den Risikofaktoren durchführbar (z. B. Hypertonie, Übergewicht).

Voraussetzung ist, daß Gesundheitsberatung von der Ärzteschaft als ärztliche Tätigkeit und ärztliches Handeln akzeptiert wird, damit die Weiterbilder durch ihre Haltung zur Prävention den Weiterzubildenden Vorbild sein können.

Öffentliches Gesundheitswesen

Die Weiterbildung der Ärzte im öffentlichen Gesundheitswesen wird nicht von der Landesärztekammer geregelt, sondern nach staatlichen Richtlinien.

Im Rahmen ihrer Ausbildung nimmt Prävention für Amtsärzte einen breiten Raum ein, da Präventionsaufgaben bei Kindern und Schwangeren wahrzunehmen sind. Die Akademien für öffentliches Gesundheitswesen in Düsseldorf und München führen Pflichtkurse durch. Da Ärzte an Gesundheitsämtern ähnlich wie Arbeitsmediziner keine Behandlungspflicht haben (d. h. selbst keine Therapie durchführen dürfen), kommt der Beratung ein wesentlicher Stellenwert in der ärztlichen Tätigkeit zu. Anlaß können z. B. die Mütterberatung (Hinweis auf Risikofaktoren) oder die Schuluntersuchungen sein.

Einbindung ärztlicher Gesundheitsberatungsfortbildung in die Gemeinde

Eine weitere wesentliche Aufgabe von Ärzten ist die Kooperation mit anderen Anbietern von Präventionsleistungen. Eine wirkungsvolle und umfassende Prävention kann nicht nur von Ärzten allein geleistet werden, sondern sie schließt weitere Berufsgruppen, u. a. Diätassistenten, Sporttherapeuten, Sozialarbeiter, Apotheker, Lehrer aber auch Selbsthilfegruppen mit ein. Notwendig aber ist eine gezielte Abstimmung und Zusammenarbeit zwischen diesen verschiedenen Anbietern. Dem Arzt in der Praxis, im Krankenhaus oder im Gesundheitsamt kommt die Funktion des Koordinators der Präventionsangebote für seinen Patienten zu. Dies muß dazu führen, daß der Arzt letztlich in der Lage ist, gegebenenfalls darüber zu entscheiden, welche Art der Prävention und welcher Anbieter jeweils zur Problemlösung geeignet sind und ob hierzu besser professionelle Angebote oder Laienpotentiale herangezogen werden sollten.

Dies setzt zunächst eine Angebotsliste sämtlicher Gruppen, Organisationen und sonstiger Einrichtungen, die an einem Tätigkeitsort Präventionsleistungen anbieten, voraus. Sinnvoll wäre deren Zusammenfassung in einem handlichen „Präventionsführer", der den Ärzten und sämtlichen anderen Anbietern zur Verfügung stehen soll.

Die Fortschreibung (Aktualisierung) dieses Präventionsführers könnte federführend von einem örtlichen öffentlichen Träger (z. B. ärztlicher Kreisverband, Gesundheitsamt, Volkshochschule, Sozialamt etc.) übernommen werden.

> Derartige Maßnahmen sollen dazu beitragen, daß jeder Anbieter (insbesondere über den Präventionsführer) zu einer verbesserten Abstimmung und Zusammenarbeit mit anderen Anbietern angeregt wird. Die besondere Rolle der Ärzte ist darin zu sehen, daß ihnen aufgrund ihrer Sachkompetenz, ihrer detaillierten Kenntnisse über Patienten und nicht zuletzt durch die neu zu erwerbenden Kenntnisse und Fähigkeiten eine Schlüsselstellung zukommt, die sie in jedem Fall zu der Entscheidungsstelle macht für die Beurteilung der Belastbarkeit von Probanden oder der therapeutischen Angemessenheit bestimmter Maßnahmen" (Klaes et al. 1984).

Literatur *zur Basisinformation*

Troschke J von, Stößel U (Hrsg) (1981) Möglichkeiten und Grenzen ärztlicher Gesundheitsberatung. Gesomed, Freiburg

Weber-Falkensammer H, Geißler KA (Hrsg) (1984) Gesundheitsberatung. Ein Leitfaden für die ärztliche Praxis. Perimed, Erlangen

Oppl H, Weber-Falkensammer H (Hrsg) (1986) Lebenslagen und Gesundheit. Hilfen durch soziale Arbeit. Band 1-3 Diesterweg, Frankfurt

Weiterführende Literatur

Bachmann J (1983) Der Arbeitskreis Vorsorgemedizin Vorarlberg. In: Nüssel E, Lamm G (Hrsg) Prävention im Gemeinderahmen. Zuckschwerdt, München Bern Wien, S 57-59

Baric L (1981) Gesundheitserziehung und -beratung in der medizinischen Ausbildung – ein Diskussionsdokument aus England. In: Troschke J von, Stößel U (Hrsg) Möglichkeiten und Grenzen ärztlicher Gesundheitsberatung. Gesomed, Freiburg, S 256-266

Braun RN (1981) Die Praxis ärztlicher Gesundheitsberatung Österreich. In: Troschke J von, Stößel U (Hrsg) Möglichkeiten und Grenzen ärztlicher Gesundheitsberatung. Gesomed, Freiburg, S 247-255

Brühne-Scharlau C (1986) Gesundheitsberatung gezielt gegen die Risikofaktoren. Dtsch Ärztebl 83/10: 602-606

Greger R (1984) Die Organisation der ärztlichen Fortbildung von 1933-1945. Med. Dissertation, Universität München

Jeanneret O, Martin J, Zbinden E (1981) Die Praxis ärztlicher Gesundheitsberatung in der Schweiz. In: Troschke J von, Stößel U (Hrsg) Möglichkeiten und Grenzen ärztlicher Gesundheitsberatung. Gesomed, Freiburg, S 241-246

Klaes L et al. (1984) Bayer-Vorsorge. Interventions- und Evaluationskonzept einer Prävention durch Ärzte. Wissenschaftliches Institut der Ärzte Deutschlands (WIAD e.V.), Bonn 2 (Unveröffentlichtes Manuskript)

MacQueen IAG (1981) Die Praxis der Gesundheitserziehung und -beratung in Großbritannien. In: Troschke J von, Stößel U (Hrsg) Möglichkeiten und Grenzen ärztlicher Gesundheitsberatung. Gesomed, Freiburg, S 267-278

Querido A (1982) The health profession and their education in the netherlands. In: Kalvemark T, Schütze HG (eds) Primary health care and health manpower development. UHÄ Rapport, Stockholm

Regan PF, Naughton J (1982) Health care and professional education in the USA: Policies for the 1980s. In: Kalvemark T, Schütze HG (eds) Primary health care and health manpower development. UHÄ Rapport, Stockholm

Saan JDM (1981) Die Praxis ärztlicher Gesundheitsberatung in den Niederlanden. In: Troschke J von, Stößel U (Hrsg) Möglichkeiten und Grenzen ärztlicher Gesundheitsberatung. Gesomed, Freiburg, S 225-232

Schmidt W (1981) Die Praxis zur ärztlichen Gesundheitsberatung in der DDR. In: Troschke J von, Stößel U (Hrsg) Möglichkeiten und Grenzen ärztlicher Gesundheitsberatung. Gesomed, Freiburg, S 215-224

Senault R (1981) Die Praxis ärztlicher Gesundheitsberatung in Frankreich. In: Troschke J von, Stößel U (Hrsg) Möglichkeiten und Grenzen ärztlicher Gesundheitsberatung. Gesomed, Freiburg, S 233-241

Weber-Falkensammer H (Hrsg) (1986) Gesundheitsberatung als ärztliche Aufgabe-Situationsanalyse zur Gesundheitsberatung durch den niedergelassenen Arzt. Deutscher Ärzte Verlag, Köln

Zur Bewertung ärztlicher Gesundheitsberatung

J. Bengel, U. Koch

Einleitung

Der Begriff Evaluationsforschung bezeichnet einen Forschungsansatz und einen wissenschaftlichen Trend, der sich aus der Notwendigkeit des Nachweises von Effektivität und Effizienz von Bildungs-, Sozial- und Gesundheitsprogrammen in den letzten 20 Jahren zuerst und v. a. in den USA entwickelt hat. Steigende Kosten, begrenzte Finanzmittel und Kritik insbesondere auch an der kurativen Medizin, haben zu der Forderung geführt, auch Maßnahmen und Programme im Gesundheitswesen zu evaluieren.

In diesem Beitrag sollen zunächst allgemeine Probleme und Methoden der Evaluationsforschung beschrieben werden. Im 2. Abschnitt werden am Beispiel eines Modellversuchs zur ärztlichen Gesundheitsberatung Vorgehen und Ergebnisse einer externen wissenschaftlichen Begleitung aufgezeigt; extern heißt hier, daß nicht der gesundheitsberatende Arzt, sondern eine unabhängige Forschergruppe die Evaluation durchführt. Im Gegensatz dazu werden in einem 3. Abschnitt Möglichkeiten für den niedergelassenen Arzt beschrieben, mit denen die eigene gesundheitsberaterische Tätigkeit kontrolliert und bewertet werden kann.

Einführung in die Evaluationsforschung

Ansätze und Modelle

Die Evaluationsforschung versteht sich als inter- und multidisziplinäres Arbeitsgebiet von Psychologie, Pädagogik, Soziologie, Statistik, Ökonomie und anderen sozialwissenschaftlichen Fächern. Evaluation prüft die Wirksamkeit von Interventionsprogrammen und bestimmt das Ausmaß, mit dem ein Programm, ein Versorgungsmodell oder eine Forschungsstudie Ziele erreicht und beschreibt Gründe, warum Ziele oder Teilziele nicht erreicht wurden. In der Bundesrepublik Deutschland faßt Biefang (1980) die Möglichkeiten der Evaluationsforschung im Gesundheitswesen zusammen, Wittmann (1985) informiert umfassend zur allgemeinen Theorie und Praxis der Evaluationforschung.

In den USA findet sich der Hauptteil der Literatur zur Evaluationsforschung unter dem Begriff der „program evaluation". Nach Coursey (1977) wird „Programm" verstanden als Angebot einer Institution (z. B. Gesundheitserziehung in einer Kurklinik) an bestimmte Patienten (z. B. Rehabilitanden) mit dem Ziel, unter Benutzung bestimmter Ressourcen (Zeit, Geld, Personal) zuvor spezifizierte Ziele (z. B. Verbesserung des Gesundheitsverhaltens, Gewichtsabnahme) zu erreichen. Die Programmaktivitäten basieren auf bestimmten Annahmen oder Theorien: daß nämlich die definierten Aktivitäten bei den Patienten Änderungen in der erwarteten Richtung bewirken.

Wittmann (1985) definiert Programmevaluation in Anlehnung an Attkisson u. Broskowski (1978) als

> einen Prozeß der Durchführung rational und vernunftgeleiteter Beurteilungen eines Programms hinsichtlich Aufwand, Effektivität, Wirksamkeit und Angemessenheit auf der Grundlage systematischer Datenerhebung und Datenanalyse, konzipiert für die Verwendung beim Programmmanagement, beim Rechenschaftsbericht für Auftraggeber oder Öffentlichkeit und für die Zukunftsplanung. Dies schließt spezielles Augenmerk auf die Zugänglichkeit, Offenlegung, Annehmbarkeit, Reichhaltigkeit, Anwendungsbreite, Integration der Dienstleistungen, Wissensstand, Verfügbarkeit, Kontinuität und Kosten der Dienstleistung ein (S. 23 f.).

Aufwand, Leistung, Angemessenheit und Leistungsfähigkeit sind demnach wichtige Evaluationsdimensionen; sie ergeben sich aus der obenstehenden Arbeitsdefinition und sind nachfolgend zusammenfassend erläutert.

Gefordert wird zusätzlich die Beschreibung des Prozesses, in dem der Aufwand in ein konkretes Ergebnis umgesetzt wird. In der Vergangenheit hat sich die Evaluationsforschung v. a. an 4 Modellen orientiert:

Das Modell der *Ergebnisevaluation* versucht das Ausmaß der Verbesserungen (Erfolge) innerhalb einer Institution bzw. bei Betroffenen in Beziehung zu den erfahrenen Behandlungen bzw. Interventionen zu bestimmen. Die Messung des Erfolgs geschieht über die Operationalisierung der Erfolgskriterien. Klassisches Forschungsdesign ist der Vergleich einer unbehandelten bzw. alternativ behandelten Kontrollgruppe mit einer behandelten Experimentalgruppe.

Das *Zielmodell* bestimmt den Grad, mit dem ein Programm bzw. eine Intervention ihr zuvor festgelegtes Ziel erreicht: Stimmen die tatsächlichen Effekte mit den vorher definierten Zielen des Programms und damit mit den Bedürfnissen der Klienten überein? Im *kostenanalytischen Modell* wird der Nutzen eines Programms (Effektivität und Angemessenheit) im Verhältnis zu den entstehenden Kosten (finanzieller und zeitlicher Aufwand) betrachtet. Die Schwierigkeit liegt in der Notwendigkeit, den Nutzen eines Programms in vergleichbaren Geldwerteinheiten auszudrücken. Vielfach werden hier die Kosten alternativer Programme mit gleichen Zielsetzungen verglichen. Der *systemtheoretische Ansatz* versucht alle genannten Aspekte zu berücksichtigen und ist im Sinne einer idealtypischen optimalen Evaluationsstrategie zu verstehen.

Forschungsmethodische Probleme

Die Evaluationsforschung steht als anwendungsbezogene Forschung im sozialen Spannungsfeld von Patient, Auftraggeber, Personal und Forscher. Mehr als in der

Aspekte der Programmevaluation (mod. nach Attkisson u. Broskowski 1978)	
1. Aufwand („input")	Menge und Verteilung personeller, materieller und zeitlicher Ressourcen
2. Leistung/Ausführung („output")	Ergebnisse und Effektivität des Programms, u. a. – Annahme der angebotenen Leistungen durch die Klienten – Verbesserungen für die Klienten – Grad der Verfügbarkeit der Dienstleistung
3. Angemessenheit („output/need")	Aufwand und Ausführung im Verhältnis zu Bedürfnissen der Gemeinschaft, u. a. – Anpassung von Aufwand an Bedürfnisse – Versorgung der Klienten in Abhängigkeit der Zugehörigkeit zu Risiko- oder Zielgruppen
4. Leistungsfähigkeit („output/input")	Organisation des Aufwands für optimale Leistung und Angemessenheit, u. a. – Kosten der versorgenden Dienste – Vergleich der Wirksamkeit von verschiedenen Programmen
5. Prozeß („outcome = f (effort)")	Mechanismen, mit denen der Aufwand in das Ergebnis umgesetzt wird, u. a. – Identifizierung von Beziehungen zwischen Aufwand und Ergebnis – Analyse differentieller Effektivität bei der Zielpopulation – Kontrolle von programmunabhängigen Faktoren, die u. U. das Ergebnis bewirkt haben

Modelle der Evaluation	
1. Modell der Ergebnisevaluation	Vergleich von behandelten und nicht (bzw. alternativ) behandelten Gruppen
2. Zielmodell	Vergleich der tatsächlichen Effekte mit vorher definierten Zielen
3. Kostenanalytisches Modell	Bewertung von Kosten im Verhältnis zum Nutzen
4. Systemanalytisches Modell	Beschreibung von Struktur und zeitlichem Ablauf des Programms (Systems) mit Methoden der Systemtheorie und Bewertung nach Aufwand, Leistung, Angemessenheit, Leistungsfähigkeit und unter Prozeßgesichtspunkten

Grundlagenforschung beeinflussen die Standpunkte verschiedener Interessengruppen, politische Entscheidungen und allgemein zeitliche (historische) Veränderungen den Forschungsprozeß. Die obengenannten Modelle unterliegen in der Praxis einer Reihe von Einschränkungen und Problemen; einige sollen im folgenden thematisiert werden.

Probleme der Evaluationsforschung

- Kontrolle der Abhängigkeitsbeziehungen
- Einigung auf Zielsetzungen des Programms
  - bei unterschiedlichen Gruppeninteressen
  - Kontroverse über individuelle vs. generalisierte Ziele
- Operationalisierungsprobleme, u. a. bei
  - komplexen Merkmalen (Bevorzugung bestimmter Theorien)
  - Kosten-Nutzen-Parameterisierung
- Komplexität des Programms und Probleme der Auswahl und Kontrolle von Programmelementen für die Evaluation
- Wandel der Institution und des Programms
- Meßverfahren
  - Fehlen erprobter spezifischer Instrumente
  - Widerstände gegen standardisierte Verfahren
  - Reaktive Messung
  - Therapeutische Nebeneffekte
- Grenzen der Manipulierbarkeit
  - Primat des Programms über die Forschung
  - Definition und Erreichbarkeit geeigneter Kontrollgruppen
  - unerwünschte Nebeneffekte und Datenschutzfragen
- Motivationsprobleme von Patienten und Personal
- zeitliche Latenz der Ergebnisse
- Interpretationsprobleme

Vor Beginn eines Programms ist es notwendig, die *Zielsetzungen* der Maßnahmen zu benennen, um so die erreichten Effekte zu bewerten (siehe Zielmodell). Die beteiligten Interessengruppen können beispielsweise unterschiedliche Ziele und Bedürfnisse im Hinblick auf eine Gesundheitsberatung formulieren: Der beratende Arzt möchte eine Erweiterung seiner Tätigkeit im präventiven Bereich, die finanzierende Krankenkasse erhofft sich langfristig eine Kostenersparnis bzw. Zufriedenheit auf seiten der Versicherten, der Patient wünscht sich eine Steigerung der Lebenserwartung und eine gute Arzt-Patient-Beziehung. Häufig erfährt man, daß den Beteiligten und Betroffenen die Zielsetzungen wenig bewußt sind oder darauf hingewiesen wird, daß diese zu komplex seien, um sie zu verbalisieren. Mit der Festlegung von Zielen einer Intervention entsteht die Frage, ob sich das Programm auf individuelle, d. h. auf den einzelnen zugeschnittene Ziele oder aber generelle Ziele, d. h. für die gesamte Gruppe der Behandelten geltend, ausgerichtet ist. Mit der Individualisierung der Ziele dürfte die Evaluation, so wie es in den sog. „Goal-attainment"-Ansätzen versucht wurde, den spezifischen Erfordernissen und auch der Erfassung des Nutzens im Einzelfall gerecht werden. Gleichzeitig zeigen die Erfahrungen mit solchen Ansätzen, daß sich dadurch der Aufwand und die meßmethodischen Probleme sowie die Anforderungen an Kooperation von Behandlungsteam und Forscher erhöhen.

Die *Operationalisierung von Zielsetzungen* ist eng mit der Frage verbunden, wie komplex strukturierte Variablen oder Konstrukte (z. B. Verbesserung des Gesundheitsbewußtseins, Stärkung von Selbstverantwortung) der Beobachtung oder Messung zugänglich gemacht werden können. Anforderungen an Meßgenauigkeit (Objektivität, Reliabilität und Validität) führen fast zwangsläufig zur Bevorzugung von einfach strukturierten und leicht beobachtbaren Variablen gegenüber komplexeren Merkmalgruppen und damit u. U. zu einer Bevorzugung bestimmter Theorien.

Die Frage nach der *Güte eines Programms* setzt eine Konstanz des Programms während der Forschungszeit voraus. Diese Forderung ist besonders im Rahmen der sog. formativen Evaluation, d. h. der Bewertung der Arbeit einer Institution oder sonstiger Maßnahmen, die sich im Aufbau und in Entwicklung befinden, nicht einzuhalten. Aber auch bei länger bestehenden Einrichtungen und Programmen ist ein permanenter Veränderungsprozeß (z. B. durch Lernzuwachs, nachlassendes Engagement, neue Erfahrungen, Rückmeldungen aus der Evaluation) zu beobachten. So dürfte nicht selten gelten, daß am Ende eines längerfristigen Evaluationsprozesses Ergebnisse vorliegen, die für die Gegenwart nur noch bedingt Gültigkeit haben.

Ein anderes Problem stellt die sog. *reaktive Messung* dar; „reaktiv" bedeutet, daß die Messung selbst Effekte produziert. Dies kann sich im Bereich der Evaluationsforschung u. a. darin manifestieren, daß die Evaluation als soziale Kontrolle (z. B. des Behandlungsteams) erlebt wird und auf diese Art Verfälschungen der Messungen induziert werden. Hierunter fallen die aus der Testpsychologie bekannten Verfälschungstendenzen ebenso wie die immer wieder diskutierten positiven Auswirkungen (im Sinne der Zielsetzung der Intervention) durch den Forschungsprozeß selbst. Solche Effekte der Forschung können z. B. daher rühren, daß die Evaluation den Therapeuten dazu veranlaßt, seine Zielsetzungen und Maßnahmen während des Forschungsprozesses zu reflektieren und zu kontrollieren oder daher, daß die Kommunikationsstrukturen zwischen Mitarbeitern innerhalb des Programms durch die Forschung sichtbar gemacht werden. So wünschenswert solche Effekte im Sinne des Programms sein mögen, aus der Perspektive des Forschers stellen sie eher eine „Fehlerquelle" dar.

Der *Manipulierbarkeit von Untersuchungsbedingungen* sind im Rahmen der Evaluation vielfältige Grenzen gesetzt. Die Evaluationsforschung kann viel weniger als z. B. die experimentelle Laborforschung ihre Konditionen selbst bestimmen; vielmehr hat sie sich den praktischen Erfordernissen der Institutionen und der Programme in wesentlich stärkerem Maße anzupassen und ist vielfältigen sozialen Einflüssen ausgesetzt. So haben – letztlich auch aus ethischen Gründen – Anforderungen, die sich aus dem Programm ergeben, Vorrang gegenüber Forderungen, die die Forschung stellt. Experimentelle Untersuchungspläne sind unter diesen Bedingungen selten realisierbar, deshalb ist man auf weniger aussagekräftige Ansätze, wie die der quasixperimentellen oder Feldforschung, angewiesen. So wichtig die Forderung nach Einbeziehung von Kontrollgruppen ist, so schwierig ist diese im konkreten Fall zu erfüllen: Der niedergelassene Arzt kann schwerlich der einen Hälfte seiner Patienten eine umfassende Gesundheitsberatung anbieten, der anderen Hälfte dagegen dieses Angebot zu Kontrollzwecken vorenthalten.

Ein weiteres Problem ergibt sich, wenn man versucht, nicht nur Effekte des Programms, sondern auch die *Prozeßabläufe* zu erfassen. Dies erfordert u. U. einen wiederholten Zugang des Forschers zum Patienten oder aber eine Übernahme von Forschungsaufgaben durch den Arzt. Er ist häufig nicht bereit, diese zusätzlichen Aufgaben zu übernehmen, nicht nur wegen der Arbeitsmehrbelastung, sondern weil er hier die gleichzeitige Übernahme zweier Rollen (die des Forschers und die des Therapeuten) für problematisch hält. Nimmt der Forscher in regelmäßigen Abständen mit dem Patienten Kontakt auf (z. B. über einen Zeitraum von 2 Monaten alle 2-3 Tage) kann eine mit der therapeutischen Beziehung in Konkurrenz tretende Beziehung entstehen, die mit dem Behandlungsprozeß interferiert und/oder den Therapeuten irritieren kann.

Schwierigkeiten ergeben sich auch bei der *Interpretation* von Evaluationsergebnissen. Die Forschungsergebnisse können selten den an sie gesetzten Anspruch einer unmittelbaren praktischen Verwertbarkeit oder auch nur eindeutigen Interpretierbarkeit erfüllen. Gerade mit Blick auf die Tatsache, daß die Kriterienkataloge, an denen man die Ergebnisse mißt (s. o.), verschiedene sein können (die des Trägers, des Therapeutenteams oder des Patienten), können sich Mehrdeutigkeiten ergeben, die zur Kritik an der Evaluation führen. Das Resümee des Forschers ist häufig die Forderung nach Fortsetzung der Forschung im Rahmen differenzierter Fragestellungen, aber nur in seltenen Fällen eine abschließende Bewertung oder gar kausale Interpretation.

Die Bewertung ärztlicher Gesundheitsberatung am Beispiel eines Modellversuchs

Nachdem im ersten Abschnitt in allgemeiner Form auf einige Probleme der Evaluationsforschung eingegangen wurde, soll hier ein Beispiel der Bewertung ärztlicher Gesundheitsberatung im Rahmen eines Modellversuchs dargestellt werden. Es handelt sich um eine externe Evaluation, d. h. eine von der Durchführung der Gesundheitsberatung unabhängige Forschergruppe wurde mit der wissenschaftlichen Begleitung beauftragt. Ziel der folgenden Ausführungen ist es, Ansatz und Methodik einer Evaluation deutlich zu machen sowie über einige Ergebnisse zu berichten; zunächst wird der zugrundeliegende Modellversuch kurz skizziert.

Modellversuch „Gesundheitsberatung durch Ärzte"

Der Modellversuch „Gesundheitsberatung durch Ärzte" wird anteilig von der Kassenärztlichen Bundesvereinigung und einigen Ersatzkassen getragen und vom Zentralinstitut für die kassenärztliche Versorgung in Köln koordiniert. Für einen Zeitraum von 2 Jahren (Februar 1982 bis Mai 1984) boten die beteiligten Ersatzkassen im Bereich der KV Hamburg und Pfalz ihren 30- bis 50jährigen Versicherten 1-3 Gesundheitsberatungen beim niedergelassenen Arzt an. Die Versicherten erhielten ein einmaliges Einladungsschreiben und eine Liste mit am Modellversuch teilnehmenden Ärzten, mit denen sie dann einen Gesprächstermin vereinbaren konnten. Eine gezielte Einladung von Risikogruppen erfolgte nicht. Mit diesem primär- und sekundärpräventiven Ansatz sollte versucht werden, die Motivation zur Veränderung von gesundheitsgefährdenden Verhaltensweisen aufzubauen und Hilfestellung bei der Reduktion sog. Risikofaktoren zu geben.

Ausgewählt wurden solche Risikofaktoren, von denen angenommen werden kann, daß sie durch Verhaltensänderungen beeinflußbar sind und in Zusammen-

Modellversuch „Gesundheitsberatung durch Ärzte"	
Träger	Kassenärztliche Bundesvereinigung/Ersatzkassen
Koordination	Zentralinstitut für die kassenärztliche Versorgung, Köln
Regionen	KV Hamburg / KV Pfalz
Beteiligte Ersatzkassen	Barmer Ersatzkasse Deutsche Angestelltenkrankenkasse Kaufmännische Krankenkasse Halle Braunschweiger Kasse Schwäbisch Gmünder Ersatzkasse Hamburgische Zimmererkrankenkasse
Zielgruppe	30- bis 50jährige Versicherte
Grundgesamtheit	Anspruchsberechtigte Versicherte: 167 900 (HH 152 500, Pfalz 15 400)
	Eingeladen: 71 700 (HH 56 700, Pfalz 15 000)
Angebot	Maximal 3 Gesundheitsberatungen zu den Risikofaktoren: – Rauchen – Übergewicht – Bewegungsmangel – gesundheitsgefährdender Streß – leichter Bluthochdruck
Teilnehmende Ärzte	Ärzte für Allgemeinmedizin Ärzte für Innere Medizin Praktische Ärzte 166 (115 HH, 51 Pfalz)

hang mit der Pathogenese von Herz-Kreislauf-Erkrankungen, chronischer Bronchitis und Lungenkrebs stehen: *Milder Bluthochdruck, Rauchen, Übergewicht, Bewegungsmangel* und *Streß* (Zentralinstitut 1981a; Brühne 1982). Die Gesundheitsberatungen bestanden aus Anamnese und körperlicher Untersuchung sowie einer verhaltensorientierten Beratung. Die Beratung sollte zwischen 30-45 Minuten dauern.

Falls beim Versicherten ein oder mehrere Risikofaktoren vorlagen, sollten gemeinsame Ansatzpunkte zu Veränderungen des Risikoverhaltens im Alltag besprochen und vom beratenden Arzt Motivation zur Veränderung aufgebaut werden. Der Arzt hatte die Möglichkeit, den Versicherten auf – sofern vorhanden – externe Angebote (z.B. Gruppen, Beratungsstellen) zu verweisen, falls spezielle Maßnahmen bzw. Programme notwendig erscheinen sollten. Der Versicherte konnte maximal 3 Beratungsgespräche in Anspruch nehmen. Am Modellversuch nahmen in beiden Regionen insgesamt 166 niedergelassene Ärzte – Allgemeinmediziner, praktische Ärzte und Internisten – teil. Sie wurden in speziell dafür konzipierten Fortbildungsseminaren auf die Beratungstätigkeit vorbereitet. In Kleingruppen von ca. 12 Ärzten wurden sie von Psychologen an 3 Kurstagen à 4-6 Stunden in Explorationstechniken zum Risikoverhalten, verhaltensorientierter Beratung und patientenzentrierter Gesprächsführung trainiert. Als Grundlage hierfür diente ein Manual mit gesprächspsychotherapeutischer und verhaltenstherapeutischer Orientierung (Franke 1981; Franke et al. 1984).

Evaluationskonzept zum Modellversuch

Die Begleitforschung des Modellversuchs hat das Ziel, die Praktikabilität einer Gesundheitsberatung zu untersuchen. Im Vordergrund stehen ferner Akzeptanz des Angebots bei den Versicherten, Akzeptanz des Konzepts und der Fortbildung bei den beratenden Ärzten, Erfahrungen der Kursleiter mit der Fortbildung und die Beurteilung der organisatorischen Seite durch die durchführenden kassenärztlichen Vereinigungen und die Krankenkassen. Mit den genannten globalen Themenbereichen sind bereits die Zielgruppen der Evaluation genannt:

- Versicherte (Teilnehmer und Nichtteilnehmer an der Beratung),
- beratende Ärzte,
- Kursleiter der Fortbildung,
- Organisatoren (Kassenärztliche Vereinigungen, Krankenkassen).

Die 4 Zielgruppen werden in verschiedenen Teilstudien mit Fragebogen, Interview und/oder Gruppendiskussionen untersucht. Im folgenden soll für jede Teilstudie das Spektrum der dabei untersuchten Fragestellungen genannt werden.

Versicherte (Koch et al. 1985)

- Inanspruchnahme und Motivation zur Gesundheitsberatung,
- Erleben der Beratung und Arzt-Patient-Verhältnis,
- Risikofaktorenprofil und Veränderungen der Risikofaktoren,
- risikofaktorenunabhängige Veränderungen,
- allgemeine Bewertung des Modellversuchs aus Sicht der Versicherten.

Beratende Ärzte (Bengel u. Koch 1983; Ballstaedt et al. 1985)

- Eingangsvoraussetzungen der teilnehmenden Ärzte: Motivation, Erwartungen und Bedenken;
- bisherige Praxis der Gesundheitsberatung,
- Bewertung des Fortbildungsprogramms,
- Erfahrungen und Probleme mit der Beratungstätigkeit,
- Auswirkungen der Gesundheitsberatung auf Risikofaktoren und Arzt-Patient-Verhältnis,
- Beurteilung der Praktikabilität und der Übertragbarkeit des Konzepts auf die alltägliche ärztliche Praxis.

Kursleiter (Zielke u. Brühne 1983)

- Erfahrungen und Probleme in der Durchführung der Fortbildung,
- Hinweise für die Überarbeitung des Fortbildungsprogramms entsprechend der Wünsche der Teilnehmer.

Organisatoren (Ballstaedt et al. 1985)

- Resonanz der Gesundheitsberatung bei Versicherten, Ärzten und in der Öffentlichkeit,
- Durchführung und Organisation der Gesundheitsberatung und des Modellversuchs,
- Beurteilung des Nutzens einer ärztlichen Gesundheitsberatung,
- Möglichkeiten einer Übertragung und Integration des Gesundheitsberatungskonzepts in die ärztliche Praxis.

Die Übersicht zu den Fragestellungen soll den Umfang der Begleitforschung veranschaulichen, der vor einer Übernahme eines Modellversuchs in die Regelversorgung notwendig ist. Allerdings muß an dieser Stelle auch betont werden, daß in der Regel nicht (allein) die Ergebnisse der Evaluation die Entscheidung über einen Modellversuch tragen, sondern in hohem Maße ökonomische und gesundheitspolitische Bedingungen eine Rolle spielen.

Ein Hauptproblem der Begleitforschung stellt der Selektionsprozeß im Datenrücklauf bei den untersuchten Stichproben dar. Die Bereitschaft, einen Fragebogen auszufüllen und zurückzuschicken hängt bei Versicherten und Ärzten gleichermaßen von den angesprochenen Fragestellungen ab. Der Arzt befürchtet u. U. eine Kontrolle seiner Tätigkeit; der Versicherte antwortet in Abhängigkeit vom Ausmaß seines Risikofaktorenprofils, soziodemographischen Variablen (z. B. Sozialschicht und Alter) und ebenso vom Gefühl, kontrolliert zu werden. Dies kann bedeuten, daß die nichtantwortende Gruppe der Befragten eine spezifische Teilgruppe der Stichprobe darstellt und durch ihr Fehlen das Gesamtbild der Eigendarstellung verzerrt wird. Ferner ist zu bedenken, daß von vorneherein nur Ärzte am Modellversuch teilnehmen, die im Bereich Gesundheitsberatung und Präventivmedizin besonders interessiert bzw. engagiert sind. Damit repräsentieren sie nur eine Teilmenge der niedergelassenen Ärzte, und es ist nicht zulässig, die Ergebnisse auf die Gesamtheit der Ärzte und deren Praxisbedingungen zu übertragen. Weitere Probleme liegen in der Aussagekraft und Validität der eingesetzten Fragebögen und Interviewleitfäden. In einer Fragebogenuntersuchung ist mit Antwortendenzen im Sinne „sozialer Erwünschtheit" zu rechnen, d. h. die Antworten und Reaktionen im Fragebogen werden aufgrund von Annahmen über die Forschungsfragestellungen in Richtung auf das angenommene sozial erwünschte Verhalten verändert und spiegeln eher positive Selbstdarstellungen wider. Die Beschränkung der Datenerhebung auf Fragebogenverfahren und Interview unter Ausklammerung von teilnehmender Beobachtung ist einer der weiteren Faktoren, die die Validität der Befunde einschränken können.

Nicht zuletzt können auch berechtigte Anliegen des Datenschutzes die Forschungsmöglichkeiten einschränken, insbesondere bei der Zusammenfügung und Zuordnung mehrerer Datenquellen einer Person oder auch bei der Analyse von Arzt-Patient-Kontakten, bei der das Einverständnis sowohl von Arzt als auch Patient Voraussetzung ist.

Im folgenden Abschnitt sollen einige ausgewählte Ergebnisse der Ärztebefragung referiert werden. Hierzu sei angemerkt, daß die oft berichtete Zurückhaltung von Ärzten vor einer externen Evaluation hier sich nicht bestätigte. Die befragten Ärzte gaben in hohem Prozentsatz Namen und Adresse für eine Zweitbefragung an und äußerten sich in der Regel offen und ausführlich zu den gestellten Fragen.

Ausgewählte Ergebnisse zur Befragung der beratenden Ärzte

Im Rahmen der beiden Ärztestudien (Bengel u. Koch 1983; Ballstaedt et al. 1985) wurden insgesamt 3 Fragebögen an 166 Ärzte ausgegeben. Der Rücklauf lag zwischen 87% (1. Befragung) und 66% (3. Befragung). Der Einladung zu einer den Fragebogen ergänzenden Gruppendiskussion zum Modellversuch folgten 24 Ärzte (15%).

Die Stichprobe bestand zu drei Vierteln aus Männern, das Durchschnittsalter lag bei 48 Jahren (variierend von 29-72 Jahren). Etwa die Hälfte der Ärzte verfügte über eine Niederlassungsdauer von mehr als 10 Jahren. Eine überdurchschnittliche Repräsentation einer Fachrichtung ließ sich nicht finden. Nur 3 % der befragten Ärzte wiesen eine spezielle Qualifikation oder Spezialisierung im Bereich der Psychotherapie auf, d. h. das Fortbildungsprogramm und der Modellversuch konnten auf keine spezifischen Vorkenntnisse in diesem Bereich aufbauen.

Die Stichprobe ist, was die genannten Variablen angeht, in etwa vergleichbar mit der Population niedergelassener Internisten, praktischer Ärzte und Allgemeinmediziner in den beiden Modellregionen Hamburg und Pfalz. Bei der Interpretation der Ergebnisse ist zu berücksichtigen, daß zur Teilnahme am Modellversuch alle niedergelassenen Internisten, praktische Ärzte und Allgemeinmediziner in den beiden Modellregionen angesprochen wurden, letztlich 15% teilnahmen und sich die Aussendung der Fragebögen und der oben genannte Rücklauf auf diese Teilgruppe bezieht.

Die befragten Ärzte beschreiben die Erfolge in der bisherigen Praxis der Gesundheitsberatung bei den Risikofaktoren Übergewicht, Rauchen, Bewegungsmangel, Streß und Bluthochdruck eher negativ. Am ehesten wird beim Risikofaktor Bluthochdruck vom Erfolg gesprochen, da dieser medikamentös behandelbar ist. Ausgeprägte Behandlungsunzufriedenheit besteht v. a. bei Übergewicht, Rauchen und Streß. Sie werten die hohe Zahl der Rückfälle, die mangelnde Motivation und Mitarbeit sowie die schwere Beeinflußbarkeit der Persönlichkeitsstruktur („Suchtcharakter“) als Grund für den Mißerfolg bei den Behandlungsversuchen.

Der Risikofaktor Streß ist nach Ansicht der Ärzte deshalb so schwer zu beeinflussen, weil nur sehr begrenzte Möglichkeiten gesehen werden, auf die ihn verursachenden sozialen Bedingungen (Lebensumstände) einzuwirken. Zwei Drittel der befragten Ärzte fühlen sich im Rahmen der bisherigen Aus-, Weiter- und Fortbildung nur mangelhaft auf praktische Aufgaben in der präventiven Medizin vorbereitet. Dementsprechend ist eine hohe Motivation zur Teilnahme am Modellversuch zu registrieren. Erstellt man für die Motive zur Teilnahme am Modellversuch eine Rangordnung, so zeigt sich, daß der Wunsch nach einer stärkeren Akzentuierung präventiven Vorgehens gegenüber kurativem und das Interesse an neuen Konzepten in der Medizin vorrangig sind. Bisherige – häufig erfolglose – Erfahrungen in der Beeinflussung von Patienten mit Risikofaktoren und das Gefühl, als Arzt dafür zuständig zu sein, sind weitere Motive für die Teilnahme. Die Motivanalyse zeigt darüber hinaus, daß sich viele Ärzte durch die Teilnahme am Modellversuch auch eine verbesserte Zusammenarbeit mit Patienten und den Erwerb beratungsspezifischer Kompetenzen erhoffen.

Trotz der recht hoch angesetzten Erwartungen bestehen bei einem Teil der Ärzte auch Skepsis und Vorbehalte. So befürchtet die Hälfte der Befragten auch künftig mangelnde Motivation der Patienten bei der Realisierung von Empfehlungen im Rahmen von Gesundheitsberatungen, ein Viertel nennt die Überforderung des Arztes als Begründung.

Insgesamt können wir feststellen, daß bei einem Teil der niedergelassenen Ärzte Bedarf an verhaltens- und präventivmedizinischer Fortbildung besteht; bei der hier untersuchten Stichprobe muß allerdings, wie eingangs schon erwähnt, einschränkend berücksichtigt werden, daß besonders motivierte Ärzte am Modellversuch teilgenommen haben. Verhaltenstheoretisch orientierte Explorations- und Beratungstechniken werden angenommen und als hilfreich betrachtet. Es ist anzunehmen, daß die positive Bewertung einer psychologischen Fortbildung mit dem Ausmaß des Sicheinlassens auf Übungen und Rollenspiele, aber auch mit dem Umfang der eigenen präventiven Beratungstätigkeit ansteigt. Nach anfänglicher Skepsis erfahren Psychologen zunehmend Akzeptanz als Fortbilder. Derartige Fortbildungen müssen aus der Sicht der Ärzte stark praxisorientiert sein und an die spezifischen Bedingungen der täglichen Sprechstunde anknüpfen. Eine wichtige Barriere für eine Teilnahme an einer solchen Fortbildung ist die zeitliche Belastung; gerade psychologisch-verhaltensmedizinische Fortbildungen erfordern jedoch einen größeren zeitlichen Rahmen als beispielsweise Vorträge zu Wirkungen und Nebenwirkungen eines neuen Medikaments.

In einer abschließenden rückschauenden Bewertung nach 2jähriger Beratungstätigkeit erhalten die Gesundheitsberatungskonzeption und der Modellversuch insgesamt eine positive Beurteilung. Der Beratungsansatz wird als für den Versicherten nützlich und wichtiger ärztlicher Beitrag zur Prävention beurteilt, für den sich ein weiteres Engagement in Richtung auf eine Übernahme des Beratungsmodells in die ärztliche Praxis lohnt. Gleichzeitig betonen 3/4 der Ärzte, daß die Teilnahme am Modellversuch für sie auch einen persönlichen Gewinn darstellt. Eine gleich große Gruppe von Ärzten würde sich nochmals im Rahmen eines solchen Versuchs engagieren. Ihre Motivation zur Teilnahme an den Beratungen begründen viele Ärzte mit ihrem Wunsch nach einem Engagement im präventiven Bereich. Andere betonen ihr Interesse an Fortbildung und neuen Konzeptionen im Bereich der Verhaltensmedizin.

Insgesamt erhoffen sich die teilnehmenden Ärzte sowohl eine stärkere Betonung präventiver Medizin im täglichen Umgang mit den Patienten als auch einen allgemeinen Fortbildungseffekt. Die Beeinflussung der Risikofaktoren Rauchen, Bewegungsmangel, Übergewicht und Streß gelingt den Ärzten auch im Rahmen des Modellversuchs nur bedingt. Insbesondere mangelnde Motivation und Mitarbeit der Patienten werden wie schon vor Beginn des Modellversuchs erneut für diese Mißerfolge verantwortlich gemacht. Auch im Modellversuch kann die Erfolgsbilanz nicht entscheidend verbessert werden, jedoch werden positive Auswirkungen der Beratungstätigkeit auf die Arzt-Patient-Beziehung und die ärztliche Gesprächsführung betont. Die Ärzte problematisieren zwar die Frage der Indikation des Beratungsangebots für alle Versicherten, plädieren jedoch insgesamt für eine Übernahme des Modellversuchs in die Regelversorgung.

Bewertung ärztlicher Gesundheitsberatung im Rahmen der Praxis des niedergelassenen Arztes

Jede Evaluation erforscht gewissermaßen eine „künstliche" Situation. Die Gesundheitsberatungen der Ärzte werden wie im Abschnitt „Evaluationskonzept zum Modellversuch" ausgeführt, durch die kontrollierte Beobachtung und Analyse beeinflußt. Oft wird bei der Übernahme von Modellversuchen in die Regelversorgung auch deutlich, daß die Effekte und Prozesse der Interventionen nur während des Modellversuchs beobachtbar sind oder aber in der Routine weniger stark auftreten. Wie an gleicher Stelle ausgeführt, sind Evaluationen von Modellvorhaben vielfältigen Forschungsproblemen unterworfen. Unabhängig von den forschungsmethodischen Einschränkungen können solche aus der Begleitforschung von Modellversuchen gewonnenen Ergebnisse für die niedergelassenen Ärzte u. U. nur bedingt bedeutsam sein, da in ihren Praxen andere Bedingungen als im Modellversuch bzw. in einer bestimmten Forschungsstudie herrschen. Deshalb braucht der Arzt die Möglichkeit, die eigene gesundheitsberaterische Tätigkeit in seinem spezifischen Arbeitsbereich zu beurteilen. Unter der Voraussetzung, daß der niedergelassene Arzt in der Regel weder über Kompetenz und Erfahrung in der Evaluationsforschung noch über die notwendige technische Ausrüstung zur Auswertung umfangreicher Datensätze verfügt, wollen wir Vorschläge für eine im Rahmen der Praxis mögliche interne Evaluation machen, die auf einer systematischen Dokumentation des Arztes basiert. Wir möchten diese Form der Evaluation mit dem in der

Psychotherapieforschung geprägten Begriff der „kontrollierten Praxis" bezeichnen (Petermann 1982).

Will der niedergelassene Arzt die gesundheitserzieherischen Maßnahmen selbständig evaluieren, so muß er sich zunächst vergegenwärtigen, daß er damit Berater und Forscher zugleich ist. Die Datensammlung und die Interpretation wird durch diese Selbstbeobachtung beeinflußt, u. U. kann dies zur Ausblendung von Mißerfolgen und negativen Effekten führen.

Im Vordergrund einer Bewertung von Gesundheitsberatungen steht meist nur der Effekt bzw. der Erfolg einer Maßnahme, z. B. die Reduktion des Zigarettenkonsums oder eine Gewichtsabnahme. Ohne die Wichtigkeit dieses Kriteriums zu leugnen, möchten wir die Bedeutung weiterer Kriterien für eine Evaluation betonen:

- Bedarf an Gesundheitsberatungen und Bedürfnisse der Patienten,
- Zielsetzung einer Gesundheitsberatung,
- Effekte und Auswirkungen der Beratung,
- Leistungsfähigkeit des Beratungsangebots,
- Angemessenheit der Beratungen und der Maßnahmen.

Voraussetzung für das Angebot einer Gesundheitsberatung ist die Erfassung des *Bedarfs* in der Praxis. Eine Fragestellung könnte sein: „Wieviele Patienten in meiner Praxis, die mit über 20% Übergewicht belastet sind, wünschen im Zeitraum eines Quartals eine Gesundheitsberatung hinsichtlich Ernährung und Gewichtsreduktion bzw. würden bei einem entsprechenden Angebot einen Beratungstermin wahrnehmen?" Dazu kann der Arzt seine Patienten direkt befragen oder aber durch eigene Einstufung (z. B. Zahl der Nachfragen von Patienten, Zahl der durchgeführten Gesundheitsberatungen) den Bedarf abschätzen. Diese Bedarfserhebung und Bestimmung der Inanspruchnahmequote dient der Planung des Beratungsangebots und hilft, die notwendigen zeitlichen und organisatorischen Rahmenbedingungen abzuschätzen. Die Zahl der tatsächlichen oder erwarteten Teilnehmer kann zur Gesamtzahl übergewichtiger Patienten, die die Praxis im selben Zeitraum aufsuchen, in Beziehung gesetzt werden. Eine Analyse dieser Zahlen in Abhängigkeit von Geschlecht und Alter eröffnet die Möglichkeit zur Bestimmung von Zielgruppen (Hauptzielgruppe in meiner Praxis sind z. B. 35- bis 50jährige Frauen mit Übergewicht und weiteren Risikofaktoren) und erlaubt die Suche nach einer adäquaten Versorgungsmöglichkeit (z. B. Gruppentherapie für Übergewichtige).

Die Erfassung der *Bedürfnisse* der Patienten ist von der bloßen Bedarfsschätzung zu trennen. Vielfach werden zwar beim Patienten Beschwerden und Symptome vordergründiger Anlaß für den Arztkontakt sein, jedoch können dahinter auch Wünsche nach einem längeren Gespräch mit dem Arzt über familiäre oder berufliche Probleme stehen. Die Bedürfnisse der Patienten sind im Verlauf der Beratung herauszuarbeiten, um nicht Arzt und Patient gleichermaßen zu enttäuschen.

Neben der Erfassung des Bedarfs und der Bedürfnisse ist die *Zielbestimmung* eine Grundvoraussetzung für die Beurteilung der Effekte und der Angemessenheit von durchgeführten Maßnahmen. Eine Bewertung erfordert immer Zielvorgaben, die vor Beginn der Intervention festgelegt werden müssen. In der Regel wird es sich bei einer Gesundheitsberatung in der Arztpraxis um individuelle Ziele – d. h. basierend auf einer am einzelnen Patienten ansetzenden Intervention – handeln. Zu unterscheiden sind kurzfristige (z. B. Gewichtsreduktion um 3 kg innerhalb von 4 Wochen) und längerfristige Zielvorgaben (z. B. Gewichtskonstanz über ein Jahr); Ziele können ferner konkret und verhaltensnah (z. B. Reduktion des Zigarettenkonsums pro Tag von 15 auf 5 Zigaretten) oder aber komplex und abstrakt (z. B. Bewußtmachen von gesundheitsgefährdenden Verhaltensweisen) formuliert werden. Wesentlich für die Bewertung der Zielerreichung ist die Operationalisierbarkeit der Zielsetzungen: Wie lassen sich die Ziele in meßbare Kriterien fassen? Ferner kann zwischen kognitiven (z. B. Gesundheitswissen), affektiv-sozialen (z. B. Verbesserung der Arzt-Patient-Beziehung) und Handlungszielen (z. B. Veränderung des Eßverhaltens) unterschieden werden; eine Rangordnung der Zielsetzung nach Haupt- und Nebenzielen kann ebenfalls hilfreich sein. Inhaltlich kann eine Gesundheitsberatung die Veränderung von Risikofaktoren, Verbesserung des Arzt-Patient-Verhältnisses, Erhöhung der Inanspruchnahme von Vorsorgemaßnahmen, Verstärkung von Selbsthilfe usw. zum Ziel haben. Zu bedenken gilt außerdem, daß sich die Zielsetzungen zwischen 2 Beratungsterminen verändern können. Wichtig bei der Zieldiskussion ist deshalb, daß die Ziele beim 1. Beratungstermin erarbeitet und schriftlich fixiert werden. Nur so kann später der Erfolg bzw. die Angemessenheit der Maßnahmen beurteilt werden.

Effekte und Auswirkungen einer Gesundheitsberatung beziehen sich zunächst auf Veränderungen beim Patienten. Zu prüfen ist hier, in welchen Bereichen sich Veränderungen ergeben; entsprechend der oben ausgeführten Zieldefinitionen ist nicht nur auf Veränderungen bei den Risikofaktoren zu achten. Wichtig für die Beurteilung eines Effektes ist die subjektive Bewertung durch den Patienten. Für den einen kann eine Reduktion des Zigarettenkonsums von täglich 35 Zigaretten auf 28 einen enormen Erfolg bedeuten und zu einer Verbesserung seines subjektiven Befindens führen. Der beratende Arzt ist dagegen der Ansicht, daß nur eine Reduktion auf weniger als 10 Zigaretten pro Tag das Lungenkrebsrisiko entscheidend senkt und wertet diesen Effekt nicht als Erfolg. Es gilt ferner zu beachten, daß eine Verhaltens- oder Einstellungsänderung abhängig von der Zeit und bestimmten, meist nicht kontrollierbaren Einflußgrößen ist. Nach einem längerdauernden Prozeß der Einstellungsänderung kann eine Verhaltensänderung auftreten, die nicht mehr in Zusammenhang mit der Beratung zu sehen ist (z. B. Aufhören mit dem Rauchen nach einer Latenz von einem Jahr seit der Beratung); eine erfolgte Veränderung kann andererseits auch durch einen Rückfall wieder rückgängig gemacht werden (z. B. Gewichtszunahme nach erfolgreicher Reduktion); ferner kann die Verhaltensänderung aufgrund der durchgeführten Gesundheitsberatung zeitlich früher erfolgen, wäre jedoch ohne Intervention vermutlich auch eingetreten. Umgekehrt können der Gesundheitsberatung entgegenlaufende Einflüsse den Effekt nivellieren (z. B. gleichbleibender Zigarettenkonsum bei vermehrtem beruflichem Streß). Je nach Zahl der durchgeführten Beratungen sind deshalb Katamnesen nach z. B. einem halben und einem ganzen Jahr sinnvoll (u. U. noch länger). Die Erfassung der Effekte wird sich in der Regel auf Selbstschilderungen des Patienten verlassen müssen, wobei beim Gewicht und beim Blutdruck bzw. bei Laborparametern objektive Kontrollen durch den Arzt möglich sind. Der Arzt dagegen kann sich fragen, inwieweit seine gesundheitsberaterische Tätigkeit Auswirkungen auf sein ärztliches Rollenverständnis, den Umgang mit den Patienten und das Verständnis psychosozialer Faktoren hat.

Die *Leistungsfähigkeit* der Beratungen bzw. der durchgeführten Maßnahmen ergibt sich aus dem Verhältnis des Aufwands für die Gesundheitsberatung und der Auswirkungen für den Patienten; d. h. es wird beurteilt, inwieweit beispielsweise Maßnahmen, die mit einem hohen zeitlichen Aufwand durchgeführt werden zu nur geringen Effekten führen oder aber Maßnahmen zu Effekten in Bereichen führen, die nicht erwartet wurden.

Die *Angemessenheit* des gesundheitsberaterischen Vorgehens ermißt sich aus dem Verhältnis von Effekten zu Bedürfnissen und Zielen; d. h. hier wird geprüft, inwieweit die Auswirkungen der Maßnahmen den Wünschen des Patienten und des Arztes sowie den vorher festgelegten Zielen der Intervention entsprechen.

Die genannten Aspekte zeigen Bewertungsbereiche auf, nach denen ein Gesundheitsberatungsangebot analysiert werden kann. Abschließend soll ein Vorschlag für eine Dokumentation der Beratung von übergewichtigen Patienten formuliert werden (s. Abb. 1). Mit diesem oder einem entsprechend den spezifischen Bedingungen der jeweiligen Praxis modifizierten Schema können Beratungsfälle dokumentiert und gesammelt werden. Dieses Schema erfüllt nicht die Funktion eines Interview- oder Gesprächsleitfadens, sondern die einer Dokumentionshilfe. Der beratende Arzt notiert für jeden Patienten zunächst Datum und Dauer des Gesprächs; Gewicht, Blutdruck und weitere Risikofaktoren sind auch der Patientenkartei zu entnehmen, sollen jedoch für eine davon unabhängige Auswertung mitaufgenommen werden. Im nächsten Schritt werden Bedürfnisse und mögliche weitere risikofaktorenunabhängige Probleme erfaßt; wichtig ist dann die genaue Fixierung der angestrebten Ziele und die Art der vereinbarten Maßnahmen. Abschließend gibt der Arzt eine Prognose zum angenommenen Verlauf bei diesem Patienten. Beim 2. Beratungstermin wird nach den Effekten der Maßnahmen (Gewichtsverlauf, Zufriedenheit) und nach bei der Durchführung aufgetretenen Schwierigkeiten (z. B. tägliche Kaloriengrenze überschritten bei Einladungen) gefragt. Wichtig für die Beurteilung der Bedingungen eines Erfolgs ist auch die Erfassung von zwischenzeitlichen Ereignissen, die mit dem Gewichtsverlauf in Beziehung stehen (z. B. Krankheit, Medikamenteneinnahme, Urlaub). Dann werden, falls erforderlich, die veränderten Maßnahmen und Zielsetzungen notiert und erneut eine Prognose formuliert; dasselbe Schema ist für dritte und weitere Gespräche anwendbar.

Nach einer bestimmten Dauer der Beratungspraxis kann der Arzt 30-40 in dieser Form dokumentierte Beratungsfälle auswerten. Dazu können die in Abb. 1 (unten) genannten Aspekte verwendet oder es kann nach eigenen Bewertungsdimensionen vorgegangen werden. So kann der Arzt beispielsweise die erfolgreichen Beratungen den erfolglosen gegenüberstellen und versuchen, Erfolgskriterien zu bestimmen; oder er kann die aufgetretenen Schwierigkeiten bei der Umsetzung von Maßnahmen zur Gewichtsreduktion bei einer Vielzahl von Patienten analysieren. Nach diesem Muster kann die Dokumentation auch für andere Risikofaktoren und Gesundheitsstörungen verwendet werden.

Der Umfang der Auswertung hängt natürlich von den zeitlichen Kapazitäten des Arztes und den jeweilig interessierenden Fragestellungen ab; ein Austausch mit Kollegen kann im Sinne einer Objektivierung der Befunde sehr hilfreich sein.

Wir glauben nicht, mit diesen Ausführungen dem niedergelassenen Arzt eindeutige Handlungsanweisungen für eine Evaluation seiner gesundheitsberaterischen Tätigkeit geben zu können, sondern möchten sie als Anregung verstanden wissen,

Gesundheitsberatung ÜBERGEWICHT

Name: ______

1. *Gespräch* Datum: ______ Dauer: ______

Größe: ______ cm Gewicht: ______ kg RR: ______/______

weitere Risikofaktoren: ______

allgemeine Probleme und Bedürfnisse: ______

______

Übergewicht/Gewichtsprobleme seit: ______ bisherige Abnahmeversuche:

______

Ziel der Beratung bzw. der Maßnahmen: ______

______

Art der vereinbarten Maßnahmen: ______

______

Prognose: ______

2. *Gespräch* Datum: ______ Dauer: ______

Effekt der Maßnahmen: ______

- subjektive Zufriedenheit: ______
- Gewichtsverlauf: ______
- weitere Auswirkungen: ______

aufgetretene Schwierigkeiten: ______

______

zwischenzeitliche wichtige Ereignisse: ______

______

Ziele der Beratung bzw. der Maßnahmen: ______

______

Art der vereinbarten Maßnahmen: ______

Prognose: ______

3. und weitere Gespräche

Beurteilung der Beratungen nach

- ○ Zeitaufwand/Zahl der Beratungen
- ○ Gewichtsverlauf
- ○ Zufriedenheit des Patienten
- ○ Veränderung der Risikofaktoren
- ○ weitere Auswirkungen
- ○ Mißerfolge/Rückfälle
- ○ Angemessenheit der Maßnahmen
- ○ Konsequenzen für weitere Beratungen

______

Abb. 1. Dokumentation zur internen Bewertung ärztlicher Gesundheitsberatung am Beispiel „Übergewicht“

die eigene Arbeit im präventiven Bereich systematisch zu verfolgen und selbstkritisch zu reflektieren.

Literatur *zur Basisinformation*

Biefang S (1980) Evaluations-Forschung. Med Mensch Ges 5: 16-26
Brühne-Scharlau C, Schwartz FW (1984) Gesundheitsberatung durch Ärzte. Konzept und erste Ergebnisse eines Modellversuches. Prävention 7: 14-19
Troschke J von, Stössel U (Hrsg) (1981) Möglichkeiten und Grenzen ärztlicher Gesundheitsberatung. Gesomed, Freiburg
Wittmann WW (1984) Die Evaluation von Behandlungs- und Versorgungseinrichtungen. In: Baumann U (Hrsg) Psychotherapie: Makro-/Mikroperspektive. Hogrefe, Göttingen, S 87-107

Weiterführende Literatur

Attkisson CC, Broskowski A (1978) Evaluation and the emerging human service conception. In: Attkisson CC, Hargreaves MJ, Sorensen MJ (eds) Evaluation of human service programs. New York: Academic Press, New York, pp 3-25
Ballstaedt C, Bengel J, Koch U, Siegrist B (1985) Ärztestudie zur Übertragbarkeit des Modellversuches. Erfahrungen der Ersatzkassen und kassenärztlichen Vereinigungen bei der Durchführung des Modellversuchs. Zentralinstitut für die kassenärztliche Versorgung, Köln
Bengel J, Koch U (1983) Erwartungen und Erfahrungen der an der Fortbildung teilnehmenden Ärzte. Zentralinstitut für die kassenärztliche Versorgung, Köln
Biefang S (1980) Evaluationsforschung in Medizin und Gesundheitswesen. In: Biefang S (Hrsg) Evaluationsforschung in der Psychiatrie. Fragestellung und Methoden. Enke, Stuttgart, S 7-53
Brühne C (1982) Gesundheitsberatung wird erprobt. Dtsch Ärztebl 79: 53-56 (Ausgabe C)
Coursey RD (1977) Basic questions and tasks. In: Coursey RD, Specter GA, Murrell SA, Hunt B (eds) Program evaluation for mental health. Grune u. Stratton, New York, pp 11-26
Franke B (1981) Kursleiter-Manual zum Trainingsprogramm im Rahmen des Projekts „Gesundheitsberatung durch Ärzte". Zentralinstitut für die kassenärztliche Versorgung, Köln
Franke B, Brühne-Scharlau C, Zielke M (1984) Kursleiter-Manual zur ärztlichen Fortbildung. Zentralinstitut für die kassenärztliche Versorgung, Köln
Koch U, Bengel J, Ballstaedt C, Siegrist B (1985) Modellversuch „Gesundheitsberatung durch Ärzte". Abschlußbericht der Versichertenstudie. Zentralinstitut für die kassenärztliche Versorgung, Köln
Petermann F (1982) Einzelfalldiagnosen und klinische Praxis. Kohlhammer, Stuttgart
Wittmann WW (1985) Evaluationsforschung. Aufgaben, Probleme und Anwendungen. Springer, Berlin Heidelberg New York Tokyo
Zentralinstitut für die kassenärztliche Versorgung in der Bundesrepublik Deutschland (Hrsg) (1981 a) Modellversuch „Präventive Gesundheitsberatung durch Ärzte". Beschreibung eines Projektes des VdAK, der AEV und der KBV. ZI, Köln
Zentralinstitut für die kassenärztliche Versorgung in der Bundesrepublik Deutschland (Hrsg) (1981 b) Evaluationskonzept zum Modellversuch „Gesundheitsberatung durch Ärzte". ZI, Köln
Zielke M, Brühne C (1983) Ergebnisse und Schlußfolgerungen aus den Kursleiter-Interviews zum Fortbildungsprogramm. Zentralinstitut für die kassenärztliche Versorgung, Köln

Teil 4

Gesundheitsberatung – Kooperation, Selbsthilfe und prospektive Konzepte

Gemeindenahe Prävention

Modelle und Interventionsstrategien am Beispiel einer südhessischen Kleinstadt

S. Wilm, K. Jork

Zum Begriff der gemeindenahen Prävention

Neben der ärztlichen Gesundheitsberatung im Rahmen von Gesprächen mit Patienten (s. S. 97ff.) wird zunehmend auch die Möglichkeit der präventiven Einflußnahme auf Gemeindeebene diskutiert. Sie zielt auf die soziale Gemeinschaft der Bürger. Die Gemeinde wird also zum „Patienten". Die Grundlagen dieses Konzeptes sollen im folgenden erläutert werden. Dabei geht es weniger um die *Inhalte* der präventiven Maßnahmen (vgl. dazu den 2. Beitrag von v. Troschke in diesem Buch) als vielmehr um die *Form*, in der sie die Gemeinde durchführt.

Ziel jeder präventiven, bürgerbezogenen Maßnahme in der Gesundheitserziehung, -aufklärung und -beratung ist eine positive Beeinflussung des Gesundheitsverhaltens. Sie muß berücksichtigen, daß gesundheitsrelevante Verhaltensweisen komplex bedingt werden. Eindimensionale Ansätze zur Verhaltensänderung, wie sie in der individuellen und massenkommunikativen Prävention vorherrschen (z. B. Aufklärungsbroschüren, ärztliche Ermahnungen u. ä.), werden dieser Komplexität nicht gerecht und bringen daher nur unzureichende Erfolge.

v. Troschke et al. [52] unterscheiden 5 *Bedingungsebenen*, auf denen das Gesundheitsverhalten der Bürger durch unterschiedliche Faktoren beeinflußt wird:

A) Individuelle, personenbezogene Bedingungen
   - genetische Faktoren (u. a. Geschlecht);
   - Lebensalter, Lebensgeschichte und Lebenssituationen (u. a. Krankheitserfahrungen, „life events");
   - Einstellungen;
   - Kenntnisse und Fähigkeiten (u. a. Bewältigungsmechanismen, Verhaltensmöglichkeiten).

B) Sozialgruppenspezifische Bedingungen
   - Lebenslage (Beruf, Einkommen, Bildung, Wohnung etc.);
   - Norm- und Wertsystem (positionsspezifische Verhaltenserwartungen und -anforderungen);
   - Lebensstile, Lebensweisen (u. a. psychosoziale Belastungen);
   - soziale Unterstützung (primäre soziale Netzwerke).

C) Soziostrukturelle Bedingungen auf Gemeindeebene
   - Angebot, Verfügbarkeit und Erreichbarkeit gesundheitsrelevanter Dienstleistungen im Sinne von Gesundheitserziehung, -aufklärung und -beratung;
   - gesundheitsrelevante Gemeindepolitik;
   - Angebot, Verfügbarkeit und Erreichbarkeit gesundheitsrelevanter Berichte;
   - öffentliches Kommunikationssystem.

D) Allgemeingesellschaftliche, kulturspezifische Bedingungen
   - weltanschaulich-religiöse Wertsysteme und ihre Geltung;
   - wirtschaftliche Bedingungen (u. a. Stellenwert der Genußmittelindustrie);
   - staatliche Ressourcenallokation;
   - Rechtssysteme.

E) Bedingungen der materiellen Umwelt
   - Klima;
   - Landschaft;
   - Siedlungsdichte;
   - regionale Lage und Infrastruktur;
   - Industriebesatz etc.

Das Gesundheitsverhalten des Bürgers entsteht im Wechselspiel dieser Faktoren. Präventive Maßnahmen im Sinne einer Gesundheitsförderung sollten deshalb auf möglichst vielen Ebenen einwirken oder beim Ansatz auf einer Ebene auf die anderen Einfluß nehmen. Daher ist neben den *personenbezogenen Bedingungen* (A), die individuenspezifisch sind, und den *sozialgruppenspezifischen Bedingungen* (B) des Individuums mit seinem Rollenverhalten innerhalb der sozialen Bezugssysteme seit etwa 10 Jahren zunehmend die *Gemeindeebene* (C) in den Blickpunkt des Interesses gerückt.

Unter Gemeinde („community") wird dabei die Gesamtheit einer seßhaften, lokal gebundenen Bevölkerung verstanden, deren Mitglieder aufgrund ökonomischer und sozialer Beziehungen sowie ihrer Identifikation mit der Gemeinde eine Einheit bilden. Es gibt keine der Gemeinde vergleichbare soziale Einheit, in der so viele Menschen alltäglich in verschiedenen Lebensbereichen angesprochen werden können [49].

Die Gründe für das *Interesse an der Gemeindenähe* sind vielfältig [50]:

- das wachsende Bedürfnis der Bevölkerung nach überschaubaren Lebensräumen, nach sozialer Unterstützung und Selbsthilfe in Abgrenzung von professioneller Expertenhilfe;
- die allgemeine Werbewirksamkeit von Gesundheitsthemen;
- das staatliche Interesse an dezentralen Versorgungsstrukturen, an der Entlastung öffentlicher Haushalte sowie der Verstärkung des öffentlichen Gesundheitsdienstes;
- die Veröffentlichung wissenschaftlicher Untersuchungsergebnisse aus der Gemeindepsychiatrie, der Gemeindepsychologie und epidemiologischen Gemeindestudien.

Zusammenfassend ist festzuhalten, daß die Soziostruktur der Gemeinde wesentliche Auswirkungen auf alle anderen Bedingungsebenen gesundheitsrelevanter Verhaltensweisen hat. Die gemeindenahe Prävention ermöglicht damit die Einführung von Maßnahmen auf mehreren Ebenen gleichzeitig (besonders den Ebenen A, B und C), ohne dabei unüberschaubar zu werden.

Beschlüsse zur gemeindenahen Prävention

Das wachsende Interesse an der Gemeinde als Ansatzpunkt präventiver Maßnahmen spiegelt sich auch in Beschlüssen zur Gesundheitspolitik auf allen politischen Hierarchieebenen wider. Sie sollen zur Orientierung kurz dargestellt werden.

Für die *Weltgesundheitsorganisation* (WHO) spielt die Gemeinde in der Strategie zur Erreichung des auf der 30. Weltgesundheitsversammlung im Mai 1977 beschlossenen Ziels „Gesundheit für alle bis zum Jahr 2000" eine zentrale Rolle. Wesentlichste Manifestation dieser Strategie der „primären Gesundheitsversorgung" („primary health care") war die Konferenz von Alma-Ata, UdSSR, im September 1978 [13]. Unter Primärversorgung wird dabei nicht nur medizinische Versorgung verstanden, sondern eine umfassende, gemeindenahe Gesundheitsbetreuung und Behandlung des einzelnen und der Familie in finanziell erschwinglicher Weise unter Betonung von Prävention und Eigenverantwortung [30].

1980 beschloß das *Regionalkomitee der WHO für Europa* eine auf europäische Verhältnisse umgesetzte Strategie [14], die auf den Prinzipien Gerechtigkeit, Prävention, Partizipation und Kostenwirksamkeit aufbaut. Für die Gesundheitsförderung und -vorsorge wird die Wichtigkeit intersektoraler Kooperation und Koordination auf Gemeindeebene zur optimalen Nutzung von Selbsthilfe und vorhandenen Ressourcen hervorgehoben.

Seitens der *Bundesregierung* wurden diese Ansätze z. T. aufgegriffen. Sie betont, „daß die Aufgaben nur in Zusammenarbeit und Arbeitsteilung der für die Prävention Verantwortlichen durchgeführt werden können. Sie geht dabei davon aus, daß dies eine Einbeziehung der Ärzteschaft, des öffentlichen Gesundheitsdienstes, des betriebsmedizinischen Dienstes und der verschiedenen Träger der Sozialversicherung beinhaltet, die alle bereits präventive Aufgaben wahrnehmen" [1]. Für die Zusammenarbeit würde es teilweise notwendig werden, jeweils unterschiedliche neue Kooperationsformen zu entwickeln, um Doppelarbeit zu vermeiden und Lücken im Angebot präventionsorientierter Maßnahmen zu beseitigen. „Die Schaffung neuer Institutionen dürfte in aller Regel nicht notwendig sein." Gerade auf kommunaler Ebene sieht sie „die notwendige Bereitschaft zum persönlichen Engagement".

Die Gesundheitsministerkonferenz der *Bundesländer* hat im Dezember 1982 den Ausbau bestehender und die Einrichtung neuer örtlicher Arbeitsgemeinschaften zur Gesundheitserziehung vorgeschlagen. Sie sollten durch den öffentlichen Gesundheitsdienst angeregt und koordiniert werden und besonders die Schwerpunktbereiche Erziehung und Bildung, Arbeit und Umwelt sowie Selbsthilfe berücksichtigen. Die Mitarbeit in diesen Arbeitsgemeinschaften stünde allen in Betracht kommenden Trägern offen (Wohlfahrtsverbände, Selbsthilfegruppen und andere freie Initiativen, Kirchen, Schul- und Sozialämter, Gewerkschaften und Arbeitgeber, Politiker, örtliche Verbraucherverbände, Institutionen der Erwachsenenbildung, Sportvereine, Krankenkassen, Sozialversicherungsträger, Ärzte, Apotheker, Elternvertreter, Psychologen, Sozialarbeiter etc.). Die Wirksamkeit der Gesundheitserziehung könne weitgehend kostenneutral nur durch eine Konzentration aller Kräfte im Lebensumfeld der Menschen verbessert werden [32].

Eine Reihe von *Kreisen, Städten und Gemeinden* hat, z. T. im Zusammenhang mit Modellversuchen und Studien (vgl. folgender Abschnitt), diese Vorschläge aufgegriffen und lokal wirksame Beschlüsse gefaßt.

Kooperation und Koordination auf Gemeindeebene: Modelle

Einführung

Praktische Umsetzungen der oben skizzierten Beschlüsse werden im nationalen und internationalen Rahmen etwa seit Mitte der 70er Jahre erprobt (Übersichten in [8, 9, 11]). Sie beruhen z. T. auf Einzelaktivitäten, überwiegend jedoch auf wissenschaftlich begleiteten Modellstudien in ausgewählten Gemeinden. Im folgenden werden einige exemplarische Beispiele aus der Bundesrepublik Deutschland beschrieben. Dabei stehen jeweils bestimmte Beteiligtengruppen im Vordergrund des Programms. Diese Beispiele sollen zu der vorläufigen Überlegung anregen, ob in der eigenen Wohngemeinde des Lesers ein ähnlich konzipiertes Modell möglich wäre.

Ärzte im Vordergrund: Die Städte Eberbach und Wiesloch

Innerhalb eines Forschungsverbundes der WHO wurde 1976 mit dem Herz-Kreislauf-Vorsorgeprojekt Eberbach-Wiesloch begonnen. Aufbauend auf großangelegten Screeninguntersuchungen zur Erfassung der Risikofaktoren (Rauchgewohnheiten, Gewicht, Blutdruck, Cholesterin, Triglyzeride, Harnsäure und Blutzucker), sollen Ansätze zur Verhaltensänderung in der Gemeinde stimuliert werden. Charakteristisch für diese Studie ist das offene Interventionskonzept, das unter dem Primat der Beratung durch die niedergelassene Ärzteschaft reaktiv die sich in der Gemeinde entwickelnden Aktivitäten aufgreift und unterstützt ([11]; weitere Informationen in [19, 41, 42, 44]).

Gesundheitsämter im Vordergrund: Der Landkreis Steinburg

Seit 1979 versucht die „Arbeitsgemeinschaft Gesundheitserziehung im Kreis Steinburg“, der alle in der Gesundheitserziehung tätigen Gremien und andere Interessierte angehören, unter Federführung des Gesundheitsamts die Aktivitäten zur Prävention im Landkreis zu koordinieren. Schwerpunkte liegen dabei auf der gesundheitserzieherischen Arbeit des Gesundheitsamts, besonders in Kindergärten und Schulen (s. dazu [33, 36, 40]).

Kurorte im Vordergrund: Die Stadt Bad Mergentheim

Seit 1980 bietet das „Institut für Gesundheitsbildung“, Stuttgart, im Haus des Kurgasts in Bad Mergentheim ein breites Spektrum von Möglichkeiten der Information, Motivation und Konditionierung zu gesundheitsbewußter Lebensführung. Dabei werden neben den Kurgästen verstärkt auch die Mitglieder der Gemeinde angesprochen. Kooperationspartner sind in erster Linie die örtlichen Ärzte (s. dazu [53, 54]).

Krankenkassen im Vordergrund: Der Landkreis Mettmann

Grundlage dieses seit 1977 in 10 Gemeinden durchgeführten Modells ist die „Aktion Gesundheit“ der AOK des Kreises Mettmann. Im Mittelpunkt stehen die Geschäftsstellen der AOK, besonders 5 Gesundheitszentren, die den Versicherten gesundheitsfördernde Kurse, Beratungsangebote, Sport-, Freizeit-, Selbsthilfegruppen u. ä. anbieten (s. dazu [15, 16, 22, 24]).

Volkshochschulen im Vordergrund: Die Stadt München

Seit 1973 unterhält die Münchner Volkshochschule als selbständigen Fachbereich den „Gesundheitspark“. Er ist gleichermaßen eine Vorsorge- und Bildungseinrichtung. Der Bürger soll nicht nur mit Information konfrontiert werden, sondern aktiv in einen Erfahrungs- und Lernprozeß einbezogen werden, um nachhaltige Verhaltensänderungen zu erzielen. Kooperation wird besonders mit Krankenkassen, Ärzten und Selbsthilfegruppen gesucht (s. dazu [17, 25, 31]).

Netzwerke im Vordergrund: Die Stadt Hamburg

In dem Hamburger Modell werden seit 1985 Netzwerke in der Gemeinde – Gruppen, Stadtteilinitiativen, selbstorganisierte gemeindenahe Einrichtungen u. a. m. – als zentrale Strukturelemente der Gesundheitsförderung eingesetzt. Es wird versucht, diejenigen Beziehungen und Fähigkeiten des einzelnen und der Gemeinde zu stärken, die der Gesundheit im Sinne physischen, psychischen und sozialen Wohlbefindens dienen. Man beginnt also bei den „gesunden Anteilen“ der Gemeinde und nicht erst bei Risikogruppen mit Informations- und Kompetenzdefiziten (s. dazu [47, 48]).

Gemeinden im Vordergrund: Die Städte Berlin, Bremen und Stuttgart und der Landkreis Traunstein

Die Deutsche Herz-Kreislauf-Präventionsstudie (DHP), die seit 1979 geplant wurde und sich seit 1984 in einer 8jährigen Hauptstudienphase befindet, versteht sich als gemeindezentrierte Interventionsstudie. Die Gemeinde wird als soziales System definiert, in dem durch gezielte Interventionsmaßnahmen gesundheitsfördernde Prozesse unterstützt werden sollen [11]. Eine wichtige Rolle spielen dabei ein „Arbeitskreis Gesundheit“ mit engagierten Mitgliedern der Gemeinde und umfangreiche Multiplikatorenschulungen ohne eine bevorzugte Trägerorientierung. Angestrebt wird eine umfassende und systematische Evaluation. (s. dazu [21, 28, 39, 52]).

Ausblick

Alle beschriebenen Ansätze zur Verhaltensänderung auf Gemeindeebene befinden sich im Stadium von Modellen. Aussagen über ihre Wirksamkeit werden erst nach wissenschaftlicher Evaluation möglich sein. Es scheint sich aber abzuzeichnen, daß die gemeindenahe Prävention signifikante Wirkungen auf die Verbesserung der Gesundheit der Bürger hat. Neuere Modelle sehen allerdings überwiegend davon ab, bestimmte Beteiligtengruppen oder Institutionen in den Vordergrund zu stellen, und geben dem Bezug auf den Lebensraum der Bürger und den dort vorhandenen Angeboten größeres Gewicht [4].

Ursachen der Widerstände gegen Kooperation und Koordination

Die konkrete Arbeit in der Gemeinde mit den beschriebenen Modellversuchen zeigt, daß einer Kooperation und Koordination teilweise starke Widerstände entgegengebracht werden. Sie stammen aus unterschiedlichen Quellen und sind bei dem umfangreichen Spektrum der auf Gemeindeebene in der Prävention Tätigen zwar anfangs unvermeidbar, aber bei Kenntnis ihrer Ursprünge oft gut zu beseitigen.

- Die *Zielsetzungen der Beteiligten* reichen von bloßen Werbeaspekten bis zu ideellen Vorstellungen und führen z. B. zwischen Lebensmittelhändlern und Ernährungsberatern zu Mißtrauen.
- Die *soziale Stellung der Teilnehmer* kann z. B. zwischen Politikern und Bürgern oder zwischen Ärzten und Laien Ängste und Abwehr erzeugen.
- Die verschiedenen *Organisationsformen der Träger*, wie Vereine, Ämter und Krankenkassen, und ihre Weisungsgebundenheit, z. B. an höhere Dienststellen, verringern den Entscheidungsspielraum des einzelnen.
- Die *Wertesysteme der Gruppen* und die oft unterschiedlichen *Vorstellungen von Gesundheit* liegen häufig weit auseinander und erschweren die Kooperation, z. B. von autonomen Selbsthilfegruppen mit dem öffentlichen Gesundheitsdienst.
- *Konkurrenzbeziehungen* können z. B. zwischen Sportvereinen, Krankenkassen und Volkshochschulen bei der Einrichtung von Lauftreffs entstehen.

Eine genaue Kenntnis dieser möglichen oder schon vorhandenen Konflikte und der daraus resultierenden Kommunikationsbarrieren ist bei einer Intervention zur Verbesserung der Kooperation und Koordination auf Gemeindeebene nötig. Besonders die oft irrational oder emotional gefärbten traditionell gewachsenen Konflikte sind für Außenstehende schwer erfaßbar und in ihrer Hemmwirkung nicht einzuschätzen. Dabei empfiehlt sich vor Beginn eines Projekts die Analyse der Bedingungen in der jeweiligen Gemeinde.

Zusammenfassend wird festgehalten, daß es trotz allseitiger Zustimmung zur gemeindenahen Prävention in der täglichen Arbeit starke Widerstände gegen Kooperation und Koordination gibt, die allerdings bei genauer Kenntnis ihrer Ursprünge meist umgehbar sind. Voraussetzung dafür ist eine am Anfang stehende Analyse der präventiven Angebote, Anbieter und der möglichen Beteiligten. Sie wird im folgenden am Beispiel einer südhessischen Kleinstadt erläutert.

Organisationsformen präventiver Angebote und strukturelle Rahmenbedingungen am Beispiel einer südhessischen Kleinstadt

Gemeindebeschreibung

Bei der untersuchten Gemeinde handelt es sich um eine Kleinstadt in Südhessen mit 31 000 Einwohnern, darunter überproportional viele Arbeiterfamilien, und einem Ausländeranteil von ca. 10%. Sie liegt etwa 20 km von 2 großstädtischen Ballungszentren entfernt. Die Konfessionen sind relativ gleich verteilt; es gibt alle Schulzweige am Ort sowie ein reges Kultur-, Freizeit- und Vereinsleben.

Präventive Angebote

Die vielfältigen Angebote im Bereich der Prävention, die meist nur einen kleinen Teil des Arbeitsfeldes der Träger einnehmen, stehen weitgehend unkoordiniert nebeneinander (Abb. 1). Eine Kooperation findet nur zwischen wenigen Anbietern statt. Bislang gab es als einzigen Interventionsversuch zur verbesserten Abstimmung präventiver Maßnahmen eine Kreisgesundheitswoche, die seit 8 Jahren 1mal jährlich in jeweils einer anderen Gemeinde unter Leitung des Kreisgesundheitsamts durchgeführt wird.

Angebote auf Kreisebene

Einige präventive Angebote auf Kreisebene wirken direkt auf den Bürger der Beispielgemeinde ein:

- Das *Kreisgesundheitsamt* untersteht der Kreisverwaltung. Neben den zentralen Beratungsangeboten (Tuberkulosekontrollen, Impfungen, sportärztlicher Dienst etc.) betreut es auf Gemeindeebene Schulen und Kindergärten, führt regelmäßig Mütterberatungen im Zentrum für Gemeinschaftshilfe (s. folgender Abschnitt) durch und organisiert den *jugendzahnärztlichen Dienst*. Außerdem obliegt ihm die Durchführung der jährlichen Kreisgesundheitswochen.
- Das für die Gemeinde zuständige 453-Betten-*Krankenhaus* untersteht ebenfalls der Kreisverwaltung. Präventive Angebote bestehen auf den Gebieten Diätberatung und Schwangerenbetreuung.
- Daneben unterhält die Kreisverwaltung 3 psychologische *Beratungsstellen* und verwaltet das *Schulwesen* der Gemeinde.

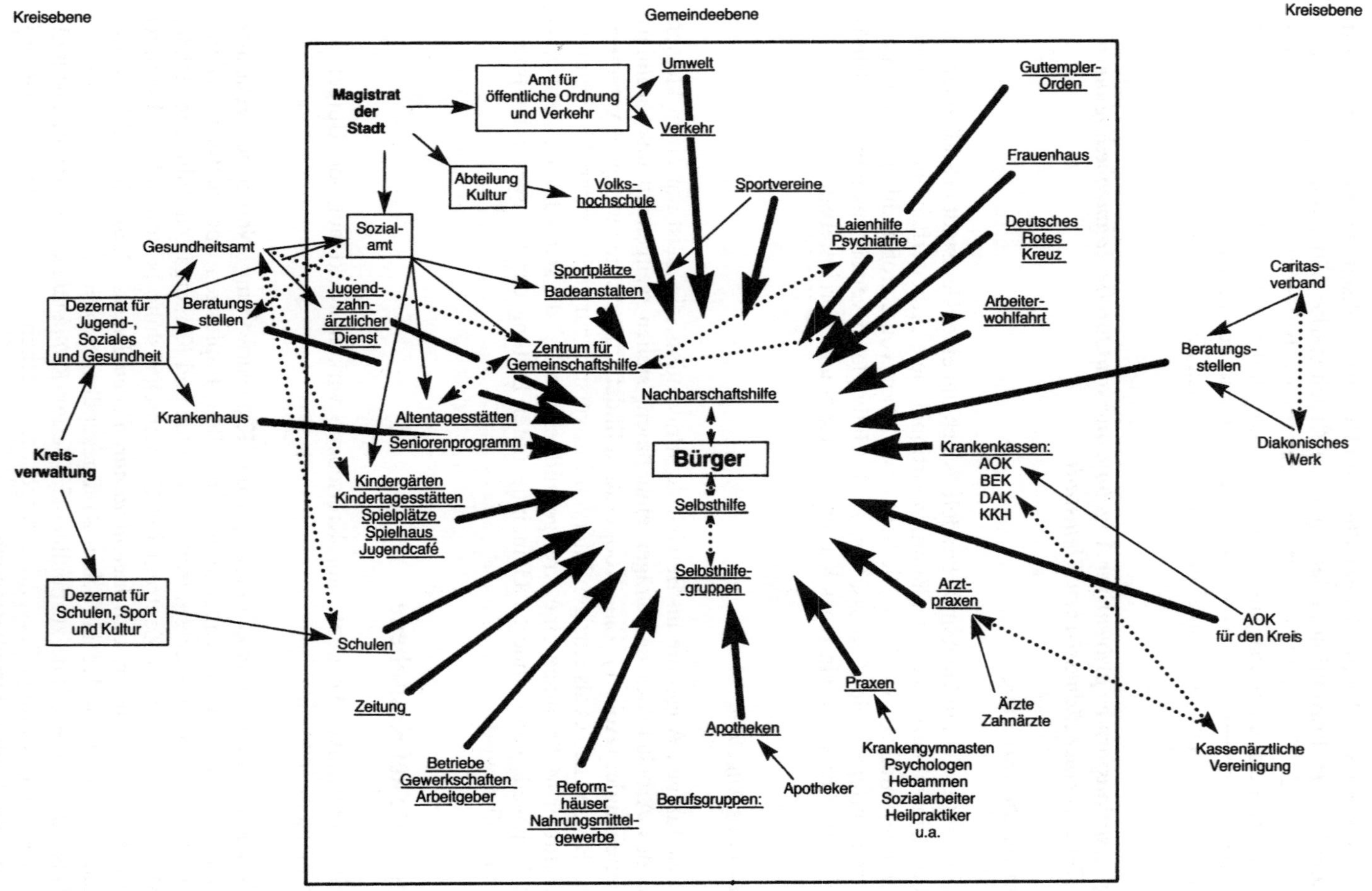

Abb. 1. Der Bürger im Netz präventiver Angebote der Gemeinde (Erläuterungen s. Text)

- Die kirchlichen Organisationen *Caritas* und *Diakonie* unterhalten auf Kreisebene eigene *Beratungsstellen* zur Sozialberatung und kooperieren in einer gemeinsamen psychologischen Beratungsstelle für Ehe-, Familien- und Lebensfragen. Auf Gemeindeebene stellen sie keine präventiven Angebote.
- Die Kreisgeschäftsstelle der *Allgemeinen Ortskrankenkasse* bietet für die Versicherten des Kreises u. a. Anti-Raucher-Kurse, Ernährungsberatung und die Vermittlung von Selbsthilfegruppen an. Auf Gemeindeebene beschränkt sich das Angebot auf die Verteilung von Informationsmaterialien. Eine große Zahl anderer, z. T. überregionaler Organisationen ergänzt das Angebot auf Kreisebene; hier werden nur solche erwähnt, die in direktem Zusammenhang mit der Beispielgemeinde stehen.

Angebote auf Gemeindeebene

Aus der Vielzahl von präventiven Angeboten und Aktivitäten in der Gemeinde (Abb. 1) seien stellvertretend für die Bereiche Gemeindepolitik, Bildung, Wohlfahrt, Sozialversicherung und Berufe im Gesundheitswesen folgende genannt:

- Der Magistrat der Stadt ist über das Sozialamt für die Bereiche Jugendpflege, Altenpflege, Sport- und Badewesen und Gesundheitspflege verantwortlich. Im Bereich der Jugendpflege werden *Kindergärten* und *Kindertagesstätten, Spielplätze,* das *Spielhaus* zur Betreuung größerer Kinder und das *Jugendcafé* unterhalten. In den Bereich der Altenpflege fallen *Altentagesstätten* und das *Informations- und Unterhaltungsprogramm für Senioren,* das u. a. auch Vorträge zu Gesundheitsthemen, Gymnastik und Tanz anbietet. Zum Sport- und Badewesen gehören städtische *Sportplätze* und *Badeanstalten*. Schließlich untersteht dem Sozialamt im Rahmen der Gesundheitspflege das *Zentrum für Gemeinschaftshilfe*, das als Modelleinrichtung des Landes Hessen die Funktion einer Sozialstation übernimmt. Bei der täglichen Arbeit, die fast ausschließlich pflegerisch über Hausbesuche erfolgt, spielen präventive Aspekte aber nur eine untergeordnete Rolle. Enge Kooperation besteht zwischen dem Zentrum und der *psychiatrischen Laienhilfe*. Außerdem werden eine Reihe anderer Einrichtungen vom Sozialamt mitfinanziert (u. a. *DRK, Caritas, Frauenhaus)*.
- Die *Volkshochschule* untersteht der Abteilung Kultur des Magistrats. Sie bietet seit mehr als 10 Jahren Kurse mit präventivem Inhalt an (Yoga, Autogenes Training, Ernährungslehre, Säuglingspflege u. a.). Bei den jährlichen Umfragen zum Lehrplan steht das Thema Gesundheit aber eher im Hintergrund.
- Die *Arbeiterwohlfahrt* unterhält eine eigene Beratungsstelle für Familien- und Lebensfragen und plant, ein eigenes Kurssystem aufzubauen. Durch personelle Verflechtungen besteht eine enge Kooperation mit dem Zentrum für Gemeinschaftshilfe. Das *Deutsche Rote Kreuz* hält Erste-Hilfe-Kurse ab, bietet sonst aber keine präventiven Aktionen an.
- Unter den Krankenkassen haben die *Ersatzkassen* ein Werbeabkommen, das ihnen eigene Aktivitäten in der Prävention, wie sie die *AOK* durchführt, untersagt. Sie beschränken sich auf die Abgabe von Informationsmaterialien. Eine Kooperation mit den *Ärzten* findet auf Gemeindeebene nur selten statt; Kontakte laufen formal über die kassenärztliche Vereinigung auf Kreisebene. Auch wech-

selseitige Kontakte der verschiedenen *Berufsgruppen* im Gesundheitswesen gibt es kaum. Innerhalb der einzelnen Gruppen finden gelegentliche Treffen statt, die aber keine präventiven Inhalte haben.
- *Selbsthilfegruppen* und andere soziale Netzwerke in der Gemeinde sind bislang nur wenig entwickelt und treten nur sehr begrenzt an die Öffentlichkeit.

Schlußfolgerungen

- In der beschriebenen Gemeinde bestehen *zahlreiche gemeindenahe Einrichtungen* verschiedener Trägerschaften, die in unterschiedlichem Umfang präventive Programme anbieten und durchführen.
- Die präventive Arbeit erfolgt *ohne klare Zielsetzung*, aufgabenorientierte Bedarfsplanung, begründete Methodenauswahl und Effizienzkontrolle. Es fehlen Gesamtkonzepte für Gesundheitsförderung, soziale Unterstützung, Lebensweisen und Risikofaktoren.
- Die Einrichtungen agieren *ohne Koordination* und bis auf einige Ausnahmen *ohne Kooperation*, z. T. auch ohne Kenntnis voneinander. Es existieren Konflikte und Kommunikationsbarrieren.
- Die daraus resultierenden Orientierungsprobleme des Bürgers führen zu einer *unzureichenden Nutzbarkeit der vorhandenen Ressourcen* für die Gemeinde bzw. zu geringer selektiver und in den verschiedenen sozialen Gruppen unterschiedlicher *Nachfrage.*
- Daneben erzeugt das *Fehlen eines systematischen Zusammenhangs der Angebote Defizite in der Versorgung.*
- Nur durch eine Verbesserung der Standardisierung, Koordination und Kooperation ließe sich der *mittel- und langfristige Erfolg* der bereits vorhandenen präventiven Maßnahmen sichern.

Zusammenfassung

Die Schlußfolgerungen machen deutlich, warum eine genaue Analyse der Organisationsformen präventiver Angebote und der strukturellen Rahmenbedingungen in der Gemeinde *vor* dem Beginn einer Intervention notwendig ist. Zuerst muß *Klarheit über vorhandene Angebote, Anbieter und mögliche Beteiligtengruppen* gewonnen werden. Diese Bestandsaufnahme sollte über die bloße Auflistung hinaus die Beziehungen zwischen den Faktoren darstellen. Dabei werden dann mögliche Widerstandsquellen gegen Kooperation und Koordination sichtbar, wie sie auf S. 196 skizziert sind. Aufbauend auf die Analyse, können Strategien entwickelt werden, um diese Widerstände von vornherein zu umgehen. Wichtig ist, daß alle relevanten Gruppen und Institutionen gleichberechtigt einbezogen werden und sie das jeweils für ihre Arbeit Charakteristische auch in das Programm einbringen können. Das erfordert ein individuelles Ansprechen jedes einzelnen und die Überzeugung, daß jeder von dem Programm auf seine Weise profitieren kann.

Interventionsstrategien für gemeindenahe Prävention

Einführung

Die Gemeinde als Lebensraum der Bürger stellt ein sehr komplexes soziales Gefüge dar, dessen Gesetzmäßigkeiten und Reaktionsweisen auf Eingriffe von außen noch wenig untersucht sind. Daher sollte am Anfang eines präventiven Programms nicht nur eine exakte Gemeindeanalyse stehen (vgl. S. 196 und 197), sondern auch die Beantwortung folgender Fragen:
- Welche *Form* gemeindenaher Prävention strebe ich an?
- Welche *Ziele* hat meine Intervention?
- Welche *Methoden* wende ich in der gemeindenahen Prävention an?
- Welche *Partner* suche ich mir?
- Welche *Rolle* kann und will ich in der gemeindenahen Prävention übernehmen?

Formen gemeindenaher Prävention

In Anlehnung an theoretische Konzepte der WHO (s. S. 193; [7]) können prinzipiell *3 Formen gemeindenaher Prävention* unterschieden werden, deren Bezeichnungen besonders im angloamerikanischen Sprachraum – wenn auch nicht immer eindeutig – definiert sind [39].

1. *Gemeindeorientierte* Prävention („community-oriented prevention") umfaßt Maßnahmen, die von außen an eine Bevölkerungsgruppe ohne deren aktive Einbeziehung in die Interventionsplanung herangetragen werden. Ihre Inhalte werden durch die Anbieter (z. B. Krankenkassen, Volkshochschulen usw.) festgelegt. Die sozialen Beziehungen der *passiven Konsumenten* bleiben ungenützt, die Kommunikation ist ausnahmslos unilateral.
2. *Gemeindezentrierte* Prävention („community-centred prevention") verwendet ebenfalls Maßnahmen, die von außen an eine Bevölkerungsgruppe herangetragen werden. Sie versucht aber, diese durch *aktive Einbeziehung der Bürger* innerhalb der Gemeinde zu verankern, z. B. durch Delegation von Aufgaben an Vereine oder Einzelpersonen, etwa Ansprache oder Motivation interessierter Laien zur Mitarbeit, Durchführung kleinerer Veranstaltungen u. a. Die Kommunikation verläuft überwiegend unilateral vom Anbieter bzw. Laien zum Konsumenten.
3. *Gemeindegetragene* Prävention („community-based prevention") entsteht selbst innerhalb einer Bevölkerungsgruppe. Auswahl und Durchführung der Maßnahmen tragen hier die Bürger, die dabei ihre Sozial- und Gemeindestrukturen organisieren und weiterentwickeln. In der bilateralen Kommunikation zwischen den im Idealfall austauschbaren Rollen von Anbieter und Konsument entsteht eine autarke *Selbsthilfestruktur*.

In der Praxis ist eine eindeutige Zuordnung von Projekten in diese 3 Kategorien oft nicht möglich.

Entsprechend den skizzierten Formen gemeindenaher Prävention lassen sich *verschiedene Interventionsansätze* quasi in einem räumlichen Modell darstellen (Abb. 2).

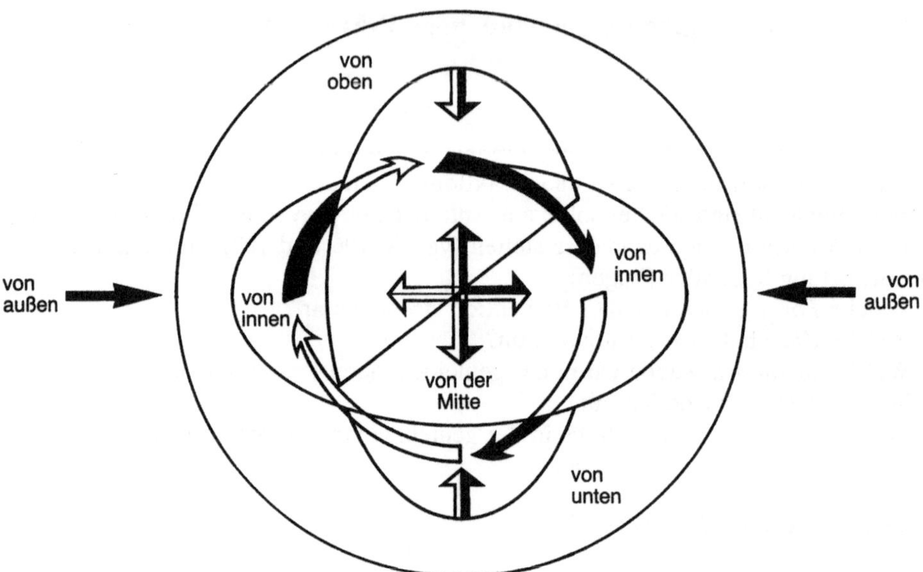

Abb. 2. Interventionsansätze in der gemeindenahen Prävention als räumliches Modell

Von außen werden besonders die zentral koordinierten und wissenschaftlich begleiteten Studien (z. B. Projekt Eberbach/Wiesloch) in die Gemeinde eingebracht. Wird die Intervention selbständig innerhalb der Gemeinde initiiert und durchgeführt, handelt es sich um einen Ansatz *von innen* (z. B. Landkreis Mettmann). Unabhängig davon lassen sich Ansätze *von oben* über bestehende Strukturen (Verwaltung o. ä., z. B. Landkreis Steinburg) oder Anbieter präventiver Dienstleistungen (z. B. Gesundheitspark München) von solchen *von unten* unterscheiden. Hier versucht man, durch die Unterstützung autarker Selbsthilfestrukturen Maßnahmen und Entwicklungen von der Basis her zu fördern (z. B. Hamburger Modell). *Von der Mitte* her setzt die Ansprache und Fortbildung von sog. Multiplikatoren an, d. h. von Laien und Professionellen, die zur Mitarbeit in der Prävention motiviert wurden (z. B. Berlin/Bremen/Stuttgart und Landkreis Traunstein; [50]).

Theoretisch sind alle räumlichen Kombinationen potentieller Interventionsansätze möglich. In der BRD finden sich derzeit allerdings überwiegend Ansätze, die von außen und oben bzw. von der Mitte kommen. Sie sind am ehesten der Form der gemeindezentrierten Prävention zuzuordnen.

Interventionsziele

Hintergrund von Interventionsbemühungen innerhalb einer Gemeinde ist, neben möglichen politischen und persönlichen Absichten, wie Wählerwerbung, Parteienprofilierung oder Firmeninteressen, das Bewußtsein, daß der Gesundheitszustand und die Lebensqualität der Bevölkerung durch relativ einfache präventive Maßnahmen zu heben wären. Um das Gesundheitsverhalten der Bürger im Sinne einer

umfassenden Gesundheitsförderung positiv zu beeinflussen, müssen unter Berücksichtigung bereits vorhandener Angebote und unter Mitarbeit verschiedener Gruppen und Institutionen
- gesundheitshemmende Strukturen abgebaut,
- Qualität und Quantität der präventiven Angebote verbessert,
- Kooperation und Koordination der Anbieter gefördert,
- die Nachfrage nach den Angeboten gesteigert und
- diese Innovationen innerhalb der Gemeinde stabilisiert werden.

Methoden in der gemeindenahen Prävention

Neben einer gemeinsamen Orientierung an den skizzierten Zielen sollte für eine Intervention auch ein Konsens aller Beteiligten über die grundlegenden Methoden des Programms angestrebt werden. Diese betreffen v. a. Maßnahmen zur *Motivation* des Bürgers und solche, um eine Verhaltensänderung bei ihm durchzuführen. Ist seine Kooperationsbereitschaft gewonnen worden, so gilt es, ihn bei seiner *Verhaltensmodifikation* zu begleiten und zu unterstützen (s. den 2. Beitrag von Basler in diesem Buch). Die Beteiligten am Präventionsprogramm, besonders auch die Ärzte, sollten hierzu auf Kenntnisse und Erfahrungen in folgenden Bereichen zurückgreifen können:
1. Gesprächsführung und nichtdirektive Beratung [23, 26, 29, 34, 43];
2. Motivation und Motivationspsychologie [37, 38, 46];
3. Verhaltenstherapie [18, 20, 35];
4. Gesprächspsychotherapie [45] und
5. Psychoanalyse [55].

Besonders die Methoden bei präventiven Maßnahmen erfordern von den beteiligten Berufsgruppen vor der praktischen Anwendung die Übung in Gruppenarbeit. Sie werden bislang in der ärztlichen Ausbildung vernachlässigt (s. S. 153ff.) und sind deswegen auch Bestandteil ärztlicher Fortbildungsveranstaltungen der Landesärztekammern und kassenärztlichen Vereinigungen.

Partner in der gemeindenahen Prävention

Einführung

In den vorhergehenden Abschnitten wurden bislang die Fragen
- *Welche Form gemeindenaher Prävention strebe ich an?*
- *Welche Ziele hat meine Intervention?*

und
- *Welche Methoden wende ich in der gemeindenahen Prävention an?*

besprochen. Nach diesen theoretischen Überlegungen soll jetzt der Frage
- *Welche Partner suche ich mir?*

nachgegangen werden. Je nach Struktur und Konzeption einer interventiven Strategie bedient sie sich meist mehrerer sozialer Gruppen, Institutionen, Anbieter präventiver Dienstleistungen, Organisationen u. ä., um präventive Maßnahmen in die Gemeinde einzubringen. Diese Elemente können gleichberechtigt nebeneinander stehen, einzelne aber auch so weit in den Vordergrund treten, daß sie das gesamte Konzept prägen (s. S. 194f.).

Die Rolle sozialer Gruppen

Vereine, Schulen, Kindergärten, Selbsthilfegruppen, Stadtteilinitiativen, Interessen- und Freizeitgemeinschaften, Betriebe u. ä. sind Gruppenbildungen mit einer funktionierenden Kommunikation. Informations- und Schlüsselpersonen sind bekannt, über die weitere Personenkreise mit erhöhter Aussicht auf Erfolg, so auch bei präventiven Maßnahmen, angesprochen werden können [27], z. B. Vereinsvorsitzende, Lehrer, Kindergärtnerinnen, Betriebsräte u. a. Soziale Netzwerke haben darüber hinaus eine erhebliche Bedeutung für die allgemeine Gesundheitsförderung [48].

Die Rolle der Berufsgruppen im Gesundheitswesen

Die Vertreter der verschiedenen im Gesundheitswesen auf Gemeindeebene tätigen Berufsgruppen (Ärzte, Psychologen, Sozialpädagogen und -arbeiter, Krankengymnasten, Hebammen, Krankenschwestern, Arzthelferinnen u. v. a.) können in präventiven Programmen unterschiedliche Rollen einnehmen. Als kompetente Fachleute vermitteln gerade die Ärzte einerseits die notwendigen wissenschaftlichen Erkenntnisse auf dem Gebiet der Prävention. Andererseits können sie außerhalb ihrer beruflichen Rolle als Bürger in sozialen Gruppen oder als Multiplikatoren (s. S. 205) fungieren. Gerade den Professionellen fällt die Kooperation innerhalb der Strategie aus unterschiedlichen Gründen (s. S. 196) aber besonders schwer [12, 51].

Die Rolle der kommunalen Verwaltung

Die den Gemeinden gesetzlich vorgegebene Aufgabe der kommunalen Daseinsvorsorge, insbesondere in den Bereichen Gesundheitswesen, Jugendpflege, Sozialhilfe, Schulwesen und Kulturpflege, weist der Verwaltung eine aktive Rolle in der gemeindenahen Prävention zu. Insbesondere die Verteilung der Kosten zwischen der Verwaltung und anderen Diensten (Wohlfahrtsverbände, Krankenkassen, Sozialversicherungsträger u. a.) bestimmt dabei das Engagement der Gemeindepolitik. Wesentlich ist eine enge Zusammenarbeit mit der Gemeindeverwaltung, um die politische Meinungsbildung und Entscheidungsfindung im Sinne einer Gesundheitsförderung beeinflussen zu können. Daher sollte innerhalb der Verwaltung ein fester Ansprechpartner für das Programm benannt werden. Eine interfraktionelle Gruppe von Ratsmitgliedern kann Mitglied in der Arbeitsgemeinschaft sein.

Die Rolle von Arbeitsgemeinschaften

Arbeitsgemeinschaften zur Organisation und Koordination präventiver Aufgaben können sich aus engagierten Bürgern, aber auch aus institutionellen Einrichtungen, z. B. Verwaltung oder Krankenkassen, und Dienstleistungsanbietern, wie Volkshochschulen und Lebensmittelhandel, oder aus Vertretern aller relevanten sozialen Gruppen zusammensetzen. Die Bundesländer favorisieren die Einrichtung solcher Arbeitsgemeinschaften durch die Gesundheitsämter (s. S. 193), die Initiative kann jedoch auch von anderen Mitgliedern kommen. Um Kooperation und Koordination zu fördern, sollte die gemeinsame Arbeit mit einem konkreten Projekt (Durchführung von Gesundheitstagen, Erstellen eines Präventionsführers o. ä.) begonnen werden.

Die Rolle von Multiplikatoren

Um die präventiven Maßnahmen breiten Teilen der Gemeinde nahezubringen, d. h. auch solchen Gruppen, die bislang von herkömmlichen Kampagnen nicht erreicht wurden, bedarf es der Unterstützung geeigneter Kreise der Bevölkerung (Berufstätige im Gesundheits- und Sozialwesen, Vertreter sozialer Gruppen, im Bildungs- und Medienbereich Tätige, sonstige interessierte Bürger), die die Angebote aufgreifen und in ihrem Bereich weitergeben. Dies kann etwa in Schulen, Kirchengemeinden, Arztpraxen, Vereinstreffen oder in der Nachbarschaft geschehen. Dabei kommt der gezielten Auswahl von Multiplikatoren in den verschiedenen Gruppen und Schichten mit Hilfe der Schlüsselpersonen (s. S. 204) und einer ausreichenden Schulung für ihre Aufgaben (Ansprache von Interessierten, Durchführung kleinerer Veranstaltungen usw.) eine wichtige Rolle zu [21].

Die Rolle der Medien

Beiträge in Lokalzeitungen und Lokalteilen überregionaler Zeitungen, Plakate, Flugblätter, Broschüren, Sendungen im Lokalrundfunk und -fernsehen u. ä. haben als massenkommunikative vertikale Maßnahmen unterstützenden Charakter innerhalb der interventiven Strategie. Sie dienen der Anregung und Aufrechterhaltung des Interesses an Prävention innerhalb der Gemeinde. Allerdings sind sie nur zur Verbesserung der Rahmenbedingungen von Nutzen; zur Änderung des Gesundheitsverhaltens erweisen sie sich als zu wenig effizient (s. S. 191).

Zusammenfassung

Der vorangegangene Abschnitt beschäftigte sich mit der Frage:
- *Welche Partner suche ich mir?*

Eine Strategie in der gemeindenahen Prävention zur positiven Beeinflussung des Gesundheitsverhaltens der Bürger kann langfristig nur erfolgreich sein, wenn sie sich auf möglichst breite Mitwirkung der verschiedensten Gruppen, Berufe, Institutionen und Funktionsträger stützt. Je mehr Kontakte und Kooperation zwischen diesen Elementen besteht, desto leichter wird der Start eines Programms gelingen. Es ist sinnvoll, diese Kooperation in kleinen Schritten zu üben und zu etablieren, bevor eine Gesamtstrategie in Angriff genommen wird.

Stufen- und Netzplan möglicher Interventionsschritte am Beispiel einer südhessischen Kleinstadt

Einführung

Nachdem man sich über Form, Ziele, Methoden und Partner eines Präventionsprogramms klargeworden ist, stellt sich die Frage:
- *Welche Rolle kann und will ich in der gemeindenahen Prävention übernehmen?*

Sinn dieses Abschnitts ist es deshalb,
- ein *Grundverständnis* von gemeindenaher Prävention zu *vermitteln,* das befähigt, in Strategien *mitzuarbeiten*;
- bei weitergehendem Interesse zu motivieren, in der Gemeinde ein solches *Programm zu initiieren*, d. h., andere in einer Intervention zu unterstützen und anzuleiten;
- schließlich den motivierten und engagierten Leser in die Lage zu versetzen, eine *Intervention* in seiner Gemeinde *durchzuführen.*

Je nach Einordnung der angestrebten eigenen Rolle kann der Leser versuchen, die folgenden Beispiele in seiner Gemeinde umzusetzen.

Erste Kooperationsschritte

Eines der Haupthindernisse in der gemeindenahen Prävention ist der Mangel an Bereitschaft und Fähigkeit zur Kooperation der Beteiligten. Die niedergelassenen Ärzte trainieren Kooperation weder in der Aus- noch Weiterbildung (s. Teil 3 dieses Buches). Es gilt also die Fähigkeit zur Zusammenarbeit mit anderen Beteiligten zu üben, bevor eine auf diesen Erfahrungen aufbauende Gesamtstrategie in der Gemeinde begonnen wird.

Die Möglichkeiten für den niedergelassenen Arzt zum *Erproben von Kooperation in der Prävention* sind vielfältig und nach Kreativität beliebig zu ergänzen. Er kann z. B.
- mit anderen Ärzten Abendveranstaltungen für bestimmte Patientengruppen, z. B. Hypertoniker, durchführen, um zu informieren und zur Compliance zu motivieren;
- mit Apothekern Informationsmaterialien zur Gesundheitsförderung entwickeln, die den Bürgern mitgegeben werden;
- mit Krankengymnasten Übungsgruppen für Rheumakranke initiieren;
- mit dem Zentrum für Gemeinschaftshilfe (Sozialstation) Hinweise absprechen, die den Betreuten im Rahmen der Hauspflege zu präventiven Themen, wie z. B. Körperpflege, gegeben werden;

- in den Kindergärten und Schulen Gesundheitserziehung unterrichten;
- als Bürger an sozialen Gruppen und Initiativen, wie Sportvereinen oder Freizeitclubs, gestaltend und stimulierend teilnehmen;
- in der Volkshochschule und im Seniorenprogramm Vorträge zu Ernährungsfragen anbieten;
- im Guttemplerorden in der präventiven Betreuung von Alkoholkranken mitarbeiten;
- mit der AOK Raucherentwöhnungskurse abhalten;
- Selbsthilfegruppen auf Anfrage zu Fachproblemen zur Verfügung stehen;
- im Jugendcafé mit Heranwachsenden über Sexualität diskutieren.

Diese und ähnliche Kooperationsformen lassen Erfahrung in Gruppenarbeit sammeln und erste Kontakte knüpfen. Der langfristige Einfluß auf das Gesundheitsverhalten der Bürger wird aber gering bleiben, solange sie nicht in eine umfassende Intervention eingebettet werden.

Im folgenden Abschnitt wird ein operationalisiertes Modell für die Form eines solchen Gesamtkonzepts vorgestellt. Es schafft die Strukturen, um inhaltlich über die bloße Bekämpfung von Risikofaktoren hinausgehen zu können im Sinne einer umfassenden Gesundheitsförderung. Entsprechend den auf S. 206 skizzierten Rollen kann der Leser als Mitarbeiter, als Initiator und Anleiter oder als Durchführender des Programms teilnehmen.

Durchführung einer Intervention in der gemeindenahen Prävention

Da die *Bedingungen vor Ort* und das jeweilige *Engagement der Beteiligten entscheidend sind, gibt es keine Patentlösung* für eine Intervention, die auf jede Gemeinde übertragbar wäre. Es lassen sich aber eine Reihe von sinnvollen Handlungsschritten darstellen, die am Beispiel der südhessischen Kleinstadt erläutert werden sollen. Detaillierte Modellbeschreibungen von Interventionen liegen vor (z. B. [51]) und sollten ebenso wie Beratungsangebote von Experten vor Beginn eines Programms genützt werden.

In Anlehnung an v. Troschke u. Füller [51] wird die Aktion von einem *Interventor* (A) initiiert (Abb. 3). Es kann sich um einen Professionellen aus dem Gesundheitswesen oder Sozialbereich, z. B. einen Arzt, handeln, der schon längere Zeit in der Gemeinde lebt. Er sollte aber keine im Angebot beteiligte Institution vertreten, um nicht von vornherein Konkurrenzängste auszulösen. Wichtig ist, daß der Interventor von Anfang an darauf achtet, das Programm selbsttragend zu etablieren, sich selbst also im Laufe der Arbeit „überflüssig" zu machen, um einen langfristigen Erfolg zu ermöglichen.

Nach dem Studium der einschlägigen Literatur, möglichst auch dem Besuch in Modellprojekten und ersten *Planungen* (B), bildet er eine *Interventionsgruppe* (C) aus maximal 5 Mitgliedern, die mit ihm die anfallende Organisationsarbeit teilen und die Kontakte zu den verschiedenen Ebenen (Abb. 3) gewährleisten. Diese können Familienangehörige, Professionelle, Politiker, interessierte und sozial engagierte Bürger o. ä. sein. Sie beschäftigen sich ebenfalls zuerst mit der Literatur und erstellen dann einen ersten *Verlaufs- und Zeitplan* (D) für die Strategie, in dessen

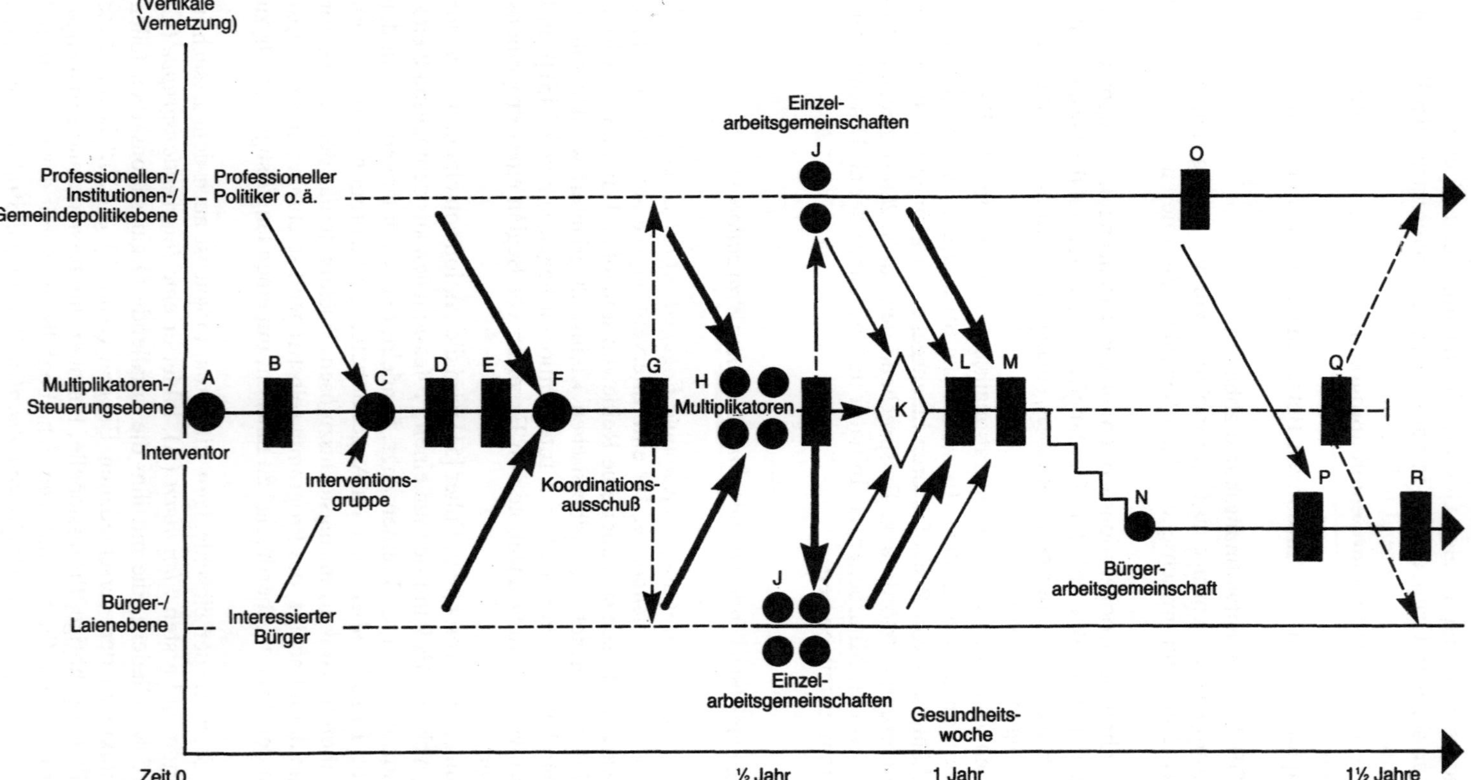

Abb. 3. Netzplan zur Durchführung einer Intervention in der gemeindenahen Prävention. ● Personen oder Gruppen, ■ Aufgaben. Die Dicke der Pfeile entspricht dem Grad der Einbeziehung in die jeweilige Aufgabe. Die Steuerungsebene, die der Interventor (A) führt, liegt zwischen der Bürger-/Laienebene und der Professionellen-/Institutionen-/Gemeindepolitikebene und verknüpft oder stimuliert deren jeweilige Aktivitäten. Sie geht später stärker in die Hand der Bürgerarbeitsgemeinschaft über (⌐˪). Der Zeitablauf folgt der Pfeilrichtung und entspricht etwa 1 1/2 Jahren. Nähere Erläuterungen s. Text

Mittelpunkt vorläufig eine Gesundheitswoche (K) o. ä. als kurzfristiges, motivierendes und zur Erprobung der Kooperation geeignetes Ziel stehen kann.

Diese Interventionsgruppe erkundet und dokumentiert die gemeindespezifischen Bedingungen und relevanten Ansprechpartner auf dem Bereich der Prävention (E) und bildet auf der Grundlage dieser Feldstudie einen *Koordinationsausschuß* (F). Dieser besteht aus Vertretern aller relevanten Organisationen, Institutionen und sozialen Gruppen, die am geplanten Programm beteiligt sind. Eine Leitung durch das Gesundheitsamt wäre in diesem Ausschuß, der die Aufgaben einer Arbeitsgemeinschaft übernehmen soll, in der Beispielgemeinde nicht sinnvoll. Es liegt in einem anderen Bereich des Kreises und hat seine Angebote bislang nur wenig an gemeindenaher Prävention ausgerichtet. Hingegen bietet sich eine Zusammenarbeit mit dem Zentrum für Gemeinschaftshilfe an, das zwar – wie andere Sozialstationen auch – bisher nur wenig präventive Aspekte in der täglichen Arbeit wahrnimmt, aber am ehesten über funktionierende Kooperationsbeziehungen verfügt (Abb. 1).

Der *Koordinationsausschuß* leistet eine Bestandsaufnahme aller präventiven Angebote in der Gemeinde und motiviert durch Einzelgespräche, Einbeziehung in die Planungen und Aufzeigen der Vorteile für die eigene Person und die vertretene Gruppe die wichtigsten Macht- und Einflußträger in der Verwaltung, in Institutionen und der Bürgerschaft zur Mitarbeit. Zu diesen gehören z. B. der Bürgermeister, der Leiter des Sozialamts, die Pfarrer, die Vereinspräsidenten und die Ansprechpartner in den sozialen Netzwerken. Wünschenswert ist die aktive Unterstützung durch die Medien, besonders die Gemeindezeitung, bei einer ersten Öffentlichkeitskampagne für die Bevölkerung (G). Diese Public-Relation-Arbeit erleichtert dem Koordinationsausschuß die Identifikation, Motivation, Rekrutierung und erste Schulung von *Multiplikatoren* (H). Vordringlichste gemeinsame Aufgabe von Ausschuß und Multiplikatoren ist es, unter den Professionellen, Institutionen und Anbietern kleine *kooperative Arbeitsgemeinschaften* (I) innerhalb und zwischen den Gruppen zu bilden. Dies kann z. B. erfolgen zwischen Krankenkassen, Ärzten und Apothekern oder zwischen den verschiedenen Beratungsstellen. Zum anderen sollten besonders intensiv bisher nicht beteiligte soziale Gruppen, Initiativen und andere Netzwerke in der Gemeinde aufgesucht, gefördert, zur Mitarbeit motiviert und zu kleinen *Zusammenschlüssen* (J) angeregt werden, indem etwa eine Selbsthilfekontaktstelle oder ein Nachrichtenblatt ins Leben gerufen wird.

Die Arbeitsgruppen aller 3 Ebenen in Abb. 3 und die Steuerungsorgane führen dann eine *Gesundheitswoche* (K) o. ä. durch und erwerben dabei Motivation zur und Erfahrungen mit Kooperation. Das Spektrum möglicher Veranstaltungen reicht von Filmen, Vorträgen, Theateraufführungen, Ausstellungen und Diskussionen über Kinder-, Sport- und Gesundheitsfeste bis zu Koch-, Entspannungs- und Gymnastikkursen mit gesundheitsbildenden Inhalten. Die Aktionstage werden anschließend unter Beteiligung von Bürgergruppen ausgewertet (L) und die Ergebnisse an die 3 Ebenen zurückgegeben. Eine stärker von Professionellen besetzte Kommission benützt die bisher gesammelten Erfahrungen und die wissenschaftlichen Erkenntnisse in der Literatur für den Versuch, ein an die Gemeinde angepaßtes Konzept von Gesundheitsförderung, Lebensweisen und Risikofaktoren zu strukturieren (M). Anhand dieser Überlegungen werden auf die Gemeinde zugeschnittene Ziele und Inhalte der Prävention definiert und Evaluationsschemata entworfen (s. S. 211). Die

Die Kommission stellt ihre Vorschläge dem Koordinationsausschuß zur Verfügung, der in der Zwischenzeit schrittweise in eine *Bürgerarbeitsgemeinschaft* (N) umgewandelt wird, in der Repräsentanten der sozialen Gruppen die Leitung übernehmen. Professionelle, Institutionen und ihre kooperativen Zusammenschlüsse erfüllen zunehmend eher beratende und fördernde Funktionen. Präventive Interventionsmaßnahmen und Folgeprogramme werden von der Bürgerarbeitsgemeinschaft geplant und durchgeführt unter Nutzung der entstandenen Kooperationsbeziehungen. Dabei sind dem Erfindungsreichtum keine Grenzen gesetzt: Pausendiskussionen in Betrieben zu gesundem Verhalten am Arbeitsplatz, Koronarsportgruppen, Flugblattaktionen, Wandertage, Tage der offenen Tür im Gesundheitsamt, Anregung und Förderung von Stadtteilinitiativen und Selbsthilfegruppen, Blutdruck- und Gewichtskontrollen bei Straßenfesten oder in Apotheken, Informationsstände in der Innenstadt, Elternabende in Schulen, Aktionen zur gesunden Ernährung in Lebensmittelgeschäften und Reformhäusern, Verkehrserziehung in Kindergärten u. a. kommen in Frage. Um die Vorbehalte von Professionellen und Institutionen aufzufangen, so viel Eigenverantwortlichkeit der Bürger „zulassen zu können", sollten sie aufgefordert werden, unter Berücksichtigung der während der Gesundheitswoche gesammelten Erfahrungen ebenfalls neue Kooperationsformen zu entwickeln und zu erproben (O). Die Multiplikatorengruppen werden unter ihrer Mitarbeit systematisch geschult und in den entsprechenden Programmen eingesetzt (P).

In regelmäßigen Abständen prüfen die Bürgergruppen unter Benutzung der vorhandenen Evaluationsschemata die laufenden und abgeschlossenen Aktionen (ggf. unter Beratung externer Evaluatoren) und korrigieren sie entsprechend („action - reflection - action"; R). An einem von Anfang an definierten Zeitpunkt des Entwicklungsprozesses beginnt der schrittweise Rückzug (Q) des Interventors und der Interventionsgruppe aus dem Programm, das bis dahin selbsttragend geworden sein sollte. Beide können jedoch weiterhin beratend zur Verfügung stehen.

Ausblick

Die vielfältigen Erfahrungen im In- und Ausland mit gemeindenahen Präventionsmaßnahmen haben gezeigt, daß die praktische Durchführung zumeist schwieriger ist als die theoretische Begründung und Planung. Die Gründe dafür liegen v. a. in den latenten und manifesten Widerständen der Anbieter präventiver Dienstleistungen in der Gemeinde gegenüber Innovationen aus Konkurrenzangst und Passivität [50]. Aber auch die im Verlauf des Projekts nachlassende oder mangelnde Motivation, Solidarität, Kreativität und Bereitschaft zur Verantwortungsübernahme bei den Bürgern spielt eine wichtige Rolle. Für die langfristig erfolgreiche Durchführung von präventiven Programmen ist es deshalb unerläßlich, von vornherein den beteiligten Organisationen, Institutionen und Bürgern zu verdeutlichen, daß alle von den Aktionen profitieren können, und dies um so mehr, je stärker die wechselseitige Unterstützung ist. Dies gelingt nur, wenn das Programm neben der engagierten Unterstützung durch alle Anbieter und Professionellen vorwiegend von einer breiten Bürgermehrheit aktiv und selbstbestimmend getragen wird. Deshalb kommt der intensiven individuellen Ansprache der Macht- und Einflußträger in der Gemeinde und der vorhandenen Anbieter sowie der Einrichtung von Arbeitsgemeinschaften eine große Bedeutung zu.

Großangelegte Modellversuche, wie z. B. die Deutsche Herz-Kreislauf-Präventionsstudie (DHP), haben gezeigt, daß Strategien wie die hier vorgestellte nicht nur erfolgreich in einer Gemeinde durchgeführt werden können, sondern auch nachhaltige Auswirkungen auf den Gesundheitsstand und die Lebensqualität der Bevölkerung erwarten lassen. Durch die im vorhergehenden Abschnitt skizzierte Nutzung der lokalen Ressourcen, wie Angebote, Strukturen und Mitarbeiter, und die Motivierung der lokalen Anbieter zur Ausweitung und Intensivierung ihrer Angebote läßt sich ein zwar nicht kostenneutrales, aber doch kostengünstiges Programm entwickeln. Unverzichtbar erscheint eine regelmäßige standardisierte Evaluation durch alle Beteiligten. Sie kann sich z. B. auf Fragebogenaktionen in der Bevölkerung, auf die genaue Erfassung der Inanspruchnahme präventiver Angebote, auf halbstandardisierte Interviews mit Schlüsselpersonen, auf eine detaillierte Dokumentation aller Aktivitäten oder auf eine Analyse der Veränderungen im Angebotsbereich stützen. Bis zum Erreichen einer ersten stabilen, selbsttragenden Phase des Programms muß mit einer Laufzeit von ca. 1 1/2 Jahren gerechnet werden. Eine vollständige, tragfähige Integration in das System der Gemeinde erfordert mehrere Jahre.

Literatur *zur Basisinformation*

1. Bundesregierung (Hrsg) (1985) Antwort der Bundesregierung auf die große Anfrage Drucksache 10/1080 vom 29. 2. 84 „Leistungsfähigkeit des Gesundheitswesens und Qualität der gesundheitlichen Versorgung der Bevölkerung". Drucksache 10/3374 vom 22. 5. 85, Deutscher Bundestag, 10. Wahlperiode
2. Deutsche Zentrale für Volksgesundheitspflege (Hrsg) (1982) Gesundheit für alle bis zum Jahr 2000. Primäre Gesundheitsversorgung als Gemeinschaftsaufgabe. Kongreßbericht. Deutsche Zentrale für Volksgesundheitspflege, Frankfurt am Main
3. Ferber C von, Badura B (Hrsg) (1983) Laienpotential, Patientenaktivierung und Gesundheitsselbsthilfe. Oldenbourg, München Wien
4. Grunow D (1985) Selbsthilfebewegung, Alternativmedizin und kommunale Vorsorgeprojekte. Informationen zur Raumentwicklung 3/4: 333-344
5. Laaser U, Senault R, Viefhues H (Hrsg) (1985) Primary health care in the making. Springer, Berlin Heidelberg New York Tokyo
6. Labisch A (1982) Medizinische Versorgung ohne Konzept. Gesamthochschule Kassel, Kassel
7. Newell KW (Hrsg) (1975) Health by the people. World Health Organization, Genf
8. Nüssel E, Lamm G (Hrsg) (1983) Prävention im Gemeinderahmen. Zuckschwerdt, München Bern Wien
9. Sabo P (1980) Entwicklung und Stand kommunaler Gesundheitserziehung. Prävention 3/2: 41-45
10. Trojan A, Waller H (Hrsg) (1980) Gemeindebezogene Gesundheitssicherung. Urban & Schwarzenberg, München Wien Baltimore
11. Troschke J von (1983) Präventive Gemeindestudien in der Bundesrepublik Deutschland. Dtsch Ärztebl 80/42: 65-70
12. Troschke J von, Stößel U (Hrsg) (1981) Möglichkeiten und Grenzen ärztlicher Gesundheitsberatung. Gesomed, Freiburg
13. World Health Organization (1978) Primary health care. Report of the International Conference on Primary Health Care Alma-Ata, USSR, 6-12 September 1978. WHO, Genf
14. World Health Organization, Regional Office for Europe (1982) Regionale Strategie zum Erreichen des Ziels „Gesundheit für alle bis zum Jahr 2000". WHO/EURO, Kopenhagen

Weiterführende Literatur

15. Abt HG, Giesekc O (1983) Perspektiven der Gesundheitsvorsorge am Beispiel des Kreises Mettmann. In: Ferber C von, Badura B (Hrsg) Laienpotential, Patientenaktivierung und Gesundheitsselbsthilfe. Oldenbourg, München, Wien, S 95-117
16. AOK für den Kreis Mettmann (Hrsg) (1981) Grundlagenbericht zur Aktion Gesundheit. AOK für den Kreis Mettmann, Velbert (Schriften der AOK für den Kreis Mettmann, Bd 11)
17. Aries W-D (1978) Gesundheitserziehung an nordrhein-westfälischen Volkshochschulen. Prävention 1/3: 6-8
18. Bassin FV (1978) Unbewußtes und Verhalten. Hippokrates, Stuttgart
19. Bergdolt H, Ebschner K-J, Große-Ruyken F-J, Maiwald D, Nüssel E, Rotzler A, Schettler G (1986) Perspektiven für die Tätigkeit der niedergelassenen Ärzte. Dtsch Ärztebl 83/10: 607-613
20. Blöschl L (1969) Grundlagen und Methoden der Verhaltenstherapie. Huber, Bern
21. Bundesminister für Forschung und Technologie (Hrsg) (1984) Forschung zur Gesundheitsvorsorge – Herz-Kreislauf-Krankheiten. Bundesministerium für Forschung und Technologie, Bonn
22. Bundeszentrale für gesundheitliche Aufklärung (Hrsg) (1985) Gemeindenahe Gesundheitserziehung durch Krankenkassen. Bericht über eine Tagung der BZgA, Köln, vom 28. bis 29. November 1984. BZgA, Köln
23. Dietrich G (1983) Allgemeine Beratungspsychologie. Hogrefe, Göttingen
24. Eberle G (1985) Prävention und AOK. Die Ortskrankenkasse 67, 15/16: 581-596
25. Eberle G (1985) Der Gesundheitspark in München. Die Ortskrankenkasse 67, 15/16: 611-618
26. Evans RI (1979) Psychologie im Gespräch. Springer, Berlin Heidelberg New York
27. Ferber C von (1980) Spontanverhalten, sozialer Druck und persönlicher Lebensstil. In: Trojan A, Waller H (Hrsg) Gemeindebezogene Gesundheitssicherung. Urban & Schwarzenberg, München Wien Baltimore, S 31-40
28. Forschungsverbund „Deutsche Herz-Kreislauf-Präventionsstudie" (Hrsg) (1985) Deutsche Herz-Kreislauf-Präventionsstudie DHP – Kooperative Prävention –. Gesünder leben – Herzenssache, 2. Aufl. Rheinischer Landwirtschaftsverlag, Bonn
29. Froelich RE, Bishop FM (1973) Gesprächsführung des Arztes. Springer, Berlin Heidelberg New York
30. Fuchs A (1982) Gesundheit für alle bis zum Jahr 2000. In: Fink U (Hrsg) Wie krank ist unsere Gesundheit? Ullstein, Frankfurt am Main Berlin Wien, S 197-205
31. Fuß R, Schubert I (1983) Wer bestimmt hier eigentlich, was gesund ist? Bundeszentrale für gesundheitliche Aufklärung, Köln
32. Gesundheitsministerkonferenz (1983) Gesundheitserziehung und öffentlicher Gesundheitsdienst (öGD). Entschließung der 50. Konferenz der für das Gesundheitswesen zuständigen Minister und Senatoren der Länder am 10. Dezember 1982 in Berlin. Prävention 6/2: 63-64
33. Godow K, Moritzen P (1985) Steinburger Gesundheitstag. Gesundheitsamt des Kreises Steinburg, Itzehoe
34. Goez B (1980) Offenheit kann man lernen. Aschendorff, Münster
35. Goldfried MR, Davison GC (1979) Klinische Verhaltenstherapie. Springer, Berlin Heidelberg New York
36. Härtig L (1984) Gesundheitserziehung – eine Dienstaufgabe des Gesundheitsamtes. Öff Gesundheitswes 46: 273-276
37. Heckhausen H (1980) Motivation und Handeln: Lehrbuch der Motivationspsychologie. Springer, Berlin Heidelberg New York
38. Kuhl J (1986) Motivation, Konflikt und Handlungskontrolle. Springer, Berlin Heidelberg New York Tokyo
39. Laaser U (1986) Die Deutsche Herz-Kreislauf-Präventionsstudie (DHP): Das Modell einer kooperativen Prävention. In: Halhuber C, Traenckner K (Hrsg) Die koronare Herzkrankheit – eine Herausforderung an Gesellschaft und Politik. Perimed, Erlangen, S 212-232
40. Moritzen P (1984) Kooperation und Koordination der Gesundheitserziehung durch das Gesundheitsamt. Öff Gesundheitswes 46: 118-121
41. Nüssel E, Buchholz L, Ebschner K-J, Bergdolt H, Morgenstern W (1980) Die Gemeinde als Anlaufstelle für eine Prävention. Internist (Berlin) 21: 437-445
42. Nüssel E, Buchholz L, Bergdolt H, Ebschner KJ, Scheidt R (1976) Das Modell „Kommunale Prävention" als empirische Basis für die Entwicklung der „Populationsmedizin". In: Kommerell

R, Hahn P, Kübler W, Mörl H, Weber E (Hrsg.): Fortschr Inn Med Springer, Berlin Heidelberg New York, 134-138
43. Rogers CR (1972) Die nicht direktive Beratung. Kindler, München
44. Scheuermann W, Nüssel E (1985) Prävention als Aufgabe des Arztes. Med Mensch Ges (MMG) 10/2: 85-91
45. Tausch R, Tausch A-M (1979) Gesprächspsychotherapie. Hogrefe, Göttingen
46. Thomae H (1976) Die Motivation menschlichen Handelns. Kiepenheuer & Witsch, Köln
47. Trojan A (1986) Gesundheitsförderung durch soziale Netzwerke in der Gemeinde. Blätter der Wohlfahrtspflege 133/2: 29-33
48. Trojan A, Deneke C, Faltis M, Hildebrandt H (1986) Gemeindebezogene Netzwerkförderung. Allgemeinmedizin 15/4: 168-177
49. Troschke J von (1983) Können gemeindezentrierte Interventionsstudien zur Verbesserung der Gesundheit beitragen? In: Ferber C von, Badura B (Hrsg) Laienpotential, Patientenaktivierung und Gesundheitsselbsthilfe. Oldenbourg, München Wien, S 119-139
50. Troschke J von (1986) Das soziale System der Gemeinde als Ansatz für wirkungsvolle Maßnahmen zur Prävention. Referat auf der Informationstagung „Gemeindenahe Gesundheitserziehung" der Bundesvereinigung für Gesundheitserziehung, Mönchengladbach, 28.-30. Mai 1986
51. Troschke J von, Füller A (1981) Gesundheitswochen in Emmendingen. Gesomed, Freiburg
52. Troschke J von, Kupke R, Gutjahr O, Kluge M, Stünzner W von, Wiche E (1985) Die soziostrukturelle Prozeßevaluation der Deutschen Herz-Kreislauf-Präventionsstudie (DHP) I und II. Prävention 8: 32-41, 67-72
53. Vescovi G (1981) Gesundheitsbildung in der Medizin, im ärztlichen Beruf und in der Sozialpolitik. Dtsch Ärztebl 78/44: 2092-2099
54. Vescovi G (1985) Erfahrungen aus der Praxis der Gesundheitsbildung. MMG 10/2: 91-97
55. Wesiack W (1980) Psychoanalyse und praktische Medizin. Klett-Cotta, Stuttgart

Gesundheitsberatung in Kanada

Y. de Buda

Einleitung

Die Prävention und die Behandlung der Infektionskrankheiten, bessere Hygiene sowie Frühdiagnose und -behandlung von Hypertonie und Neoplasien führten in den meisten Industriestaaten zu einer Veränderung der Morbiditäts- und Mortalitätsstatistik. So nahmen in den USA während der letzten 10–15 Jahre die Herz- und Kreislauferkrankungen wesentlich ab (Walker 1983; Pell u. Fayerweather 1985). In den Jahren von 1975 bis 1981 ist die Lebenserwartung für einen neugeborenen Knaben um 1¾ Jahre und für ein neugeborenes Mädchen um 1¼ Jahre angestiegen (Statistics Canada 1979–1980). In der gleichen Zeit nahm die Lebenserwartung einer 65jährigen Frau um 1 Jahr, von 18 auf 19 Jahre, und die eines 65jährigen Mannes um ¾ Jahre zu (Metropolitan Life Insurance Co. 1980). Diese Ergebnisse können nur teilweise mit der verbesserten medizinischen Versorgung erklärt werden (Frame 1986).

Lebensweisenkonzept („life style concept")

In den vergangenen 15 Jahren wurden in Nordamerika viele Programme eingesetzt, um die Lebensgewohnheiten der Einwohner zu verbessern, so durch Gewichtsabnahme, mehr Körperbewegung (Stephens et al. 1985), weniger Cholesterin in der Nahrung, weniger Alkoholgenuß und Rauchen sowie die gesetzliche Pflicht, Sicherheitsgurte beim Autofahren zu verwenden. Verschiedene Forschungsberichte zeigen, daß die Änderung der Krankheits- und Sterblichkeitsstatistik eine wesentliche Folge dieser Lebensweisenänderung ist (Sherk et al. 1985).

Unter dem Begriff der „Lebensweisenprobleme" („life style problems") faßt man soziale und individuelle Gesundheitsbeeinträchtigungen zusammen, die vor allem durch Rauchen, Übergewicht, Alkohol und Drogenmißbrauch verursacht werden und zu chronischen Erkrankungen von Herz und Kreislauf sowie Lungen- und Leberschädigungen führen (Rainham 1983). Aber auch Unfälle, die durch Nichtanlegen der Sicherheitsgurte verursacht werden, gehören dazu, ebenso wie Joggingverletzungen, Gehörverlust durch laute Musik und schließlich Geschlechtskrankheiten, die durch häufigen Partnerwechsel gefördert werden. Hierzu zählen die Hepatitis B, Herpesinfektionen und AIDS. Einige Autoren zählen auch Streß, Schlafmangel und vorzeitige Pensionierung zu den Lebensweisenproblemen (Murphy u. Sciandra 1983).

Viele Risikofaktoren, wie die erbbedingten, sind nicht zu ändern, aber die „life style problems" stellen Risikofaktoren dar, die durch die Lebensweise herbeigeführt werden. Sie können vom Patienten selbst nicht nur beeinflußt, sondern auch völlig ausgeschaltet werden (Ciliska u. Wilson 1984). Die Behandlung der Lebensweisenprobleme erfordert also keine Operation, keinen Krankenhausaufenthalt und keine Medikamente. Wozu ist dann der Arzt nötig? Der Patient könnte sich doch eigentlich selbst helfen, zumal nur er eine Änderung herbeiführen kann (Rice 1983).

Viele dieser Risikofaktoren der Lebensweise können durch erfolgreiche Verhaltensänderung beseitigt werden. Aber ist der Patient auch bereit, seine Lebensfreuden, wie Rauchen, Trinken, Essen und Fernsehen, umzustellen und statt dessen Bewegungsübungen durchzuführen (Pederson 1982; Pederson u. van der Heyden 1986)? Der Arzt erfaßt mit der Anamnese und Untersuchung die Risikofaktoren des Patienten einschließlich die seiner Lebensweise (Morgan et al. 1980). Während der Gesundheitsberatung erklärt der Arzt dem Patienten den Zusammenhang zwischen seiner Lebensweise und der Krankheitsentstehung. Er überläßt ihm auch die Wahl zwischen verschiedenen Verhaltensänderungsprogrammen. Wiederbestellungstermine sind zur Motivation und Unterstützung nötig.

Rauchen

Die häufigsten Risikofaktoren der Lebensweise sind Rauchen und Übergewicht (U.S. Department of Health and Human Services 1984). Den schädlichen Auswirkungen des Rauchens wird neuerdings durch verschiedene Konzepte entgegengearbeitet (Health and Welfare Canada 1981; Collinshaw 1984). Eine von der kanadischen Regierung eingesetzte Kommission berechnete, daß die Todesfälle als Folge des Herzinfarkts durch Ausschaltung des Risikofaktors Rauchen um 25% herabgesetzt und chronische Bronchitis als Todesursache völlig beseitigt werden könnten. Auch die Zahl der Lungenkarzinome ließe sich bedeutsam senken. Jährlich sterben 37000 Kanadier an den Folgen des Rauchens (Ontario Council of Health 1982), und die Behandlungskosten für Folgen des Rauchens belaufen sich in Kanada auf 5 Mrd. DM jährlich.

Wilson (1982) stellt fest: „Raucher brauchen Hilfe, um aufzuhören". Er entwikkelte dazu die folgende Strategie für den Allgemeinarzt, die sich am Wort CHEST (Lunge; Brust) orientiert.

„*C*onfront": Der Arzt stellt die Frage: „Rauchen Sie?". Sie wird in 65% mit Ja beantwortet.

„*H*istory": „Wie lange rauchen Sie und wieviel?"

„*E*ducate": Die Beratung wird durch Mitgabe einer Informationsbroschüre ergänzt. „Ich empfehle Ihnen, mit Rauchen aufzuhören."

„*S*trategies": „Rasch aufzuhören ist am besten", vermittelt der Allgemeinarzt durch Beratung und empfiehlt dazu ein Gruppenprogramm, evtl. auch Hypnose oder Akupunktur.

„*T*reatment": „Versuchen Sie, noch heute aufzuhören." – Der Patient wird in 1 Woche, dann in 1 Monat wieder einbestellt; 70% der Patienten halten den Wiederbestellungstermin ein. Dann erfolgen monatliche Konsultationen während der nächsten 6 Monate.

Die ersten Ergebnisse zeigen, daß 23% der Raucher nach 6 Monaten nicht wieder rauchen. Wilson (1982) fand, daß gut geplante verhaltenstherapeutische Methoden anfänglich bei etwa 37% der Personen Erfolg haben, daß aber nur 16% von diesen nach 6 Monaten keine Rückfälle hatten.

Rosser (1982) versuchte eine andere Methode zur Raucherentwöhnung. Nach der Beratung durch den Arzt wird ein großer, roter Streifen „SMOKER" (Raucher) auf die Krankengeschichte geklebt. Damit hatte er bei 750 Patienten in 3,1% der Fälle Erfolg. In seiner zweiten Studie 1984 zeigte es sich, daß Gespräch und Beratung durch den Arzt nicht genügen. Die Resultate wurden hingegen besser, wenn gleichzeitig Gruppentherapie oder Verhaltenstherapie angewendet wurde. In einer Vergleichsstudie war nach 6–12 Monaten jedoch kein Unterschied festzustellen. In beiden Gruppen hatten sich 14–17% der Teilnehmer das Rauchen abgewöhnt und waren nicht rückfällig geworden. Wilson (1984) führt derzeit eine weitere Studie in Hamilton durch. Dabei verschreiben in den nächsten 2 Jahren 60 Allgemeinärzte ungefähr 2400 Patienten, die das Rauchen aufgeben wollen, Nicorette-Kaugummi. Diese Interventionen werden von Allgemeinärzten in ihrer Praxis durchgeführt und von Universitätsabteilungen mit Statistikern und Experten für Forschungsmethoden unterstützt. Die Erfolge sind bisher enttäuschend, denn es wird häufig vergessen, daß Rauchen nicht nur eine ungesunde Lebensgewohnheit ist, sondern eine Nikotinabhängigkeit einschließt. Ihre Behandlung erfordert häufig differenzierte Psychotherapie und nicht nur kurze Ratschläge während eines Praxisbesuchs.

Übergewicht

Übergewicht begünstigt Hypertonie und Herz-Kreislauf-Erkrankungen. Schwierige Fälle sind als Sucht (Eßsucht) zu betrachten und erfordern intensive Behandlung (Bright-See 1983; Wilson 1984). Häufig genügt jedoch die Ermutigung durch den Arzt mit Wiederbestellungen und einer Gruppentherapie. Wöchentliche Arbeitssitzungen, wie die in der „weight watchers", zeigen gute Ergebnisse. Die einzelnen Gruppen der Diätberater arbeiten nach folgendem Konzept:
- Selbstüberwachung des Patienten,
- Verpflichtungserklärungen,
- Stimulation und Reaktion in der Gruppe,
- Reorganisation des Denkansatzes.

Alkohol- und Drogenmißbrauch

Alkohol- und Drogenmißbrauch erfordert häufig die stationäre Einweisung des Patienten zur Entziehung. In diesem Fall bedarf der Patient nicht nur des Rats und der Hilfe vom Hausarzt, sondern auch der Unterstützung durch die Familie. Die Diagnose des Mißbrauchs wird leicht übersehen, wenn der Patient seine Sucht verschweigt und der Arzt für Wahrnehmungen unzureichende Erfahrungen besitzt. Ein feinschlägiger Tremor, Teleangiektasien und eine chronische Konjunktivitis können Hinweise geben.

Streß

Streß wird in Kanada derzeit als einer der wichtigsten Risikofaktoren der Lebensweise betrachtet. Streßkontrolle durch Entspannungsübungen und Psychotherapie kann den Blutdruck senken und das Risiko für Herz- und Kreislauferkrankungen verringern.

Gehörschäden

Gehörschäden sind das neueste verhütbare Gesundheitsproblem (Lee 1984). Während dem Lärm am Arbeitsplatz durch arbeitsmedizinische Maßnahmen entgegengewirkt wird, bleiben Hörschäden bei Jugendlichen durch Stereoanlagen und häufige Diskothekenbesuche oft lange unerkannt. Präventive Maßnahmen müssen individuell aufgebaut sein und bedürfen häufig der Zusammenarbeit mit den Eltern und der Schule.

Gesundheitsberatung in der Allgemeinpraxis

In der Praxis des Hausarztes sollten dem Patienten regelmäßig angeboten werden:
1. eine allgemeine *Gesundheitsinformation;*
2. eine individuelle *Gesundheitsberatung.*

Informationsmethoden

Allgemeine Gesundheitsinformationen bezüglich Impfungen (West 1985), Rauchen, Ernährung oder Unfallverhütung lassen sich durch sachbezogene Mitteilungen allein nicht durchführen (Delva et al. 1981). Es ist jedoch zeitraubend und aufwendig, jedem einzelnen Patienten Grundwissen im Vortragsstil nahezubringen. Als Lehrmethode für Erwachsene sind Vorträge anerkannterweise weniger effektiv als interaktive Methoden. Grundlagenwissen kann im Wartezimmer auf verschiedene Weise angeboten werden und die *Grundlage für persönliche oder Gruppendiskussionen* mit Praxismitarbeitern oder dem Arzt bilden (Bryant 1980; Marshall et al. 1984).

Welche Informationsmethoden kommen dabei in Betracht?

Mündliche Instruktionen: Mündliche Mitteilungen und Diskussionen sind bei einem guten Vertrauensverhältnis zwischen Patient und Arzt effizient, individuelle Vorlesungen dagegen zeitraubend und aufwendig (Marshall et al. 1984; Stitt u. Trinca 1979).

Handschriftliche Instruktionen: Sie müssen kurz und verständlich sein. Ärzte haben jedoch selten eine gut leserliche Schrift.

Gedruckte Instruktionen, wie Bücher, Broschüren sowie maschinengeschriebene individuelle Anweisungen, sind unpersönlich und setzen voraus, daß der Patient das nötige Interesse aufbringt, sie zu lesen. Es ließ sich in Modellversuchen nachweisen, daß Patienten mit geringer Schulbildung wenig Interesse an gedrucktem Material zeigen und dieses nur selten lesen. Interaktive Programme im Fragebogenstil sind im allgemeinen lehrreicher. Auf jeden Fall sollte der Arzt nicht nur Druckschriften ausgeben, sondern sich auch vergewissern, daß der Inhalt gelesen und verstanden wird.

Poster und graphische Darstellungen können ein Thema wirkungsvoll vortragen. Die Annahme von Sachinformationen im visuellen Angebot allein ist jedoch unsicher.

Kunststoffmodelle helfen beim Erklären von anatomischen und physiologischen Grundkenntnissen.

Tonbänder werden leider nur mit wenig Erfolg eingesetzt.

Filme (16 mm, 8 mm) mit oder ohne Ton werden selten verwendet, da die Produktions- und Materialkosten hoch sind. Außerdem werden sie zunehmend von Videogeräten verdrängt.

Diapositive mit Tonband waren eine beliebte Methode zur Patienteninformation (Stitt u. Trinca 1979; Marshall et al. 1984); sie haben aber eine geringere Akzeptanz als Videogeräte.

Videogeräte gewinnen zunehmend an Bedeutung. Bildbänder sind billig, wirken jedoch auf den Zuhörer oft einschläfernd. Interaktives Video ist effektiver, aber technisch aufwendig.

Computer werden in vielen Modellversuchen verwendet, da sie sich für interaktive Programme eignen (*Patient Education* 1979; Skinner et al. 1985). In der Praxis haben sie sich für die Gesundheitsberatung noch nicht durchgesetzt.

Interaktive Multimediaprogramme: In Studien der amerikanischen Gesellschaft für Gruppenpraxis wurde nachgewiesen, daß die erfolgreichsten Gesundheitsinformationsprogramme Multimediaprogramme sind, die von guten audiovisuellen und interaktiven Methoden Gebrauch machen. Sie sind z. B. so aufgebaut, daß im Anschluß an eine Videovorführung ein Fragebogen ausgefüllt wird. Nach 1 Woche erfolgt nochmals eine Gruppendiskussion und die Verteilung von Druckschriften mit Fragebogenprüfung als zusätzlicher Motivation. Dabei sind Videoproduktionen, die Handlungsepisoden zeigen, mit denen sich der Patient identifizieren kann, erfolgreicher als eine gefilmte Vorlesung.

Wahrscheinlich sind 8 mm-Videobänder mit einem interaktiven Multimediaprogramm die Methode der Zukunft. Viele Ärzte ziehen es bisher in Kanada jedoch vor, ihre eigenen Informationsprogramme zu entwickeln und dem Bedarf ihrer Praxis anzupassen.

In Nordamerika sind Videoprogramme zur Gesundheitsberatung bereits erhältlich. Eine Änderung ist dabei viel leichter durchzuführen als an einem Film oder bei Diapositiven mit Tonband. So kann der Arzt z. B. selbst eine Einführung in das Thema sprechen und in das Videoband einfügen, wodurch die Aufnahmebereitschaft des Patienten für den Inhalt erhöht wird. Aus einer allgemeinen Information wird damit eine persönliche Kommunikation vom Arzt zum Patienten.

Individuelle Gesundheitsberatung

Die individuelle Gesundheitsberatung ist ein integraler Bestandteil der Konsultation in der kanadischen Allgemeinpraxis. Woraus besteht sie? Sie gliedert sich in 2 Teile, nämlich

1. die Diagnostik der Probleme;
2. das Erstellen eines Interventionsplans.

Die *Diagnostik der Probleme* erfolgt durch die Anamneseerhebung, die einfache körperliche Untersuchung (die altersspezifisch abzuwandeln ist) und eventuelle zusätzliche Untersuchungen, wie Labor oder Röntgen. Die diagnostische Problemliste unterteilt sich also in somatische bzw. medizinische, psychologische, soziale und Lebensweisenprobleme und die altersbezogenen und individuellen Risikofaktoren, die ebenfalls dem somatischen, psychologischen oder sozialen Bereich zuzuordnen sind.

Der *Interventionsplan* berücksichtigt einmal therapeutische Maßnahmen, zum anderen auch die Prävention durch Gesundheitsberatung mit Information, Diskussion und Motivation sowie das Erstellen eines individuellen Therapieplans. Der dritte Bereich betrifft dann die Langzeitbetreuung mit der Gesundheitsberatung und die Absprache von Wiederbestellterminen, die der Prüfung der erlernten Verhaltensänderung sowie zur Unterstützung dienen.

Die wichtigste Aufgabe des Arztes in der Gesundheitsberatung ist die *Diskussion* mit dem Patienten, um ihm die individuellen Risikofaktoren und ihre Zusammenhänge mit dem Lebensweisenkonzept zu erklären. Empfehlungen und Ratschläge genügen nicht, und von Belehrungen lernt man bekanntlich nur das Belehren. Der Patient muß hingegen aktiv an der Diskussion und dem Aufbau seines Therapieplans teilnehmen.

Ärzte fühlen sich einerseits von vornherein als Gesundheitsberater berufen. Andererseits bezweifeln manche, als Lehrer und Berater genügend geeignet zu sein. Die notwendige Kompetenz zur Gesundheitsberatung kann durch Fortbildungsseminare und die enge Zusammenarbeit mit anderen Berufsgruppen verbessert werden. In den USA und Kanada ist deswegen Gesundheitsberatung („patient education") als ein Lehrfach in der Weiterbildung für Allgemeinärzte berücksichtigt (*Patient Education* 1979; Delva et al. 1981).

Allgemeinärzte, die ihren Patienten Gesundheitsberatung als integralen Bestandteil einer Gesamtbetreuung anbieten, sollten einen Plan sowohl für die Durchführung der allgemeinen Gesundheitsinformation als auch für die individuelle Gesundheitsberatung entwerfen (Sangster 1983; Marshall et al. 1984). Dabei muß der Arzt das Informationsmaterial und die Medien auswählen und die Rollen in der interaktiven Handlung festlegen. Die individuelle Gesundheitsberatung erfordert das Eingliedern zusätzlicher Dokumentationen in die Krankengeschichten, wozu oft neue Formulare nötig werden (*Health Maintenance Guide* 1983; Borgiel et al. 1983). Der zeitliche und organisatorische Aufwand, der mit der Einführung der Gesundheitsberatung in die Praxis des Hausarztes verbunden ist, verzögert häufig die Durchführung. Zusätzlich muß die Effizienz der Hilfsmittel und die Mitarbeit des Praxispersonals regelmäßig überprüft werden. Jedes Programm sollte wiederholt einer Evaluation unterzogen werden. So sind viele Ärzte der Ansicht, daß die Bezahlung für einen Praxisbesuch nicht die Kosten für eine zusätzliche Gesundheitsberatung deckt. Deswegen bleibt das befriedigende Ergebnis einer Gesundheitsberatung die Zustimmung des Patienten zur seiner Verhaltensänderung und die Befolgung des gemeinsam festgelegten Therapieplans. Der Patient muß selbst die Entscheidung für seine Gesundheit treffen. Der Arzt bleibt Beobachter im Planen und bei der Ausführung. „Patient education centers“, die mit speziell ausgebildeten Pädagogen arbeiten, haben sich weder als erfolgreicher noch als effektiver im Vergleich zu Maßnahmen der Allgemeinpraxis erwiesen.

Screening Untersuchungsprogramme

In den vergangenen Jahren erhoffte man sich von Screeningmassenuntersuchungsprogrammen und Vorsorgeuntersuchungskliniken große Erfolge in der Frühentdekkung von Hypertonie, Neoplasien, Diabetes mellitus und anderen chronischen Erkrankungen. Eine der bekanntesten Studien ist die 1973 in Edmonton durchgeführte (Silverberg et al. 1974). In einem Projekt, das von der Ärztekammer, dem öffentlichen Gesundheitswesen, der pharmazeutischen Industrie sowie den Medien, wie Fernsehen, Radio und Presse, unterstützt wurde, sollten alle 500 000 Einwohner von Edmonton auf Hypertonie untersucht werden. 200 Krankenschwestern und 100 freiwillige Helfer arbeiteten ohne Bezahlung, während man in 5 Untersuchungszentren 12 Stunden täglich über 6 Monate auf die Bevölkerung wartete. Freiwillig kamen jedoch trotz des ungeheuren Aufwands nur 9591 Personen, das sind weniger als 2% der Bevölkerung dieser Stadt; 844 von diesen Untersuchten hatten einen erhöhten Blutdruck, das sind 8,8% bzw. 0,2% der Bevölkerung. Weitere 314 Probanden hatten einen normalen Blutdruck, waren aber wegen Hypertonie in Behandlung; 553 Hypertoniker kannten ihre Diagnose, während 291 erstmals diagnostiziert wurden, das entspricht 3% der Untersuchten. War ein solch enormer Aufwand für diese geringe Zahl neu entdeckter Hypertoniker berechtigt? Nach den Ergebnissen der Studie hätten Allgemeinärzte einen viel größeren Teil der Bevölkerung erfolgreich auf Bluthochdruck untersucht, denn in Kanada werden 75% der Bevölkerung mindestens einmal in zwei Jahren und 95% einmal in fünf Jahren von einem Arzt gesehen.

Auch jährliche Vorsorgeuntersuchungen zur Früherkennung von Krebs wurden in Kanada evaluiert. Eine Kommission der stellvertretenden Gesundheitsminister der kanadischen Provinzen faßte diese Ergebnisse zusammen (*Periodic Health Examination Monograph* 1980) und empfahl die vorläufige Einstellung der jährlichen Vorsorgeuntersuchungen und stattdessen die Erprobung eines Systems gezielter diagnostischer Programme für verschiedene Lebensstadien und Altersgruppen.

In diesem *Health Maintenance Guide* sind 35 altersspezifische Vorsorgeuntersuchungspläne zusammengefaßt. Jedes Programm hat den Umfang einer Druckseite und definiert die Mindestanamnese, erforderliche ärztliche Untersuchungen, Laboruntersuchungen, eventuelle Impfungen *und* die dazugehörige Gesundheitsberatung. Diese Maßnahmen sind aufgrund von Zwischenergebnissen offiziell anerkannt und bilden die Norm von Untersuchungs- und Beratungsmaßnahmen in den Praxen von Allgemeinärzten. Vorsorgeuntersuchungen und Gesundheitsberatung wurden damit ein integraler Bestandteil der ärztlichen Tätigkeit in Kanada.

Evaluation der Gesundheitsberatung

Die Frage, wieviel Zeit ein Allgemeinarzt für Gesundheitsberatung und Information des Patienten aufwenden soll und kann, beschäftigt in Kanada sowohl Ärzte als auch die Krankenkassen. In den USA zahlen die meisten Patienten selbst für ihre ärztliche Betreuung. Man besucht den Arzt nur im Krankheitsfall. Selbstzahlende Patienten sind selten bereit, eine Gesundheitsberatung zu honorieren. Deswegen werden Gesundheitserziehungs- und -beratungsprogramme in den USA hauptsächlich in Community Health Centers, d. h. in Kliniken für sozial Schlechtgestellte durchgeführt. Dort arbeiten die Ärzte als Angestellte zusammen mit anderen Berufsgruppen wie Krankenschwestern, Sozialarbeitern und Psychologen. In Kanada beschäftigt sich ein Ausschuß des College of Family Physicians mit Fragen der Gesundheitsberatung und erstellte den obigen inzwischen weiterentwickelten *Health Maintenance Guide* (1983). Dieses Handbuch benennt für 35 Altersgruppen Inhalte der Gesundheitsberatung und legt präventive Maßnahmen während des Praxisbesuches beim Allgemeinarzt fest. Wie können die Ergebnisse bewertet werden?

Kriterien der Evaluation

Sollen die Ergebnisse einer Gesundheitsberatung evaluiert werden, dann muß klar definiert sein:

Was wird gemessen?

Soll der Erfolg bestimmt werden, die Verhaltensänderung als ein Maß für die Gesundheit? Welche Ziele wurden festgelegt? Wie lassen sie sich quantitativ und qualitativ erfassen? Die Beantwortung dieser Frage ist einfach, wenn es um die Verringerung des Rauchens geht, die in der Zahl weniger gerauchter Zigaretten angegeben werden kann. Sie ist ebenfalls einfach, wenn die Gewichtsabnahme in kg gemessen oder eine Blutdruckänderung durch mehrmalige Kontrolle festgehalten wird. Auch der Erfolg von Beratungen über Impfungen läßt sich in Prozentzahlen der Gesamtbevölkerung festhalten.

Verhaltensänderungen hingegen sind schwer zahlenmäßig auszudrücken. Für Streß werden Tafeln angewandt, die verschiedene Lebensereignisse quantifizieren. Gleiche Ereignisse jedoch können bei verschiedenen Patienten auch unterschiedliche Streßbelastung bewirken, so daß die Ergebnisse hier wesentlich unsicherer zu definieren sind.

Wer soll die Evaluation ausführen?

Soll man diese wichtige Aufgabe dem Arzt oder seinen Praxismitarbeitern überlassen, einem Kollegen oder einem Experten? Wenn der Arzt die Evaluation selbst durchführt, müssen objektive Kriterien und Methoden festgelegt sein. In nordamerikanischen Krankenhäusern bestimmt jeweils eine Gruppe der Beteiligten die Kriterien, und die „medical records librarians" führen die Evaluation durch.

Wann und wie oft soll die Evaluation durchgeführt werden?

Zeitraum und Zeitintervalle für die Evaluation sind vor Beginn eines Programms zu bestimmen. Um Änderungen von Meßwerten erfassen zu können, müssen die Anfangswerte festgehalten sein. Evaluation muß also bis ins kleinste Detail geplant sein, *bevor* das Programm beginnt. Evaluationsmaßnahmen sollten anfangs etwa alle 3–6 Monate, später jährlich durchgeführt werden.

Wie wird eine Evaluation durchgeführt?

Anfangswerte können gemessen, andere Kriterien, besonders die Patientenzufriedenheit, mit Fragebögen bestimmt werden. Hierbei sind Alternativfragen (ja/nein) oder quantitative Angaben möglich, z. B. wieviele Zigaretten pro Tag geraucht werden. Die Antworten können in Skalen von 1 bis 5 numerisch oder analog („sehr" bis „keinesfalls") erfaßt werden. Fragebögen eignen sich auch zur Wissensüberprüfung. Entweder wählen die Patienten die Antwort aus (multiple choice) oder fügen sie auf vorgesehene Linien ein; die Resultate werden meist mit Hilfe eines Computers ausgewertet.

Der Computer eignet sich auch als Prüfungsinstrument und „Lernmaschine" im Wartezimmer (*Patient Education* 1979; Evans 1984). Der Patient beantwortet die Fragen direkt an den Computer, der entsprechend programmiert ist und anzeigt, ob die Antwort richtig oder falsch gegeben wurde. Die richtige Antwort erscheint auf dem Bildschirm. Verschiedene Studien zeigen, daß Fragebögen, die häufig nur zwecks Evaluation verwendet werden, auch eine didaktische Funktion haben (Marshall et al. 1984). Sie haben sich auch zur Wissensvermittlung für Erwachsene gegenüber Vorlesungen als didaktisch besser erwiesen. Die Patienten können die Information nicht an sich vorbeigehen lassen, sondern müssen sich mit dem Gedanken der Verhaltensänderung beschäftigen. Dies bewirkt gleichzeitig einen therapeutischen Erfolg: Die Motivation folgt dem Gedankengang.

Effektivität und Effizienz der Gesundheitsberatung

Der Vergleich der Anfangswerte mit den Endwerten nach Maßnahmen der Gesundheitsberatung sowie die Ergebnisse von Fragebögen zur Wissensüberprüfung können ein Maß für die *Effektivität* der Gesundheitsberatung sein. Die statistische Auswertung ist heute kein Problem mehr, da die meisten Handrechner und Kleincomputer statistische Funktionen durchführen.

Um die *Effizienz* zu berechnen, wird der Kostenfaktor eingeführt. Dabei sind u. a. folgende Fragen und Fakten bedeutsam:
- Was kostet das Programm?
- Was kostet es in Relation zur Effektivität?

- Was kostet die Gesundheitsberatung zur Gewichtsreduktion pro kg Gewichtsverlust?
- Was kostet die Raucherentwöhnung je Zigarette pro Tag?
- Wieviel Zeit des Arztes und der Praxismitarbeiter wird für jeden Patienten verwendet?
- Wer bezahlt diese aufgewendete Zeit?
- Welche Vorteile bietet das angewendete Programm dem Patienten?
- Bringt es Lebensverlängerung oder eine Verbesserung der Lebensqualität?
- Wieviel Zeit erspart ein Diapositivtonband oder Videoprogramm dem Arzt in der Informationsvermittlung?
- Rechtfertigen die Kosten den Zeitgewinn?

Viele Gesundheitsberatungsprogramme befinden sich noch im Entwicklungsstadium, erprobte Methoden und Materialien sind noch selten und müssen auch dann einer wiederholten Evaluation und Verbesserung unterzogen werden. Die Entwicklung eines brauchbaren Programms erfordert meist Jahre.

Abschließend ist die Frage zu beantworten:

Sind die Ergebnisse der angewendeten Verfahren zum Messen gesundheitsfördernder Maßnahmen zuverlässig?

Häufig zeigen angewendete Evaluationsmethoden Mängel, z. B. wenn bekannte Modellversuche durch andere Anwender in anderen geographischen Bereichen völlig abweichende Ergebnisse bringen (Russel et al. 1983). Faktoren, welche die Ergebnisse beeinflussen können, sind:

1. Modellversuche werden häufig in Lehrabteilungen für Allgemeinmedizin durchgeführt, die nicht typisch für eine Praxisorganisation sind. Die Praxisorganisation und die Rolle des Praxispersonals können das Ergebnis beeinflussen.
2. Die Persönlichkeit des Arztes hat einen starken Einfluß auf den Erfolg der individuellen Gesundheitsberatung.
3. Der Erfolg einer Informations- und Beratungsmethode hängt sehr von der Persönlichkeit, Bildungsstufe und Lernfähigkeit des Patienten ab.
4. Die Zahl der Patienten ist häufig zu klein, um einen statistischen Schluß ziehen zu können.
5. Die Formulierung der Fragen in den Fragebögen beeinflußt die Antwort.
6. Kostenaufstellungen sind unvollständig, wenn z. B. Kosten für Hilfspersonal und Materialien fehlen.
7. Die Patientenzufriedenheitsbefragung wird direkt oder indirekt durch den Arzt beeinflußt.
8. Unaufrichtige Antworten kommen von Patienten, die nicht zugeben wollen, daß sie rückfällig geworden sind.
9. Die Auswahl der Patienten für Modellversuche wird häufig durch freiwillige Teilnahme bestimmt. Freiwillige Teilnehmer zeigen schon ihre überdurchschnittliche Motivation an.

Dieser kurze Abriß zur Gesundheitsberatung in Kanada vermag nur einige Aspekte präventiver Maßnahmen in der Allgemeinpraxis darzustellen. Da dem

Allgemeinarzt bei der Früherkennung von Krankheiten durch seinen Kontakt mit dem Patienten eine Schlüsselfunktion zukommt, gewinnt die kritische Einschätzung des ärztlichen Handelns eine besondere Bedeutung. Selbsteinschätzung und kollegiale Maßnahmen stehen dabei anonymisierten Möglichkeiten durch Institute und Organisationen gegenüber (Gibson 1984; McAuley u. Henderson 1984).

Literatur

Borgiel AEM, Williams JI, Anderson GM et al. (1983) Assessing the quality of care in the practices of family physicians. College of Family Physicians of Canada, Toronto

Bright-See E. (1983) „Doctor, how can I lose weight?" Can Fam Physician 29: 2164–2168

Bryant WB (1980) Patient education in the doctor's office: A trial of audiovisual cassettes. Can Fam Physician 26: 419–421

Ciliska D, Wilson DMC (1984) Lifestyle assessment: Helping patients change health behaviours. Can Fam Physician 30: 1665–1670

Collinshaw NE (1984) Is cigarette consumption declining in Canada? Health and Welfare Canada, Bureau of Tobacco Control and Biometrics, Laboratory for Disease Control, Health Protection Branch, Ottawa

Delva P, Fleightner J, MacDonald RD, Menzies R, Nagy F, Stewart D (1981) Canadian family medicine: Educational objectives for certification in family medicine. College of Family Physicians of Canada, Toronto

Evans CE (1984) A computer in the waiting room: Who needs the doctor? Can Fam Physician 30: 869–876

Frame PS (1986) A critical review of adult health maintenance. Part I. Prevention of arteriosclerotic diseases. J Fam Pract 4: 341–346

Gibson G (1984) 1984 and the medical audit. Can Fam Physician 30: 2532–2534

Health and Welfare Canada (1981) The health of Canadians: Report of the 1978–79 Canada health survey. Health and Welfare Canada, Ottawa

Health Maintenance Guide (1983) College of Family Physicians of Canada, Toronto

Lee P (1984) Are cassette radios a danger to hearing? (Annual Meeting of the American Academy of Otolaryngology/Head and Neck Surgery 1984, Las Vegas, USA). Can Fam Physician 30: 2372

Marshall WR, Rothenberger LA, Bunnell SL (1984) The efficacy of personalized audiovisual patient-education materials. J Fam Pract 19: 659–663

McAuley RG Henderson HW (1984) Results of the peer assessment program of the College of Physicians and Surgeons of Ontario. Can Med Assoc J 131: 557–561

Metropolitan Life Insurance Corporation (1980) Statistical bulletin. U.S.A.

Morgan PP, Thomas H, Fisher G, Meyer F (1980) Health education and risk assessment: A new role for physicians in primary prevention. Can Med Assoc J 120: 623–625

Murphy GP, Sciandra R (1983) Helping patients withdraw from smoking. NY State Med J 83: 1353–1354

Ontario Council of Health (1982) Smoking and health in Ontario: A need for balance. Task Force Report, 700 Bay St., Toronto Ontario, M5G 1Z6

Patient Education (1979) A handbook for teachers. Report of the National Task Force on Training Family Physicians in Patient Education. Society of Teachers in Family Medicine/Kansas City

Pederson L (1982) Compliance with physician advice to quit smoking: a review of the literature. Prev Med J 11: 71–84

Pederson L, Vanderheyden D (1986) Cigaret smoking and life-style modification: Patients' views of physicians' roles. Can Fam Physician 32: 1100–1105.

Pell S, Fayerweather WE (1985) Trends in the incidence of myocardial infarction and in associated mortality and morbidity in a large employed population, 1957–1983. N Engl J Med 312: 1005–1011

Periodic Health Examination Monograph (1980) Report of a Task Force to the conference of deputy ministers of health. Canadian Government Publishing Centre, Hull Quebec

Rainham DC (1983) Helping patients manage stress. Can Fam Physician 29: 515–519

Rice DI (1983) College survey of lifestyle counselling. Can Fam Physician 29: 865–866

Rosser W (1982) The problem of smoking: A balanced approach. Can Fam Physician. 28: 2115–2116
Rosser W (1984) The role of the family physician in smoking cessation. Can Fam Physician 30: 160–167
Russell MAH, Merriman R, Stapleton J, Taylor W (1983) Effects of nicotin chewing gum as an adjunct to general practicioners' advice against smoking. Br Med J 287: 1782–1785
Sangster JF (1983) The impact of an organized approach to prevention. Can Fam Physician 29: 2369–2374
Sherk C, Thomas H, Wilson DMC, Evans CE (1985) Health consequences of selected lifestyle factors: A review of the evidence, part 2. Can Fam Physician 31: 129–139
Silverberg DS et al. (1974) Shopping centres in screening for hypertension. Can Med Assoc 111: 769–774
Skinner HA, Allen BA, McIntosh MC, Palmer WH (1985) Lifestyle assessment: Applying microcomputers in family practice. Br Med J 290: 212–216
Statistics Canada (1979–1980) Vital statistics, vol III, deaths (Cat 84–206). Ottawa
Stephens T, Pederson LL, Hill JS (1985) Smoking, physical activity and health: Findings from the Canada fitness survey. In: Forbes WF, Frecker RC, Nostbakkan D (eds) Proceedings of the Fifth World Conference on Smoking and Health, Winnipeg, Canada, 1983. Canadian Council on Smoking and Health, Ottawa, pp 217–223
Stitt RP, Trinca CE (1979) Effect of audio-visual and written instruction on drug knowledge, understanding and compliance. Pharm Management 151: 124–142
US Department of health and human services (1984) The health consequences of smoking. Chronic obstructive lung disease: A report of the surgeon general. DHHS Publication No. 50205 PHS
Walker WJ (1983) Changing US life style and declining vascular mortality – a retrospective. N Engl J Med 308: 649–651
West R (1985) Immunization in Canada: Current controversies. Can Fam Physician 31 77–81
Wilson D (1982) Smoking cessation strategies: The family physician's role. Can Fam Physician 28: 513–516
Wilson D (1984) Lifestyle – information. Are obesity cures modern day snake oil? Can Fam Physician 30: 2542

Gesundheitliche Selbsthilfegruppen und ihre Zusammenarbeit mit Ärzten

U. Canaris

Gesundheitliche Selbsthilfegruppen

Definition

Gesundheitliche Selbsthilfe im Sinne eigenen Handelns des Individuums zur Erhaltung oder Wiederherstellung seiner Gesundheit war immer und ist auch heute noch ein wesentlicher Bestandteil zur Sicherung des Niveaus der gesundheitlichen Gesamtversorgung (Forschungsverbund Laienpotential, Patientenaktivierung und Gesundheitsselbsthilfe im Förderungsprogramm Forschung und Entwicklung im Dienste der Gesundheit 1984, unveröffentlicht). Unser heutiges Gesundheitsversorgungssystem fußt zu einem erheblichen Anteil auf der individuellen Selbstversorgung und Hilfeleistung durch primäre Sozialbeziehungen, wie Familie, Freunde, Nachbarschaft, Kollegen – sog. „natural networks". Dieser Sachverhalt war lange Zeit kein Gegenstand der Forschung. Vielmehr entstand immer stärker der Eindruck, daß die gesundheitliche Versorgung inzwischen in der Hauptsache von medizinischen Experten und den sog. Heilhilfsberufen erbracht wurde.

Erst in den letzten Jahren ist ein gesteigertes Interesse der Wissenschaft festzustellen, mehr zu erfahren über Quantität und Qualität des sog. gesundheitlichen Laienhandels. Und in der BRD in den letzten Jahren durchgeführte Untersuchungen bestätigten Ergebnisse aus dem Ausland: Auch bei uns ist die medizinische Expertenbehandlung rein quantitativ gesehen immer noch die Ausnahme gegenüber der Laienselbsthilfe (Forschungsverbund, 1984, unveröffentlicht, S. 45). Andererseits: Durch die veränderte Sichtweise, die die Forschung der letzten Jahre mitgefördert hat, wird deutlich, daß professionelles Handeln aus der Basis der Selbstversorgung heraus wächst, in seinen Indikationen durch diese wesentlich bestimmt wird. Innerhalb der Formen gesundheitlicher Selbsthilfe haben sich aber nun in den letzten Jahren Änderungen vollzogen, die deshalb besondere Aufmerksamkeit beanspruchen, weil sie die bislang als quasi naturwüchsig und effektiv angesehene Aufteilung des Gesundheitsversorgungshandelns in Laienhandeln primärer sozialer Netzwerke und professionelles Handeln durch entgeltliche Leistungen problematisieren und damit gesundheitspolitische Bedeutung erlangen. Breitkopf et al. (1980, S. 16ff.) unterscheiden in der gesundheitlichen Selbsthilfe
- die individuellen Handlungen für sich selbst,
- die Selbsthilfe in Familie und Haushalt,
- die Selbsthilfe in Verwandtschaft und Freundeskreis,

- die Selbsthilfe in Beruf/Ausbildung,
- die Selbsthilfe in Nachbarschaft/Wohnumgebung,
- die gesundheitlichen Selbsthilfegruppen.

Gerade die letzte, historisch neuere Erscheinungsform findet deswegen besonderes Interesse, weil es hier um Zusammenschlüsse von Menschen geht, die sich durch gemeinsames Interesse an ihrer Gesundheit/Krankheit, durch gemeinsame Betroffenheit von einem Gesundheitsproblem definieren, und nicht aufgrund natürlicher Sozialbeziehungen.

Mit dieser Zweckbestimmung stehen die Selbsthilfegruppen (SHG) in einer Grauzone zwischen Laienhandeln und professioneller Arbeit, die vielfach zum Gegenstand heftiger Auseinandersetzung in der Gesundheitspolitik der letzten Jahre wurde, weil sie auf Defizite sowohl im traditionellen Laiengesundheitshandeln wie in der professionellen Versorgung hinweisen.

Die vielfältigen Versuche der Wissenschaft, das Phänomen SHG definitorisch in den Griff zu bekommen, zeugen von der Unsicherheit, dem Gegenstand, der sich allerdings auch recht schillernd in der Realität präsentiert, und der Sache „beizukommen". Asam (1983, S. 18) weist zurecht auf das Spannungsverhältnis hin, das dem Begriff „Selbsthilfe" zugrunde liegt. Drückt sich im Präfix „selbst" eher die individuelle Ebene aus, so ist es im Wortteil „Hilfe" gerade die soziale Ebene, die u. a. auch voraussetzt, daß es ein Ordnungssystem gibt, das den Transfer der Hilfe ermöglicht, in diesem Fall die Gruppe.

Daß nunmehr im Begriff wie in der Sache (d. h. in der Versorgung) eher Gegenpole zusammengespannt sind – der eigene individuelle Beitrag zur Versorgung und die Formen sozialer Hilfe, zu denen auch wesentlich die professionellen Dienstleistungen gehören – ist auch programmatisch zu verstehen im Ziel der Selbsthilfebewegung, die beiden immer mehr auseinanderzufallen drohenden Teile wieder zu verbinden bzw. die Verschiebung der Gewichte zwischen Laien- und professioneller Hilfe aufzuhalten – allerdings auf eine Weise und aus Gründen und Zielsetzungen heraus, die gesellschaftliches Konfliktpotential in mannigfacher Weise beinhalten.

Um dieses Spannungsverhältnis zu erhalten, legt sich dieser Beitrag auch bewußt auf den Begriff „Selbsthilfe" fest. Andere Autoren (Hatch u. Kickbusch 1983; Laaser 1983, Soziale Voraussetzung und Auswirkungen der Selbsthilfe und ärztliches Handeln, unveröffentlicht) bevorzugen eher das englische Wort „mutual aid", um das der Idee der Selbsthilfebewegung immanente Prinzip der *wechselseitigen* Hilfe zu betonen, weil sich in SHG Menschen zusammenfinden, die sich aufgrund ihrer Probleme eben nicht alleine helfen können, denen Expertenhilfe für ihr Problem nicht verfügbar ist und die darauf vertrauen, daß viele unzulängliche Einzelpotentiale, wenn sie sich ergänzen, die gemeinsame und je individuelle Bewältigung von Problemen ermöglichen. Gegen diese eher defensive Definition, die sich nur auf die Innenschau der SHG-Idee beschränkt, wird hier bewußt ein Verständnis von SHG gesetzt, das die Chance der aktiven Erweiterung der personellen Ressourcen primär sozialer Netzwerke betont und den Charakter des von betroffenen Laien selbst inszenierten sozialen Experiments herausstreicht (Forschungsverbund 1984, S. 40f.). Für die SHG-Mitglieder entsteht durch die Gruppe eine neue soziale Beziehung, die Hilfeleistung und -inanspruchnahme zu einer erwartbaren, normalen Tatsache macht. Dies bedeutet jedoch gleichzeitig, daß die Fremdhilfe nicht mehr das Monopol sozialstaatlich organisierter professioneller Tätigkeit bleibt. Hierin liegt die eigentliche Herausforderung an die Professionellen, in erster Linie an die Ärzte und an die Sozialpolitiker, die eine Zusammenarbeit oft so schwierig macht und deren gesellschaftliche Entstehungsgründe nachvollziehbar gemacht werden müssen, um bestehende Vorurteile – auf beiden Seiten – abzubauen und Ansätze zu einer – notwendigen und möglichen – Zusammenarbeit zu finden.

Um mit dem schillernden Gegenstand möglichst adäquat umgehen zu können, ist von vielen Wissenschaftlern der Versuch einer Definition, einer Hauptmerkmalsbeschreibung unternommen worden (Moeller 1978; Gross 1982; Kickbusch 1981; Heck 1983 u. a.). Die Analysedimensionen sind oft sehr unterschiedlich und vom jeweiligen Forschungsinteresse bestimmt. Die inzwischen auch im deutschsprachigen Raum am meisten akzeptierte Definition wurde im Rahmen des Hamburger Forschungsprojekts über gesundheitliche SHG entwickelt (Winkelvoss et al. 1981).

Danach zeichnen sich Selbsthilfezusammenschlüsse durch folgende 5 Hauptmerkmale aus:
1. Betroffenheit durch ein gemeinsames Problem,
2. keine oder geringe Mitwirkung professioneller Helfer,
3. keine Gewinnorientierung,
4. gemeinsames Ziel: Selbst- und/oder Sozialveränderung,
5. Arbeitsweise: gleichberechtigte Zusammenarbeit und gegenseitige Hilfe.

Die Forscher weisen selbst darauf hin, daß die in der Realität vorfindbaren SHG sich in den einzelnen Dimensionen erheblich unterscheiden. Während die Merkmale 1 und 3 für fast alle Gruppen zutreffen, haben dieselben empirischen Untersuchungen ergeben, daß die Merkmale 2 und 5 wohl nur auf die Hälfte der Gruppen zutreffen. Beim Merkmal 4 wird eindeutig eine stärkere Innen- als Außenorientierung vom Selbstverständnis der Mitglieder her festgestellt (Forschungsverbund 1984, S. 122 ff.; s. auch Asam 1983, S. 22).

Die von Kickbusch (1981) vorgenommene – zusätzliche Kategorisierung der SHG im Hinblick auf ihre Stellung zum professionellen System in solche, die im, neben oder gegen das Versorgungssystem arbeiten, ist auch nach ihrer Meinung so zu verstehen, daß die Gruppen im zeitlichen Ablauf ihrer Entwicklung ihren Charakter oft verändern. Dasselbe gilt auch für die vielfältig unternommenen Versuche der Unterscheidung von SHG und Selbsthilfeorganisationen, die für diesen Beitrag nicht von entscheidender Bedeutung sind (Forschungsverbund 1984, S. 5; Deimer u. Jaufmann 1983, S. 69 ff.). Wir schließen uns hier eher der These von Behrendt et al. (1981, S. 107 f.) an, daß SHG oft einen Weg durchlaufen, der von Innen- zur Außenorientierung geht, daß sie sich, insbesondere die krankheitsbezogenen, oft unter das Dach von Selbsthilfeorganisationen mit Verbandcharakter begeben (müssen), sich professionalisieren (können), staatliche Gelder annehmen (können), sich bürokratisieren (können). Auch Laaser (1983, unveröffentlicht, S. 13), führt aus, daß bestimmte gemeinsame Betroffenheiten durch einengende Rahmenbedingungen und die Auseinandersetzung mit den Ursachen ihrer Probleme ursprünglich nach innen orientierte SHG in nach außen gerichtete Selbsthilfeorganisationen „verwandeln“.

Zur Geschichte der Selbsthilfegruppenbewegung

Wenn man das Charakteristikum der SHG-Bewegung in der nicht staatlich und auch nicht entgeltlich organisierten Fremdhilfe sieht, so finden sich historische Vorläufer bereits in der vorindustriellen Zeit, getragen von den Kirchen, wohltätigen und wohlhabenden Bürgern etc. Die im 19. Jahrhundert erfolgte sozialstaatliche Organisation dieser freiwilligen und damit für eine allgemeine soziale Grundsicherung unzureichenden Hilfeleistung verrechtlichte nun diese Hilfsbeziehungen, indem sie sie zu einem garantierten Hilfsanspruch für sehr viele erhob. Wie kam es dazu?

Durch die Veränderung der Produktions- und Lebensbedingungen im schnellen Industrialisierungsprozeß wurden die „natural networks" immer kleiner, intimer und daher auch immer unfähiger, bislang wahrgenommene Leistungen der Daseinsvorsorge auszufüllen. Zunehmend wurde diese Funktionen aus der Familie/Nachbarschaft hinausverlagert in staatliche, öffentliche Verantwortung (z. B. Pflege von Kranken). Gleichzeitig wuchsen die Gesundheitsprobleme in einem Maße, das auch staatliches Eingreifen notwendig machte.

Erst diese sozialstaatliche Organisation hat dann auch zu einer weitreichenden Professionalisierung der Hilfsbeziehung geführt, indem sie die Hilfeleistungen zu einer kontinuierlichen Erwerbschance für Berufe machte, die sie folgerichtig dann auch staatlich ordnen und kontrollieren mußte (Forschungsverbund 1984, S. 35f.). Durch diesen Professionalisierungsschub entstanden dann Kostenprobleme bei den Nutzern. Sie führten wiederum zu anderen Formen der Selbsthilfe, wie Selbsthilfekassen etc. Diese Entwicklung wurde Ende des 19. Jahrhunderts durch die allgemeine Sozialversicherung ebenfalls verrechtlicht und damit eine Schutzgarantie für die Bürger in Krankheitsfällen.

Bis heute begegnen Wissenschaftler und Politiker dieser Periode wachsender Staatstätigkeit, als die das 19. Jahrhundert sich darstellt, mit ambivalenten Haltungen. Einerseits bot diese Entwicklung dem einzelnen mehr Schutz und Existenzsicherung, andererseits bedeutete sie zunehmend weniger Autonomie in entscheidenden Lebensfragen. Pankoke (1983, S. 33ff.) spricht unter Bezug auf Habermas von einer zunehmenden „Kolonialisierung der Lebenswelt". Die sozialwissenschaftliche und sozialpolitische Diskussion seit Ende der 50er Jahre in der BRD beschäftigte sich daher zunehmend kritisch mit Möglichkeiten und Grenzen des Wohlfahrtsstaats (Badura 1981, S. 147ff., v. a. unter Hinweis auf Achinger 1971). Es herrscht immer mehr die Meinung vor, daß beide, die hochorganisierte und die hochindividualisierte Gesellschaft, die nebeneinander her existieren und sich gegenseitig in gewisse Weise bedingen, in eine Krise geraten sind, daß die Schwachstellen immer deutlicher werden und der Problemdruck immer größer.

Zu den vielfältigen Reaktionsformen auf dieses Unbehagen und die von fast allen übereinstimmend diagnostizierte Krise gehört im Bereich der Sozialpolitik die gesundheitliche SHB-Bewegung, die im Gesamt der Alternativ- und Protestbewegungen jedoch nur eine begrenzte, nichtsdestoweniger wichtige Rolle spielt.

Als eigentliche Geburtsstunde der gesundheitlichen SHG-Bewegung wird allgemein der Mai 1935 bezeichnet, als in den USA die erste Gruppe der Anonymen Alkoholiker entstand. Moeller (1978, S. 53ff.) erklärt ihren Ursprung aus einer Kombination sozialer, religiöser und kultureller Quellen.

Nach dem 2. Weltkrieg wurden die Anonymen Alkoholiker durch amerikanische Besatzungssoldaten in Europa bekannt. 1953 wurde die erste deutsche Gruppe gegründet, die zweite erst in den 60er Jahren (Team für Öffentlichkeitsarbeit 1981, S. 27).

Die 1. große Entwicklungszeit begann für die SHG Ende der 60er Jahre in den USA.

Die Gesundheitsbewegung spielte im Vergleich zu den Bürgerrechts-, Verbraucherschutz-, Frauen- und Antikriegsbewegungen zunächst eher eine Randrolle (Moeller 1978, S. 58ff.). Die *New York Times* bezeichnete rückblickend in ihrer Neujahrsausgabe 1980 die 70er Jahre schon als „das Jahrzehnt der Selbsthilfe" (Kickbusch 1981, S. 14). Denn in diesen 10 Jahren war ein fast unübersehbares Netz von SHG für fast jedes Lebensproblem entstanden. Moeller (1978, S. 61) nennt als geschätzte Zahl gesundheitlicher SHG in den USA 1978 0,5 Mio. SHG mit ca. 5–10 Mio. Mitgliedern. Diese Zahl kann man schon als einen relevanten Faktor in der Gesamtversorgung dieses Landes, v. a. in der psychotherapeutischen und psychosozialen Beratungsarbeit bezeichnen.

Diese Entwicklung findet zeitversetzt und nicht mit derselben Intensität seit Ende der 70er Jahre in der BRD statt.

Zur Theorie der SHG-Bewegung. Erklärungsmodelle und Zielsetzungen gesundheitlicher SHG

Im folgenden sollen die Anlässe und Gründe etwas näher beleuchtet werden, die zu der explosionsartigen Entwicklung der Selbsthilfebewegung und – als einem Teil von ihr – der gesundheitlichen SHG geführt haben.

a) Die Selbsthilfebewegung ist eingebettet in soziale und politische Emanzipationsbewegungen, die mehr direkte Partizipation der Bürger in allen sie betreffenden Fragen fordern, und dies so problem- und betroffenennah wie möglich. Dieses Ziel der direkten „Basis"demokratie ist als Gegenreaktion gegen eine repräsentative Demokratie zu verstehen, die dem einzelnen Bürger häufig undurchschaubar, verbürokratisiert und zu bürgerfern erscheint (Moeller 1978, S. 58f.). Die geforderte Mitbeteiligung der Laien an Entscheidungen, die ihre Gesundheit bzw. Krankheit betreffen, entspricht damit einer Demokratisierungsbewegung für alle Bereiche des gesellschaftlichen Lebens, die inzwischen auch traditionell und bislang sehr stabil hierarchisch organisierte Subsysteme, wie das Gesundheitsversorgungssystem, eingeholt hat (Moeller 1984, S. 11). Moeller (1978, S. 357) vertritt die These, daß dieser Demokratisierungsprozeß notwendig ist, weil er der einzige Weg sei, unsere hochkomplexen und sich schnell verändernden Lebensbereiche angemessen zu bewältigen. Die Diskussion über das Selbstmedikationsverhalten der Bevölkerung, die erschreckend hohen Zahlen von Patienten, die zumindest teilweise therapieresistent sind und sich – oft stumm – den therapeutischen Anordnungen und Ratschlägen der Ärzte widersetzen, scheinen diese These im Sinne einer Effektivierung selbst der klassischen Therapie zu bestätigen.

b) Die Selbsthilfebewegung ist auch der Versuch einer aktiven Erweiterung der schmaler gewordenen kommunikativen und emotionalen Ressourcen in den primären Sozialbeziehungen. Allerdings ist dieser Versuch nicht in erster Linie darauf gerichtet, die traditionellen primären Bezugsgruppen, wie Familien und Verwandtschaft, wieder unverändert in ihre alten, historischen Rollen einzusetzen, sondern deren potentielle Überforderung angesichts weitreichender Veränderungsprozesse und Anforderungsprofile innen und außen zu akzeptieren und sie daher durch neue, zusätzliche Formen des „social support" zu entlasten.

Daß es andererseits auch nicht darum geht, das, was von Familie und Verwandtschaft noch übriggeblieben ist, zu negieren, geht eindeutig aus empirischen Untersuchungen hervor, die zeigen, daß die Beteiligung an SHG sehr häufig als letzter Ausweg gesehen wird, wenn eben alle Unterstützungsmöglichkeiten in der alltäglichen Umwelt der Betroffenen versagen, bzw. nicht ausreichen (Breitkopf 1983, S. 57). In einer anderen Untersuchung wird ebenfalls der emotionale Zwiespalt deutlich, in dem sich von einem Gesundheits- oder Lebensproblem Betroffene befinden: Sie haben Wünsche nach starker emotionaler Geborgenheit in der Familie, wissen aber andererseits, daß die Familienmitglieder allein durch die praktische Hilfe so belastet sind (z. B. Krankenpflege), daß sie für die emotionale Zuwendung einfach keine Kraft mehr haben (Halves u. Winkelvoss-Guderian 1983, S. 82, als Ergebnis der Hamburger Untersuchung). Schließlich muß man aber auch sehen, daß viele emotionale Probleme, wie Gefühle von Einsamkeit, in der Familie selbst liegen, und die Familie daher nicht der geeignete Therapeut sein kann. Die Familie hat nicht nur Probleme, sie macht auch Probleme (Pankoke 1983, S. 31 ff.).

Es geht allerdings nicht nur darum, daß die „natural networks" sich wesentlich verändert haben, v. a. kleiner, privater, belasteter und damit immer weniger kommunikationsfähig geworden sind. Vielmehr haben sich auch die Bedürfnislagen vieler Bürger in den letzten Jahren wesentlich geändert.

Nachdem emotionale Bedürfnisse lange Zeit zugunsten materieller Bedürfnisbefriedigung zurückgedrängt wurden, werden jetzt diese vernachlässigten, aber ebenso wichtigen Aspekte menschlich sozialer Existenz besonders virulent (Asam 1983, S. 22 f.). Hinzu kommt, daß sich auch objektiv die Problemlagen für viele Menschen verändert haben: Psychosoziale Probleme nehmen einen immer größeren und gleichberechtigten Raum neben materiellen Problemen ein. Sie sind Ursache vieler problematischer Verhaltensweisen (z. B. Alkohol- und Drogenkonsum), die zu Lebenskrisen und Krankheiten führen können; sie sind unvermeidliche Begleiterscheinungen von neuen Krankheiten und Behinderungen (Forschungsverbund 1984, unveröffentlicht, S. 37). Gefühlsmangel, Einsamkeit, die Unfähigkeit miteinander zu reden und Langeweile, werden immer mehr als die wesentlichen Probleme unserer heutigen Massengesellschaft gesehen, die zwar fast allen fast alles anbietet, aber fast alle damit auch alleine läßt.

Die traditionellen Netzwerke können diese Probleme nicht mehr auffangen. Andererseits sind in einer sich immer mehr spezialisierenden, immer arbeitsteiliger werdenen Welt die Menschen immer mehr aufeinander angewiesen. Es kommt verstärkt zu Identitätskrisen. Und mit diesen Problemlagen fühlen sich Partner, Familien, Verwandte, Freunde zunehmend überfordert. Noch viel weniger scheint vielen allerdings das professionelle Medizinsystem in der Lage zu sein, diese immateriellen, emotionalen Bedürfnisse und Notlagen der Menschen aufzufangen und angemessen zu versorgen. Für viele dieser Probleme sehen daher immer mehr Menschen in der Selbst- und Solidarhilfe eine konstruktive Bearbeitungsmöglichkeit. Das Besondere dieser Form der Hilfe ist nunmehr aber die Umstellung von der Einzel- auf die Gruppenhilfe. Die Gruppen sind nicht aufgrund natürlicher Beziehungsverhältnisse konstituiert, sondern durch gemeinsame Betroffenheit durch dasselbe Problem.

Moeller (1978, S. 333) sieht in diesen neuen Formen den Beweis dafür, daß die Menschen neue, flexible, den Problemen adäquate Bewältigungsformen zu suchen bereit und zu finden in der Lage sind: „Der psychosoziale Transformationsprozeß ersetzt das natürlich gewachsene, vorgegebene, bleibende, lebensbegleitende Netzwerk von hierarchisch geordneten Familien und lokaler Gemeinschaft mehr und mehr durch das situativ gewählte, aktiv aufgenommene, kurz- bis mittelfristige, flexible, phasenspezifische Netzwerk von gleichgestellten Gruppen". Moeller spricht von der „gesellschaftswüchsigen" statt der „naturwüchsigen Gruppe" (Moeller 1978, S. 333).

Angesichts der Innovationsbeschleunigung der Gesellschaft, die mehr Mobilität und mehr Flexibilität auch in der Beziehungs- und Bindungsfähigkeit fordert, angesichts der Tatsache, daß die privatesten Bindungen, wie die Ehe, immer unstabiler werden, bieten Gruppen und SHG eine „Ersatzgeborgenheit", die wesentlich zur inneren Stabilisierung der Menschen beitragen kann, weil sie adäquate Problembearbeitungsformen bieten (Moeller 1978, S. 244 ff.). Und Pankoke (1983, S. 43) führt aus: „Dabei erscheint das gruppendynamische Arrangement unter Gleichbetroffenen und Gleichgesinnten oft als einziger Ausweg, auch in krisenhaften Ausnahmesituationen und Randlagen des modernen Lebens noch Verständnis zu finden, Identität zu präsentieren und Solidarität zu realisieren".

In der Literatur finden sich jedoch auch kritische Stimmen gegen bestimmte Formen der Bearbeitung von Krisensituationen und Lebensproblemen in den Gruppen, die Alltagskontexte als Ursachen von Krisen und Problemen ausblenden. Eine reine Innenorientierung, die „Nur-Seelenschau" mache die Gruppen oft sektiererisch, sie kapselten sich von der Außenwelt ab, die Mitglieder führten ein Doppelleben: das normale Leben und das in der Gruppe. Selbsthilfegruppen übernehmen dann bestenfalls die Funktion einer Krisenfeuerwehr, eines Reparaturservice für Individuen, deren Krisen und Probleme jedoch Ausdruck einer allgemein verbreiteten falschen Art zu leben sind (Koschwald 1981, S. 175). Statt der inneren Spaltung in rational funktionierende Alltagsmenschen und emotional sich in ihrer Freizeit stabilisierende Menschen entgegenzuwirken, könnten die neuen Bewegungen auch dazu instrumentalisiert werden, das unveränderte Weiterbestehen der als defizitär angesehenen traditionellen Versorgungsformen zu gewährleisten, statt sie weiter zu entwickeln – so die Meinung mancher Kritiker.

Im folgenden soll nunmehr näher eingegangen werden auf die in der Literatur diskutierten Gründe für das Entstehen spezieller *gesundheitlicher* SHG.

Überwiegend wird das Entstehen gesundheitlicher SHG erklärt als Reaktion auf erlebte Defizite in der gesundheitlichen Versorgung. Drei Hauptdefizite werden hier genannt:

1. Die unangemessene Reaktion der medizinischen Praxis bzw. des traditionellen Gesundheitsversorgungssystems auf die Veränderungen des Krankheitsspektrums (Moeller 1978, S. 353); die Schwerpunktverlagerung auf verhaltensbedingte Erkrankungen, die die Grenzen klassischer schulmedizinischer Interventions- und Verhütungsstrategien deutlich machen (Badura 1981, S. 151); die Verschiebung des

Krankheitsspektrums von akuten zu chronischen Krankheitsformen und zu Suchterkrankungen, deren psychosoziale, den gesamten Lebensalltag bestimmende Begleiterscheinungen klassische Therapieformen obsolet machen; die Unheimlichkeit der „Killerkrankheiten", wie Krebs, Aids etc., denen die medizinische Wissenschaft noch weitgehend hilflos gegenübersteht; aber auch der hohe Preis von medizinisch möglicher Lebensrettung und Lebenserhaltung, der oft lebenslange Behinderung, Leiden und Abhängigkeit bedeutet (Trojan u. Luukkomen-Wistuba 1984, S. 47) – all diese Aspekte signalisieren Problemfelder medizinischer Wissenschaft und Praxis, auf die gesundheitliche SHG eine Reaktion sind.
Angesichts der hohen Zahlen chronischer Erkrankungen und Behinderungen, des damit verbundenen großen und oft lang andauernden Leidensdrucks und des von den Lebensweisen und -formen immer stärker abhängigen Krankheitsgeschehen ist auch ein hoher Anteil der Bevölkerung zunehmend sensibilisiert in Fragen des Gesundheitsschutzes, der Gesundheitsgefährdung und des Umgangs mit Krankheiten (Forschungsverbund 1984, unveröffentlicht, S. 13). Da Verschleiß, Chronifizierung, Kranksein auch wegen nicht oder nicht genügend geklärter Kausalität ubiquitär zu werden droht, entstehen große Hoffnungen auf geeignete Vermeidungs- und Bewältigungsstrategien – zumeist an das traditionelle Versorgungssystem, weniger an sich selbst. Aus dem Erlebnis der Enttäuschung dieser Hoffnungen *und* dem erlebten großen Leidensdruck kann es zu neuen Formen der Selbst- und Solidarhilfe kommen, wie es die gesundheitlichen SHG zeigen. Empirische Untersuchungen bestätigen denn auch, daß die meisten gesundheitlichen SHG in den Bereichen zu finden sind, in denen die Hilflosigkeit der Helfer am größten, die psychosozialen Komponenten der Krankheit am krassesten sind (Badura 1981, S. 17).

Moeller spricht sogar von den gesundheitlichen SHG als einem neuen Element in der Therapiekette, einer wesentlichen Hilfe, mit den chronischen Defekten oder Langzeitbehinderungen eher fertig zu werden, ja von einer „Organisation der Stigmatisierten" (Moeller 1978, S. 329; s. auch Badura 1981, S. 1ff.).

2. Persönlich erlebte Mißstände oder Fehler in der Versorgungspraxis, sowohl im System der sozialen Sicherung wie in der Art der erbrachten professionellen Dienstleistungen im Gesundheitsversorgungssystem.

Die Vorwürfe gegenüber dem System der sozialen Sicherung richten sich v. a. an seine Bürokratisierung, Zentralisierung, seine mangelnde Flexibilität und seine ständige Expansion, ohne daß dieser nennenswerte Verbesserungen in den Leistungen entsprächen. Badura spricht von einer daraus entstehenden „Omnipotenz, [einer] Verselbständigung und [einer] dadurch bedingt Eigenselektivität gesellschaftlicher Probleme und sozialer Bedürfnisse, [der] Entwicklung einer... herrschenden Lehre und einer dementsprechenden Versteinerung sozialpolitischer Institute" (Badura 1981, S. 150). So wird die Abhängigkeit von Versorgungseinrichtungen, die doch gerade elementaren Schutz vor Krankheits- und Krisenfällen des Lebens bieten sollen, immer mehr auch gleichzeitig als Bedrohung empfunden; man fühlt sich einem anonymen Regelwerk ausgeliefert, das man weder durchschauen noch offensichtlich als einzelner beeinflussen kann. Staatliche Sozialpolitik wird immer mehr begriffen als „Moloch", der *alle* noch außerstaatlich erbrachten Leistungen tendenziell zu regeln bestrebt ist, statt sich als Grundsicherung, Voraussetzung zur Selbsthilfe und Ergänzung zu sozial funktionierenden Netzwerken zu verstehen. Die sich an dieser Kritik festmachende sozialpolitische Auseinandersetzung wird allerdings aus sehr unterschiedlichen Motiven und mit gänzlich verschiedenen Zielsetzungen geführt. Weitgehende Einigkeit besteht aber in der Diagnose, daß die bisherige staatliche Interventionsphilosophie einer grundlegenden Revision bedarf (Badura, 1981, S. 151).

Aber auch den von den helfenden Berufen erbrachten Hilfeleistungen wird zunehmend mehr Kritik entgegengebracht. Diese Kritik richtet sich in erster Linie gegen einen immer weiteren und kostspieligeren Einsatz hochspezialisierter Medizintechnik in vielen Bereichen und gegen die zunehmende „Chemisierung" der Therapie, wo aufgrund des veränderten Krankheitsspektrums ganz andere Therapieformen im Vordergrund stehen müßten. Dem Wandel der Bedürfniskonstellationen gegenüber medizinischen Leistungen aufgrund des Wandels des Krankheitspanoramas ist noch kaum entsprochen.

In der noch überwiegend naturwissenschaftlichen Orientierung medizinischer Diagnostik und Therapie ist die Vernachlässigung psychosozialer Ursachen und Folgeerscheinungen vieler unserer Zivilisationskrankheiten ebenso erkennbar wie die augenscheinliche Hilflosigkeit der Mediziner gegenüber entsprechenden Erwartungen ihrer Patienten (Trojan u. Luukkomen-Wistuba 1984, S. 47). Dazu kommen für bestimmte Krankheitsgruppen manifeste Probleme der Kooperation und Koordination zwischen verschiedenen Versorgungseinrichtungen und Berufsgruppen. Als Beispiele seien insbesondere angeführt Versorgungsprobleme chronisch kranker und behinderter Kinder, Krebskranker und Suchtabhängiger (s. dazu Einzelberichte der Bundeszentrale für gesundheitliche Aufklärung 1983, 1984, unveröffentlicht, zur Behindertenproblematik Schneider 1983, S. 187, ff.).

So mehren sich denn auch seit einigen Jahren in Kreisen der Ärzteschaft selber kritische Stimmen, die die zunehmende Technisierung, Bürokratisierung der ärztlichen Praxis ebenso anprangern wie die Kommunikationsprobleme zwischen Arzt und Patient und das Versagen vieler Ärzte gegenüber neuen Anforderungen in Diagnostik und Therapie, die die psychosozialen Aspekte miteinbeziehen (s. u. a. Jachertz 1982). Selbsthilfegruppen beizutreten oder sie zu gründen, sind denn auch oft bewußte Kompensations- oder Alternativentscheidungen gegen das klassische Gesundheitsversorgungssystem.

Die Hamburger Untersuchung ergab, daß neben „Alleinsein" das Motiv „erlebte Mängel im Versorgungssystem" ein besonders häufiges Beitrittsmotiv für Mitglieder von SHG ist (Trojan u. Luukkomen-Wistuba 1984, S. 46 ff.).

Wenn die erlebte „Hilflosigkeit" im Umgang mit dem professionellen System bei den Kranken nicht umschlägt in Ohnmacht oder Unterwerfung, dann ist sie ein besonders effektiver Motor für die Suche nach anderen Formen der Hilfe in traditionellen oder neuen sozialen Netzwerken, die bei der Bewältigung von Alltagsproblemen des Krankseins Beistand leisten können und gleichzeitig die Möglichkeit eigener Kompetenzerweiterung und des besseren Umgangs mit dem Leiden bieten.

3. Das herkömmliche Verständnis der Schulmedizin von Gesundheit und Krankheit und die daran ausgerichteten Therapiekonzepte. Die Arbeitsweisen der meisten gesundheitlichen SHG lassen sehr deutlich Orientierungen erkennen, die vom herkömmlichen, naturwissenschaftlichen Verständnis ärztlicher Tätigkeit abweichen. Das mag daran liegen, daß in vielen SHG oder im persönlichen Bekanntenkreis von SHG-Mitgliedern überproportional häufig Angehörige heilender und

helfender Berufe anzutreffen sind und diese vermutlicherweise mit einem hohen Selbstkritikpotential ausgestattet sind (Breitkopf 1983, S. 58 ff.).

„Gegenüber der Dominanz des professionellen Expertentums, dem Heilungsanspruch und dem vorherrschenden naturwissenschaftlichen Krankheitsverständnis im Professionellensystem wird in SHG die Notwendigkeit einer selbstverantwortlichen Mitwirkung der Betroffenen, das Akzeptieren von Leiden und eine ganzheitliche Betrachtung des Krankheitsgeschehens vertreten" (Behrendt et al. 1981, S. 92). Dem entspricht eine Entwicklung in den Reihen der Mediziner selbst. Das Verständnis vom menschlichen Körper als der Maschine mit Pannen, die man mit entsprechender Technik beheben kann, wird immer obsoleter. Die Verunsicherung wächst, weil andererseits die ärztliche Praxis kaum alternative Handlungsmodelle kennt. Oft spielt sich die Kritik in Medizinerkreisen auch lediglich in der Beschwörung alter magischer Formeln ab. Der Rekurs auf die ursprüngliche Bedeutung der Heilkunst, die Krankheit als Störung des ganzen Menschen und nicht einzelner seiner Teile betrachtete (und behandelte), hat aber inzwischen zu einer erheblichen Dichte und Breite selbstreflexiver Ansätze unter der Ärzteschaft selber geführt. Insbesondere in der psychosomatischen Medizin, aber auch in klassischen organmedizinischen Feldern, gibt es eine Reihe von Versuchen der Etablierung einer für die ärztliche Praxis anwendbaren, d. h. auch zeitgemäßen Methode ganzheitlicher Medizin (s. .u. a. Pelletier 1982).

Elemente dieser Entwicklung finden sich auch als explizite Zielsetzungen gesundheitlicher SHG-Arbeit. Das eine Element, das vor allem in gesundheitlichen SHG von Frauen vorherrscht (z. B. Stillgruppen, Geburtsvorbereitungsgruppen, Frauenselbsthilfe nach Krebs, Klimakteriumsgruppen), ist die Wiedereroberung des eigenen Körpers als eigene Erfahrungswelt, die Redefinition vieler Befindlichkeitsstörungen und Schmerzen, die allzuleicht medizinalisiert und medikalisiert wurden, als natürliche und wichtige Signale für Leben und Erleben, die Suche nach adäquaten, sanften Behandlungs- und Heilungsmethoden, zu denen auch die Renaissance der volksmedizinischen Hausmittel gehört; die Auseinandersetzung mit Geburt und Tod als natürlichen Lebensvorgängen und nicht Grenzfällen medizinischer Kunst (Kickbusch 1981).

Das andere Element, das vor allem in solchen SHG vorherrscht, wo es um manifeste Erkrankungen und Behinderungen geht, ist das Verständnis der Krankheit als soziales Ereignis, das zwar individuell produziert und erlitten wird, aber sozial durch Lebensbedingungen, Lebensweisen und kulturelle Normen wesentlich mitverursacht ist und daher auch nur alltagsweltlich in seinen Erscheinungsformen und Folgeerscheinungen zu bewältigen ist.

Beide Elemente sollen nun nicht das schulmedizinische Erklärungsmodell aus den Angeln heben, sondern beanspruchen gleichberechtigte Anerkennung als Erklärungsmuster und damit als Therapie- und Präventionskonzept (Grunow 1981, S. 139 f.). Das Nebeneinanderbestehen beider Konzepte findet man denn auch in den Arbeitsweisen vieler SHG.[1]

---

[1] Moeller hat in seinem 1. Buch über SHG als Gegenargument gegen das weitverbreitete Vorurteil, das Wirken der SHG sei das „irrationale Herumagieren einer wild gewordenen Krankenmeute" (Moeller 1978, S. 362) eine Parabel von H. Mahler, dem Generalsekretär der WHO, wiedergegeben: Zunächst versuchten die Ärzte, die Technik der Brandwundenversorgung zu perfektionieren, man kaufte mehr, bessere und teure Instrumente. An dem Auftreten des Symptoms änderte

Diese Aspekte sind in der ärztlichen Praxis noch wenig berücksichtigt. Und viele Vertreter der Ärzteschaft fragen auch kritisch nach der Berechtigung einer solchen Ausweitung des medizinischen Gesundheits- und Krankheitsverständnisses um die psychische und soziale Dimension. Für sie werden damit an die medizinischen Institutionen unerfüllbare Ansprüche gestellt (Laaser 1983, unveröffentlicht, S. 7, mit einer Reihe von belegenden Zitaten).

Daher akzeptieren die Ärzte auch häufig gerade da die Existenz und Wirksamkeit gesundheitlicher SHG, wo sie in ihnen eine wichtige *Ergänzung* ihres therapeutischen Handelns sehen.[2]

Die in diesem Abschnitt behandelten Hauptdefizite des Gesundheitsversorgungssystems, aus denen sowohl die Berechtigung, Notwendigkeit wie Wirkung gesundheitlicher SHG abgeleitet wird, erwecken Hoffnungen und einen gewissen Erfolgsdruck gegenüber der Arbeit der SHG, der sich besonders deutlich artikuliert in einem gesundheits- wie sozialpolitisch erwünschten Begleiteffekt.

Wenn trotz stetig wachsender Ausgaben wesentliche Erwartungen der Krankheitsheilung oder -verhütung nicht erfüllt werden, dann liegt es auf der Hand, daß SHG auch als Modell betrachtet werden können, im professionellen System Kosten einzusparen. Badura (1981, S. 28) führt dazu einige finanzwissenschaftliche Lehrmeinungen an. Diese Hoffnung wird noch genährt, wenn SHG-Experten SHG wegen folgender Eigenschaften geradezu anpreisen: Sie seien kostenlos, könnten flexibel auf Bedürfnisse reagieren – seien also leicht zu gründen und aufzulösen; sie könnten ein probates Grundheilmittel sein, eine neue Basistherapie, da fast alle Erkrankungen mit psychosozialen Ursachen oder Folgen zu tun hätten; sie könnten eine Therapie darstellen mit einer breiten Indikation und guter Verträglichkeit, die zudem gerade deswegen den Professionellen eine Kooperation ohne Ängste ermögliche (Moeller 1978, S. 350).

Gerade aber hieraus entstanden falsche Hoffnungen auf seiten der Gesundheitspolitiker. Noch heute ist das Verhältnis zwischen SHG und dem Staat deswegen vielfach belastet, weil die SHG befürchten, lediglich aus Gründen der Kostensenkung im Gesundheitswesen staatlich „hofiert“ zu werden. Zum anderen entstanden eine Reihe von Ängsten und Abwehrhaltungen gegenüber den SHG auch beim

sich aber nichts. Daraufhin versuchten die Ärzte, die Ursache der Verbrennungen zu ermitteln und fanden sie in der Form einer bestimmten Kaffeekanne, die in allen betroffenen Familien benutzt wurde. Durch die Umkonstruierung der Kaffeekanne und ihre hohe Akzeptanz bei den Familien nahm die Zahl der Verbrennungen rapide ab. (Moeller 1978). Sicher ist heute eine solche Monokausalität bei dem multifaktoriellen Krankheitsgeschehen kaum mehr vorhanden. Aufgezeigt werden sollte jedoch mit diesem Beispiel die Wichtigkeit des alltagsweltlichen Ansatzes als gleichberechtigt neben dem naturwissenschaftlichen, die beide kooperativ verfolgt werden sollten in einem ganzheitlichen Medizinverständnis, das, im Sinne der WHO-Definition von Gesundheit, körperliche, psychische und soziale Aspekte von Gesundheit umfaßt.

[2] Zwei weiterführende Fragen werden hiermit aufgeworfen, die im Rahmen dieses Beitrags allerdings nicht geklärt werden können. Kann und sollte ein ganzheitliches Konzept nicht kooperativ besser einlösbar sein als von einer Berufsgruppe allein – auch und gerade im Sinne von mehr Partizipation und Selbstverantwortung der Betroffenen in ihrem Gesundheitshandeln und Krankheitsgeschehen? Und ist die Erfüllung psychosozialer Grundbedürfnisse des gesunden wie des kranken Menschen wirklich die Aufgabe eines professionellen und staatlich organisierten Versorgungssystems? Sind die Ärzte damit nicht wirklich überfordert, und wird mit dieser Forderung die Kritik an diesem System nicht ad absurdum geführt, statt sie produktiv und möglichst kooperativ zu bearbeiten?

professionellen Versorgungssystem, das sich bedroht fühlte – durch den Anspruch einiger SHG und die Erwartungen der öffentlichen Hand an die SHG, zur Kostensenkung beizutragen (Grunow 1981, S. 125).

Es verwundert daher nicht, daß neuere Forschungsergebnisse zunächst nicht wahrgenommen wurden, die zeigten, daß es sich bei der Arbeit der SHG nicht um bloße Aufgabenverlagerung handelte, sondern um die zusätzliche Deckung neuer Bedürfnisse, wobei die Lastenverteilung noch nicht einmal eindeutig geklärt ist. Vielmehr scheint alles darauf hinzudeuten, daß Mitglieder von SHG soziale und medizinische Dienstleistungen nicht weniger, sondern eher mehr, auf jeden Fall aber gezielter in Anspruch nehmen (Forschungsverbund 1984, unveröffentl., S. 15f.).

Nach diesem Überblick über die bislang diskutierten Entstehungsgründe gesundheitlicher SHG und einem ersten Ausblick auf gesundheitspolitische Konsequenzen, werden in den nächsten Abschnitten die wichtigsten Informationen über das zusammengetragen, was SHG sind, wer in ihnen warum und wie mitarbeitet und welchen Erfolg sie haben.

Übersicht über den gegenwärtigen Stand der gesundheitlichen SHG in der BRD

Zahl gesundheitlicher SHG und SHG-Potentiale

In der BRD liegen 2 nationale und 1 regionale repräsentative Untersuchung vor, die u. a. Daten über die quantitative Bedeutung der gesundheitlichen SHG erhoben haben (Projektgruppe Bielefeld 1980; Bundeszentrale für gesundheitliche Aufklärung 1984, unveröffentlicht; Badura u. Ferber 1983). Alle 3 kommen übereinstimmend zu dem Ergebnis, daß ca. 1% der Bevölkerung der BRD aktiv und über einen längeren Zeitraum in einer gesundheitlichen SHG tätig sind.

Die Bielefelder Forschungsgruppe (Breitkopf 1983, S. 52) geht davon aus, daß bis zu 2 weitere Prozent kurzfristige Erfahrungen bzw. Kontakte mit SHG hatten. Diesen auf Mitglieder bezogenen Zahlen würde ungefähr eine Zahl von 10000–15000 gesundheitsbezogenen SHG in der BRD entsprechen. Dies wird durch eine Zählung der Bundesarbeitsgemeinschaft der freien Wohlfahrtsverbände bestätigt, die 16500 Gruppen zählte, die unabhängig von Wohlfahrtsverbänden arbeiten (Deimer u. Jaufmann 1983, S. 88).

In den einzelnen Schwerpunktfeldern unterscheiden sich die Zahlen z. T. erheblich. So hat man in Hamburg herausgefunden, daß ca. 6% der Alkoholiker in Alkoholikergruppen organisiert sind, krebskranke Frauen zu 3–4% (Deneke u. Trojan 1983, S. 120).

Der These von immer weiteren Zuwächsen, die für den Anfang der 80er Jahre sicher Gültigkeit hatte (Deneke u. Trojan 1983, S. 122), muß aufgrund der Erhebungen der Bundeszentrale für gesundheitliche Aufklärung (BZgA) aus 1984, die eine Stagnation auf 1% erkennen lassen, widersprochen werden. Dies erstaunt um so mehr, als die Bielefelder Untersuchung 1980 erhebliche Potentiale feststellte: Über 35% der befragten Personen gaben damals an, daß sie sich unter bestimmten Bedingungen für eine Teilnahme an einer SHG entscheiden könnten (Breitkopf 1983, S. 52). Andererseits lehnten aber auch über 60% eine Teilnahme in einer SHG explizit ab. Als Motive für eine mögliche Teilnahme wurden genannt:

- *am häufigsten* eine spezifische Krankheit oder ein Problem, wie Alkoholismus, Vereinsamung, Krebserkrankung;
- *sehr häufig* eine allgemeine Hilfeerwartung im psychosozialen Bereich;
- *oft* eigene Hilfsbereitschaft und gegenseitige Hilfsmöglichkeit;
- *seltener* fehlende oder nicht ausreichende Versorgung durch das medizinische System.

Ferner ergab die Befragung, daß Personen, die sich weniger in ihren Familien integriert fühlen, SHG positiver gegenüberstehen als diejenigen, die über intakte Beziehungen im primärsozialen Netzwerk verfügen. Andererseits sind mögliche SHG-Mitglieder eher als andere Menschen der Auffassung, selbst etwas für ihre Gesundheit tun zu können. Sie sind sensibler gegenüber gesundheitsgefährdenden Faktoren und nehmen deutlich mehr und gezielter professionelle medizinische und beratende Dienste in Anspruch (Breitkopf 1983, S. 64).

Die 60% der Befragten, die für sich eine Teilnahme an einer SHG explizit ablehnen, wollen dagegen Krankheiten lieber vergessen und nicht darüber reden, weil sie fürchten, daß damit ihre Belastungen noch verstärkt werden. Sie sind weniger offen nach außen, denn sie glauben, daß jeder letztlich nur alleine mit seinem Problem fertig werden kann. Im Notfall sei es besser, die traditionellen Netzwerke zu remobilisieren und mit Gesunden zusammenzusein (Breitkopf 1983, S. 56ff.). Fast alle Befragten sehen die SHG im übrigen eher als Ersatzlösung an, wenn natürliche Netzwerke nicht mehr helfen können, bzw. als Außenseitermethode, wenn die medizinischen Experten nicht helfen können. Schließlich stört die Ablehner, daß keine Experten dabei sind bzw. sein sollen.

Soziodemographische Merkmale von SHG-Mitgliedern

Über die soziodemographischen Merkmale von SHG-Mitgliedern liegen ebenfalls inzwischen einige Untersuchungen vor. Übereinstimmend gehen sie aus von einer Überrepräsentation von Frauen (Ausnahme: BZgA 1985, die ein ausgewogenes Verhältnis Männer/Frauen feststellt), von einem Schwerpunkt in den mittleren Altersgruppen von 40 bis 50 Jahren (BZgA, HH, Bielefeld), einer Überrepräsentation von Arbeitslosen (BZgA, HH) und mehr Mitgliedern in städtischen als in ländlichen Gebieten (HH, Heck, 1983, S. 95ff., in einer Untersuchung über das Saarland, wo er nur 0,3% der Bevölkerung als in SHG aktiv feststellt).

Einigkeit herrscht auch über das Ergebnis, daß der Familienstand keinen Einfluß auf Beteiligung an SHG hat.

Lediglich in der Frage, ob SHG eine Mittelschichterscheinung sind oder nicht, herrscht bei den Forschern Uneinigkeit. Während Moeller (1978), Schauwecker (1982, Aufbau, Begleitung und Nachuntersuchung von Selbsthilfegruppen körperlich kranker und seelisch belasteter Menschen, unveröffentlicht) und eine Reihe anderer kleinerer Studien eine eindeutige Mittelschichtorientierung feststellen, ergaben die Bielefelder Untersuchungen andere Ergebnisse (Breitkopf 1983, S. 61).

Aufgrund ihrer Untersuchungen glauben die Hamburger Forscher diesen Widerspruch klären zu können. Sie konstatierten eine problemspezifische Selektivität: Während SHG, die mit chronischen körperlichen Erkankungen und psychischen

Erkrankungen zu tun haben, eher einen hohen Mittelschichtanteil aufweisen, finden sich bei den Behindertengruppen und bei den Alkoholikern eher wenig Angehörige der Mittelschicht (Deneke u. Trojan 1983, S. 126).

Ungeachtet dieser Frage sind sich alle Autoren einig in der Einschätzung, daß Mitglieder von SHG, auch wenn sie zu den Benachteiligten der Gesellschaft aufgrund ihrer Probleme gehören, innerhalb dieser Gruppe wiederum eine Elite darstellen. Dies ist durch die Charakterisierung von SHG-Mitgliedern und -potentialen deutlich geworden. Indem sie eher in der Lage und offener sind, sich einer Gruppe anzuschließen, verbessern sie subjektiv und objektiv ihre sozialen Teilhabechancen (Forschungsverbund 1984, unveröffentlicht, S. 132; Koch, 1984, Gesundheitliche Selbsthilfe, unveröffentlicht).

Typen von Selbsthilfegruppen

Fast so zahlreich wie bestimmte chronische Krankheiten, Behinderungen bzw. Lebenskrisen und mit Krankheit verbundene Probleme sind auch die Typen von SHG. In einer Aufstellung führte Moeller (1978, S. 401–416) 215 überregional arbeitende/bekannte SHG an.

Diese Vielfalt ist in einigen Klassifizierungsversuchen zu systematisieren versucht worden (Moeller 1978, S. 84; Bielefelder Untersuchung s. Breitkopf 1983, Hamburger Untersuchung, s. Forschungsverbund 1984, unveröffentlicht, S. 128 ff.). Die Hamburger Klassifikation der gesundheitsbezogenen SHG scheint für die Erfassung von Besonderheiten einzelner Typen besonders gut geeignet zu sein. Die Forschungsgruppe unterscheidet nach 5 Krankheits-, Lebensproblem- bzw. versorgungsbezogenen Bereichen (Deneke u. Trojan 1983, S. 117):
- psychische Erkrankung,
- körperliche Erkrankung,
- Behinderung,
- Angehörige von Behinderten,
- Angehörige von Erkrankten.

Dabei geht es bei den Angehörigengruppen meist um Eltern erkrankter Kinder. Für die BRD stellt *Der Spiegel* (48/1983) fest, daß 80% der SHG in diesen 5 Typen zu finden sind.

Beitrittsmotive

Die bislang einzige Befragung von Mitgliedern von gesundheitlichen SHG über ihre Motive zur Mitarbeit in einer SHG ergibt folgende Rangordnung (Forschungsverbund 1984, unveröffentlicht, S. 135 ff.; Halves u. Winkelvoss-Guderian 1983, S. 176):

Fast alle wollen durch die SHG mehr Kompetenzen erwerben (93%). Diese Kompetenzen beziehen sich zum einen auf mehr Wissen über die Krankheit und Therapie, zum anderen auf Fähigkeiten wie Selbstbewußtsein, Vertrauen und Kontaktfähigkeit.

Mit dem Kompetenzerwerb sehen sie ein wichtiges Zwischenziel erreicht zur Überwindung ihrer Hilflosigkeit, ihrer Abhängigkeit von der Krankheit, dem Lebensproblem und dem Versorgungssystem. 75% der Mitglieder kommen in die Gruppen, um Belastungen besser bewältigen zu können. Dabei geht es einmal darum, mit der Krankheit besser fertig zu werden. Aber durchaus nicht alle wollen unbedingt das Symptom beseitigen. Einmal, weil sie es nicht können (Behinderungen, chronische Erkrankungen), zum anderen, weil sie in erster Linie das damit verbundene Stigma aufheben wollen (Behinderungen, Drogenabhängigkeit). Für manche ist aber auch die Krankheit, so schwer sie auch sein mag, nur der Auslöser, der Aufhänger für ein tieferliegendes Problem, z. B. Kommunikationsdefizite oder Partnerprobleme (Schafft 1981, S. 160ff. am Beispiel einer SHG „Frauen nach Krebs"). Belastungen mit anderen gemeinsam zu bewältigen, Erfahrungen mit anderen Betroffenen auszutauschen, ist dabei ein entscheidendes Motiv für die *Gruppe*.

Noch 60% kommen in die Gruppe mit der festen Absicht, konkrete neue Verhaltensweisen einzuüben und zu lernen, also „Überlebenstechniken" zu erproben, eine Trockenübung für den Alltag zu machen (Moeller 1978, S. 35ff.).

Die knappe Hälfte (44%) kommt in eine SHG, weil ihr das Angebot an sozialen und medizinischen Hilfen und an professionellen Dienstleistungen mangelhaft erschien. Von 13 in der Befragung vorgegebenen Versorgungsmängeln gaben allerdings weitaus mehr mindestens 1 Versorgungsmangel an, nur 7% äußerten überhaupt keine Kritik. Hier gibt es eine klare Unterscheidung zwischen SHG von Angehörigen Kranker, die besonders häufig Versorgungsmängel als Motiv angeben, und Behindertengruppen, die dies besonders wenig bemerkten.

Erstaunlich selten werden Motive angegeben, die auf die Möglichkeiten hindeuten, sich selbst besser kennenzulernen und den Willen, sich selbst zu verändern (25%). Ebenso selten wird als Motiv genannt, daß die Familie überfordert sei.

Inhalte der Aktivitäten von SHG

Folgende Inhalte wurden in der Hamburger Untersuchung erhoben (Halves u. Winkelvoss-Guderian 1983, S. 177):
- Beratung, Information für sich und andere;
- Gespräche über Gefühle;
- Geselligkeiten und Freizeitaktivitäten;
- öffentlichkeitswirksame Aktivitäten;
- Mitarbeit in anderen Gruppen.

Die jeweiligen Inhaltsschwerpunkte hängen jedoch sehr stark ab von den jeweiligen Typen von SHG (Forschungsverbund 1984, unveröffentlicht, S. 128ff.):

Die Gruppen der psychisch Kranken

Hier geht es v. a. um Hilfen bei persönlichen Problemen. Wichtig ist, daß man miteinander über die Probleme reden kann. Die therapeutische Kraft des gemeinsamen Gesprächs, das Eingeständnis der eigenen individuellen Ohnmacht als Voraussetzung für Offenheit und die Möglichkeit, neue Erfahrungen zu machen (Moeller 1978, S. 57) ist ebenso wichtig, wie dadurch die Bedrohlichkeit der Krankheit mindern zu können.

Die Gruppen der körperlich Kranken

Im Vordergrund steht hier der Erwerb von Kenntnissen und Informationen über die Krankheit, der Erfahrungsaustausch über persönliche Therapieerlebnisse, Arztbesuche, Versorgungsprobleme. Man lernt, mit der Krankheit und mit krankheitsbezogenen Gefühlen besser umzugehen, auch mit der Bedrohlichkeit, die ja z. T. eine permanente Todesbedrohung beinhaltet.

Die Behindertengruppen

Diese Gruppen bemühen sich vor allem, ihre soziale Isolation zu überwinden. Sie gestalten ihre Freizeit miteinander: Klönen, Sport, Feste feiern, Ausflüge machen. Nicht die Bewältigung der Krankheit steht im Vordergrund, sondern die sozialen Auswirkungen der Behinderung. Die Behinderung, mit der die meisten SHG-Mitglieder schon jahrzehntelang leben, wird nicht so sehr als bedrohlich empfunden.

Die Gruppen der Angehörigen von Kranken

Diesen Gruppen geht es in erster Linie um den Erfahrungsaustausch über die Alltagsprobleme der Krankheit für ihre Angehörigen und sich selbst. Aber auch Information und gegenseitige Beratung über Krankheit, Therapien, Ärzte etc. spielen eine wichtige Rolle. Die Erkrankung wird als sehr bedrohlich und lebensbestimmend eingeschätzt.

In diesen Gruppen ist auch besonders viel Aktivität in Hinblick auf Veränderung von Institutionen festzustellen, um die Versorgungsbedingungen für die Kranken, oft sind es Kinder, zu verbessern.

Die Gruppen der Angehörigen von Behinderten

Die Mitglieder tauschen zumeist Erfahrungen aus über den Umgang mit ihren behinderten Angehörigen. Miteinander zu reden, etwas gemeinsam zu unternehmen, Spaß zu haben, ist ebenfalls wichtiger Inhalt der Gruppenarbeit. Schließlich berät und informiert man sich gegenseitig über Wissenswertes über Krankheit, Versorgung etc. Handelt es sich um behinderte Kinder, spielen auch Fragen wie Ausbildung, Berufswahl, Lebensprobleme des Alltags eine wichtige Rolle (Grahnert u. Menge 1981, S. 46ff.).

Arbeitsmethoden und -techniken

Zu diesem Bereich liegen ausführliche Informationen vor bei Moeller (1978, S. 143 ff.), der die Ergebnisse einer Reihe von Untersuchungen und seine eigene Erfahrung zusammenfassend darstellt.

In einer amerikanischen Untersuchung zum Selbsthilfeverhalten in SHG wurden 28 Verhaltensformen abgefragt, die zwar v. a. bei therapeutischen Gesprächsgruppen untersucht wurden, aber auch für sehr viele andere gesundheitliche SHG zutreffen. Diese Ergebnisse wurden in einer deutschen Untersuchung bestätigt. Die 10 häufigsten Verhaltensformen waren:

- sich einfühlen in die Gefühle, Probleme anderer;
- sich achten, akzeptieren, mit sich umgehen können;
- erklären können, sich verständlich machen können;
- andere am eigenen Erleben teilnehmen lassen, mit anderen umgehen lernen;
- andere ermutigen, daß sie es schaffen können;
- sich selbst öffnen lernen;
- andere bestärken, loben;
- sich selbst Ziele setzen, sich durchsetzen, selbständig werden, das Leben meistern lernen;
- Gefühle äußern können, verdrängte Bedürfnisse erkennen;
- andere ermutigen, ihre Probleme darzulegen.

Am wenigsten wurden solche Methoden genannt, die sich auf Bestrafen, Bedrohen, Stören, „Vorführen von Fehlern anderer" bezogen. Mit dieser Beschreibung wird deutlich, daß es in der Arbeit der SHG um eine Kombination von Selbst- und Fremdhilfe geht, um ein gegenseitiges, sich ergänzendes Geben und Nehmen verschiedener Einzelfähigkeiten, um die Erfahrung von gegenseitiger Anerkennung, Gemeinsamkeit und Solidarität, die wichtige Voraussetzungen zur Lebens- und Problembewältigung darstellen (Grahnert u. Menge 1981, S. 46 ff.).

Entlastungen und Belastungen durch die Gruppe

Die bloße Existenz von SHG wird nicht nur von den Mitgliedern, sondern auch von Menschen, die eine Mitarbeit einmal für möglich halten, als entlastend empfunden.

Kompetenzen, Engagement und Verständnis sind wichtige Entlastungsmomente für die Mitglieder. Vorzug wird auch der Gruppe gegeben, weil man in ihr im Unterschied zu den primären Lebensgemeinschaften auch auf Distanz bleiben kann (Pankoke 1983, S. 39).

So spricht man bei den Anonymen Alkoholikern z. B. sich nur mit Vornamen an, der einzelne in seinen Sozialbeziehungen außerhalb der Gruppe soll möglichst anonym bleiben.

Das Umsteigen von natürlichen und gerade deswegen besonders belastenden Alltagskontexten auf künstliche Gruppenkontexte scheint also für viele ein wichtiges entlastendes „Therapiemoment" zu sein (Pankoke 1983).

Aber durch die Gruppe entstehen auch Belastungen. Auf häufigsten werden äußere, d. h. zeitliche und organisatorische Belastungen empfunden: häufige Treffen, die kontinuierlich besucht werden müssen, für die Aktiven daneben noch eine Reihe von organisatorischen Aufgaben (v. Troschke 1984, Möglichkeiten und Grenzen der Kooperation zwischen Laien und medizinischen Experten, unveröffentlicht). Oft verzetteln sich Gruppen, v. a. wenn sie außenorientiert sind, in eine Vielzahl von Aktivitäten, die sie sehr schnell an die Grenze ihrer Belastbarkeit bringt, insbesondere, wenn diese durch schwere körperliche Erkrankungen oder Behinderungen schon erheblich reduziert ist. Dies geschieht am häufigsten dann, wenn Außenstehende oder neue Mitglieder eine kontinuierliche Betreuung im Sinne einer „Dauertherapie" abfordern (Halves u. Winkelvoss-Guderian 1983, S. 184).

Es gibt aber auch Belastungen anderer Art. Das stets anlaßbezogene, engagierte Erfahrungshandeln, das den Laien in der Gruppe abgefordert wird, das oft mit großer Anstrengung, Konzentration und Überzeugung durchgeführt wird, ist besonders belastend, weil ihm die Kontinuität, die Verhaltenssicherheit und die Qualifizierung professionellen Handelns fehlt. Daher wird das Gewissen sehr viel häufiger durch Skrupel, Ungewißheit, Vorwürfe belastet, ob man richtig beraten hat (Forschungsverbund 1984, unveröffentlicht, S. 5). Schließlich stellen auch für eine Minderheit der Umstand, daß man immer wieder auf die Tatsache der eigenen Krankheiten gestoßen wird, und die erlebte Bedrohung durch die Krankheit, z. B. wenn ein Gruppenmitglied an der Krankheit stirbt, eine große emotionale Belastung dar, die aber andererseits wohl noch am ehesten durch die Gruppe selber aufgefangen und bearbeitet werden kann.

Alle Untersuchungen stellen jedoch insgesamt ein Überwiegen von Entlastungen durch die Gruppe fest.

Gruppenorganisation, Gruppenstruktur

Die Größe der SHG schwankt sehr. Es gibt sehr kleine Gruppen mit unter 10 Mitgliedern, es gibt wenige mit mehr als 50. Als durchschnittliche Teilnehmerzahl stellten Deneke u. Trojan (1983, S. 124) 15 Mitglieder fest. Je größer die Gruppen, um so mehr schält sich ein kleiner, aktiver Kreis heraus, tritt eine Binnendifferenzierung ein, tritt das Problem der gleichberechtigten Zusammenarbeit aller Mitglieder auf. Die in der Definition der SHG angeführte Dimension der Selbstregulierung als Führungsprinzip der SHG (Moeller 1978, S. 218ff.) verliert in der Praxis nämlich häufig ihre Bedeutung. In der Hamburger Untersuchung (Deneke u. Trojan 1983, S. 115) gaben 50% der befragten SHG-Mitglieder an, ihre Gruppe hätte einen offiziellen Leiter, weitere 20% meinten, es gäbe eine Person, bei der die Fäden zusammenliefen, bei weiteren 20% übernahm diese Funktion eine Kerngruppe, und nur 7% meinten, in ihrer Gruppe seien wirklich alle gleichberechtigt. Wiederum aber legten die Befragten Wert darauf, daß unabhängig von dieser Struktur die Entscheidungsprozesse demokratisch bzw. konsensuell abliefen. Schafft (1981, S. 161), eine Autorin, die selber Betroffene ist, weist auch auf die Problematik der praktischen Einlösung dieses Anspruchs hin. Sie meint: „Ich frage mich, ob es sinnvoll ist, von krebserkrankten Frauen Fähigkeiten zu erwarten, die selbst Gesunde nur unter Mühen zustande bringen."

Die meisten Gruppen treffen sich 1mal wöchentlich für ca. 2–3 h und legen Wert auf eine hohe Verbindlichkeit für die Teilnahme. Nach Moellers Untersuchungen (1978, S. 252) überleben nur ca. 50% der Gruppen die ersten 6 Monate, danach haben sie meist eine Lebensdauer von mehr als 2 Jahren.

Die meisten Gruppen bekommen von Vereinen, Wohlfahrtsverbänden oder Kirchen Räume zur Verfügung gestellt.

Über die Zugangswege können zwei Untersuchungen Angaben machen. Stübinger (1977) berichtet aufgrund einer regional begrenzten Untersuchung in 10 Gruppen, daß die weitaus meisten durch persönliche Ansprache in die Gruppen kommen, wobei auf Empfehlung von Professionellen ca. 30% kommen. Neben Freunden und Bekannten sind die Massenmedien und – seit es sie gibt – die regionalen Kontakt- und Informationsstellen (in Berlin und Hamburg) eine zunehmend wichtige Informationsquelle. Aber auch die traditionellen Wohlfahrtsverbände wirken zunehmend aktiv auf die Bildung selbständig arbeitender Kleingruppen hin.

Etwa 50% der SHG haben sich eine Vereinsstruktur gegeben, um spendenfähig zu sein, an Bußgelder heranzukommen und gegenüber behördlichen oder verbandlichen Gesprächspartnern akzeptierter zu sein. Fast ⅔ aller SHG verfügen über finanzielle Ressourcen, wenn auch zumeist sehr geringen Umfangs (alle Zahlen bei Deimer u. Jaufmann 1983, S. 76). Insgesamt weist die Laienhilfe gegenüber der professionellen Versorgung jedoch nur eine geringgradige Organisationsstruktur auf. In letzter Zeit wird verstärkt von öffentlicher Seite darüber diskutiert, wie die öffentliche Hand Infrastruktur bereitstellen kann, ohne die Eigenständigkeit und Flexibilität der Selbsthilfegruppen zu beeinträchtigen. In Berlin stellt das Förderungsprogramm des Senats einen solchen Versuch dar.

Ähnlich unterstützt inzwischen der Hamburger Senat eine Kontakt- und Informationsstelle für SHG (Hamburger Projektgruppe Medizinsoziologie 1984, S. 36ff.).

Bundesweit hat die Bundeszentrale für gesundheitliche Aufklärung (BZgA) seit einer Reihe von Jahren solche Unterstützungsleistungen zur Verfügung gestellt. Sie umfassen (BZgA 1984, unveröffentlicht, S. 9):
- Hilfestellung für eigene Informations- und Beratungsleistungen (Broschüren etc.);
- Informationen, Angebote von praktischen Maßnahmen, Organisierung oder Finanzierung von Erfahrungsaustausch, um die Kompetenz in Sachen Gesundheit bei den Mitgliedern von SHG zu stärken. So führte die BZgA 1983 in Berlin und 1984 in Freiburg 2 Tagungen für Mitglieder von SHG, Ärzte, Verbands- und Behördenvertreter durch)
- Aufklärungs- und Motivationsarbeit gegenüber dem professionellen System, insbesondere dahingehend, die Eigenkompetenz und Eigenverantwortlichkeit der Laien als notwendigen Teil des Gesundheits- und Krankheitsbewältigungshandelns zu akzeptieren.

Auch die in den letzten Jahren begonnene Forschungsförderung und die Organisation eines wissenschaftlichen Diskurses über die Bedeutung der SHG, immer häufiger unter Einbezug der Laienbewegung selbst (als ein Beispiel s. Dobler et al. 1984), stellt einen notwendigen und sinnvollen Beitrag der öffentlichen Hand dar zur Schaffung einer – inhaltlichen – Infrastruktur für SHG und zur Förderung eines Klimas, in dem vorurteilsfrei über Anspruch und Wirklichkeit der SHG geredet werden kann.

Effizienz gesundheitlicher SHG

Die Forschung über gesundheitsbezogenes Laienhandeln, insbesondere über SHG, steckt insgesamt noch in einer eher explorativen Phase. Es gibt wenige Untersuchungen, die den Versuch einer umfassenden Beschreibung und Deutung des Phänomens versuchen, eine Reihe von Einzelberichten, unsystematische Erfahrungsberichte, z. T. in Readern zusammengefaßt. Daher kann man heute, insbesondere was die Evaluation der Funktion und Bedeutung der SHG betrifft, lediglich zwischenbilanzieren. Hinsichtlich der Effizienz der Arbeit von SHG sind durch die bisher vorliegenden Arbeiten insgesamt mehr Fragen aufgeworfen als Antworten gegeben worden. Dies ist auch eines der wichtigsten Ergebnisse des bisher einzigen umfassenden Forschungsvorhabens in der BRD, des Forschungsverbunds „Laienpotential, Patientenaktivierung und Gesundheitshilfe" im Förderungsprogramm der Bundesregierung „Forschung und Entwicklung im Dienste der Gesundheit", das 6 Einzelvorhaben unter der gemeinsamen Fragestellung zusammenbündelte, in welchem Umfang die Bürger gesundheitsrelevante Leistungen zur Gesamtversorgung beitragen, auf welchen Voraussetzungen diese eigenerbrachten Leistungen beruhen, und in welcher Weise Art und Umfang der professionellen Versorgung Quantität und Richtung der Eigenleistung beeinflussen (Forschungsverbund 1984, unveröffentlicht S. I ff.). Nach dem seit kurzer Zeit vorliegenden Ergebnisbericht scheint die Ausgangshypothese bestätigt, daß die Bürger in bisher unterschätztem Umfang und Qualität zur Gesundheitsversorgung beitragen und daß die Erhaltung und Weiterentwicklung dieses Beitrags essentiell für eine effektive Sozial- und Gesundheitspolitik ist.

Die weitaus meisten vorliegenden empirischen Untersuchungen berichten auch über methodische Schwierigkeiten bei der Evaluation der Arbeit von SHG. Viele Gruppenmitglieder äußeren explizites Mißtrauen gegenüber Forschern und wehren sich gegen eine Beforschung oder datenmäßige Erfassung ihrer Aktivitäten (Franzkowiak et al. 1982, S. I). Manche SHG sind daher auch nur von „Insidern" zu recherchieren, zu denen die Forscher, die ja in ihrem Team nicht beliebig viele Betroffene haben können, über ein besonders gutes Vertrauensverhältnis verfügen müssen (Deneke u. Trojan 1983, S. 119).

Methodisch stehen z. Z. v. a. qualitative Methoden und Einzelfallstudien im Vordergrund. Quantitative Erhebungen liefern v. a. soziodemographische Daten.

Für die Frage nach der Effizienz der Arbeit ist das wesentliche „Datenmaterial" die Selbsteinschätzung der Mitglieder über den von ihnen subjektiv erlebten Gewinn in einer SHG (Kickbusch u. Trojan 1981, S. 132; s. auch Franzkowiak et al. 1982).

Die Rolle der Forscher beschränkt sich dabei bewußt auf Hilfestellung, auf das Angebot zur Entwicklung von Erfolgsindikatoren, auf die systematische Ordnung der gewonnenen Informationen und die Organisierung eines gemeinsamen Auswertungsprozesses mit den Betroffenen.

Mit diesen Einschränkungen müssen die Ergebnisse einer Befragung von SHG-Mitgliedern durch die Hamburger Forschungsgruppe beurteilt werden, die sich allerdings weitgehend decken mit Ergebnissen einer 1977 vorgenommenen Untersuchung Stübingers über psychotherapeutische SHG.

Von den selbstgesetzten Zielen (s. Beitrittsmotive) sind nach der Einschätzung der SHG-Mitglieder erreicht worden (Forschungsverbund 1984, unveröffentl. S. 145):
- selbständigerer Umgang mit der Krankheit (90%),
- Lernen von neuem Verhalten (90%),
- Verminderung der Isolation (70–90%),
- Verringerung seelischer Belastungen (70%),
- mehr Zutrauen in sich selbst (60%),
- weniger Angst vor Krankheitsproblemen und -krisen (60%),
- Informationszugewinn (50–70%),
- Verringerung der körperlichen Beeinträchtigung durch die Krankheit (50%),
- bessere Bewältigung der Reaktionen der Umwelt (50%),
- größere Lebensmotivation (50%),
- veränderte Inanspruchnahme von Versorgungsdiensten (40%).

Insgesamt ist festzustellen, daß die SHG um so effektiver sind, je enger und innenorientierter ihre Ziele sind. Ziele, die eher außenorientiert sind, werden in ihrer Erreichung eher skeptisch beurteilt. Hier klaffen Anspruch und Zielerreichung am weitesten auseinander. Über die Effektivität der fördernden Infrastruktur, wie regionale bzw. Gesamttreffen aller Gruppen, Kontakt- und Informationsstellen, Ressource Centers, Selbsthilfeführer, überregionale Vereinigungen (z. B. Deutsche Arbeitsgemeinschaft Selbsthilfegruppen), liegen über persönliche Einschätzungen hinaus noch keine Ergebnisse vor.

Zur Zusammenarbeit von Selbsthilfegruppen und Ärzten

Im folgenden sollen die Voraussetzungen und Möglichkeiten einer Zusammenarbeit von SHG und Ärzten untersucht werden. Zunächst soll das Spannungsverhältnis zwischen Experten und Laien in einem groben Umriß wissenschafts- und gesellschaftstheoretisch untersucht werden, um die hieraus erklärbaren problematischen Voraussetzungen einer Zusammenarbeit im Gesundheitsbereich möglichst vorurteilsfrei zu erörtern. Unterschiedliche generelle Lösungsversuche des Problems werden kurz vorgestellt und beurteilt.

In einem 2. Schritt sollen dann Hindernisse für eine Kooperation aus dem Blickwinkel der Ärzte benannt und auf ihren empirischen Gehalt hin überprüft werden. Im nächsten Schritt sollen die von der Selbsthilfebewegung vorgebrachten Einwände gegen eine Kooperation mit dem institutionalisierten Medizin- und Sozialsystem kritisch erörtert und die gesundheitspolitische Funktion der Selbsthilfegruppen diskutiert werden.

Schließlich sollen im abschließenden Abschnitt Möglichkeiten einer Kooperation zwischen Laien und Experten, SHG und Ärzten aufgezeigt werden.

Das Spannungsverhältnis zwischen Experten und Laien

In die Diskussion um die allgemein festgestellte Problematik einer Zusammenarbeit von Ärzten und gesundheitlichen SHG schleicht sich zumeist sehr bald ein moralischer Unterton ein, der je vom eigenen Standpunkt aus gegen die andere Gruppe gerichtet ist und in der Behauptung gipfelt: „Sie wollen ja nicht."

Diese Argumentationsweise verstellt den Blick für ein objektiv bestehendes Spannungsfeld zwischen Laienhandeln und Experten- bzw. Professionellenhandeln (Forschungsverbund 1984, unveröffentlicht, S. 18). Es gibt ernsthafte Hindernisse, die von beiden Seiten gesehen und nüchtern beurteilt werden müssen. Drei Themenfelder umreißen 3 Hauptaspekte dieses Spannungsverhältnisses und bieten zugleich Ansatzpunkte für eine Neubestimmung des Experten- und Laienverhältnisses auch im Gesundheitsbereich, das nach Meinung vieler Sozialwissenschaftler und Sozialpolitiker ansteht (u. a. Kickbusch 1981, S. 22).

Die institutionalisierten Grenzen

Krankheitsbehandlung und Gesundheitsvorsorge sind heute in einem komplizierten, bürokratischen Versorgungssystem institutionalisiert und definiert. Die in diesem System von gesellschaftlichen und politischen Instanzen zur Übernahme bestimmter Aufgaben ermächtigten Professionellen üben gegenüber den Laien legitimierte Macht aus und setzen dem Laienhandeln Grenzen (Krankschreibung, Therapieentscheidungen).

Durch diese Definitionsmacht und durch die Institutionalisierung expertengesteuerter Diagnose- und Heilverfahren werden die Professionellen objektiv zu Instanzen sozialer Kontrolle. Sie werden vom Staat und den Sozialversicherungsträgern dazu eingesetzt. „Daß es darüber hinaus Beziehungen zum Klienten gibt, in denen Expertenmacht unkontrolliert bleibt, haben allererst der consumerism in den Vereinigten Staaten und in der Bundesrepublik die Gesundheitsselbsthilfebewegung aufgedeckt" (Forschungsverbund 1984, unveröffentlicht, S. 23).

Aus diesen Gründen entsteht zwangsläufig ein Spannungsverhältnis zwischen Experten und Laien, zwischen Arzt und Patient, das für eine demokratisch verfaßte Gesellschaft jedoch konstitutiv ist, denn in ihr muß sich Macht immer wieder legitimieren.

Die „Akademisierung" der Gesellschaft

Die 2. Hälfte unseres Jahrhunderts wird als die Zeit kontinuierlicher Akademisierung und Professionalisierung in der Gesellschaft bezeichnet werden können. Diese Entwicklung, die sowohl soziale wie ökonomisch-technische Gründe hat, führt zwangsweise dazu, daß die Absolventen akademischer Ausbildungsgänge auf dem Arbeitsmarkt Verwendungsmöglichkeiten finden müssen. Im Bereich der sozialen und medizinischen Dienstleistungen hat der Akademisierungsschub, der seit einigen Jahren in der höchst kontrovers geführten Diskussion über die Kostenkonsequenzen der Ärzteschwemme öffentliche Aufmerksamkeit erlangte, zu zweierlei Tendenzen geführt: zum einen zur Entstehung einer Binnenkonkurrenz innerhalb und zwischen den einzelnen Berufsgruppen, zum anderen zur zunehmenden Medizinalisierung aller möglichen Lebensprobleme. Kritisch muß hier gegenüber der Ärzteschaft angemeldet werden, daß das Definitionsmonopol über Gesundheit und Krankheit auch dazu beigetragen hat, bei wachsenden Arztzahlen Spitzeneinkommen zu sichern. So wird nicht zu Unrecht die gesundheitspolitische Diskussion der jüngsten Zeit bestimmt durch dringliche Fragen nach der Notwendigkeit und Effektivität bestimmter ärztlicher Leistungen.

Andererseits: Indem das Medizinsystem sich für immer mehr Bereiche menschlicher Gesundheit zuständig erklärt, wird es von den Laien auch immer mehr als alleinige Experteninstanz gesehen und genutzt. Als Folge dieser Entwicklung kommt es zu einem immer tieferen Graben zwischen Experten und Laien. Den Krankheits- und Krisenfall erleben die Laien dann v. a. als Kontrollverlust, Ohnmacht und Hilflosigkeit, Gefühle, die besonders Eigenaktivitäten und den Glauben an Eigenverantwortlichkeit und -vermögen lähmen und wiederum zu neuen Ansprüchen an das Expertensystem führen müssen. Durch diesen Circulus vitiosus fühlt sich das Expertentum schließlich überfordert. Es kommt zum vom Laien subjektiv empfundenen Versagen des Experten, zu einer Krise im Experten-Laien- bzw. Arzt-Patienten-Verhältnis, die ja erst durch diesen ganzen Prozeß hervorgerufen wurde (s. Moeller 1978, S. 216ff.; Forschungsverbund 1984, unveröffentlicht, S. 134).

Für Moeller (1978, S. 217) und viele andere ist daher die organisierte Selbsthilfebewegung auch als eine notwendige und positive Reaktion auf die „narzistische Selbstüberschätzung der medizinischen Experten" zu verstehen, als ein Versuch der Wiederaneignung von Gesundheitswissen und -kompetenzen, als Auflehnung gegen Monopolisierungstendenzen, die in einer Gesellschaftsform, die insgesamt auf mehr Partizipation der Bürger an allen Entscheidungen drängt, als anachronistisch und illegitim empfunden werden. Daß der Partizipationsgedanke, der sich schon so viel länger in der Arbeitswelt (Mitbestimmung), in der Kirche (Laienbewegung in der katholischen Kirche), sogar im militärischen Bereich (Bürger in Uniform, innere Führung) mehr oder weniger erfolgreich durchgesetzt hat, nunmehr seit einigen Jahren in die Arzt-Patientenbeziehung, in eine Domäne der vermeintlich so exakten Naturwissenschaft Medizin, einzudringen beginnt, hat ebenfalls Gründe, die im folgenden erläutert werden.

Die Glaubwürdigkeitskrise („credibility gap") der exakten Wissenschaften

Lange Zeit wurde übereinstimmend in der wissenschaftstheoretischen Diskussion davon ausgegangen, daß es einen bestimmten Typ von Wissen gibt, der im Unterschied zu allen anderen als der eigentlich wissenschaftliche galt. Zugrunde lag dieser Auffassung ein einheitswissenschaftlicher Ansatz, nach dem alle Wissenschaften letztlich auf gleiche, „ewige" Prinzipien zurückzuführen seien.

Dieser Anspruch wurde Mitte der 60er Jahre infolge wissenschaftshistorischer und -theoretischer Auseinandersetzungen durch die These Kuhns vom historischen Paradigmawechsel der Wissenschaft erschüttert (Kuhn 1967). Das Entscheidende dieses relativistischen Wissenschaftsverständnisses ist, daß der Entscheidungsprozeß über wissenschaftliche Ergebnisse als Verhandlungs- und Machtauseinandersetzungsprozeß gedeutet wird. „Im Endergebnis erscheint Wissenschaft weniger denn je als eine von persönlichen und sozialen Einstellungen bereinigte Wahrheit...; mehr denn je erscheint sie als Angebot von Darstellungen und Erklärungen, die zwischen den Wissenschaftlern ausgehandelt wurden und je nach Veränderung in der relativen Stellung der Parteien zueinander und ihrer unberechenbaren Wirkung aufeinander heute anders ausfallen können als gestern oder morgen." (Hartmann u. Hartmann 1982).

Das Problem wird noch dadurch verschärft, daß die Interdisziplinarität wissenschaftlichen Arbeitens, die Zunahme multikausaler Erklärungsansätze nicht nur Kommunikation, sondern auch Dissens zwischen Experten gleicher und verschiedener Disziplinen vergrößern *und* daß die wachsende Öffentlichkeit über Wissenschaftsprozesse und -ergebnisse die Laien über die Wissenschaftsprobleme und -streitigkeiten informiert.

Die lange Zeit unter Laien unerschütterbare Wissenschaftsgläubigkeit geriet dadurch ins Wanken. Die Entzauberung der Wissenschaft von ihrem Anspruch objektiver Wahrheit trifft nun auch zunehmend die Medizin. Heftige Auseinandersetzungen über Krankheitsursachen und Therapieforschung zwischen medizinischen Experten, in den Massenmedien aufgegriffen, treffen zunehmend auf die Bereitschaft der Laien, aufgrund individueller Erfahrungen und Wünsche grundsätzlich „wissenschaftskritisch" zu reagieren und auf eigene Erfahrungen zu rekurrieren.

In der gesundheitlichen Selbsthilfebewegung finden sich einige wesentliche Elemente dieser wissenschaftskritischen Haltung wieder. Sie werden allerdings besonders vehement von Wissenschaftlern vorgetragen und offenbaren sich damit letztlich auch als wissenschaftstheoretische oder -ideologische Auseinandersetzungen, bei denen die Laien und das Spezifische ihres Erfahrungswissens manchmal auf der Strecke bleiben. Der Streit geht wesentlich um das Definitionsrecht von Gesundheit und Krankheit (s. z. B. Marewski 1981, S. 99ff.; Kickbusch 1981, S. 13), das im Namen der Laien den einen Experten von den anderen Experten abgesprochen wird.

Neben diesen Positionen gibt es in der neueren sozialwissenschaftlichen und sozialpolitischen Diskussion Tendenzen, die mehr das Verbindende, das notwendige Miteinander von Laien- und Expertenhandeln bei gegenseitiger Akzeptanz unterschiedlicher Kompetenzen herausstellen (BZgA 1984, unveröffentlicht, S. 20; Forschungsverbund 1984, unveröffentlicht, S. 23). Hegner (1981, S. 219ff.) zeigte auf, wie weit verzweigt in der Realität bereits laienhaftes, semiprofessionelles und professionelles Handeln miteinander verknüpft sind und daß diese Verbindungen in den Mittelpunkt wissenschaftlichen und praktischen Interesses rücken müßten. Erst dann könnten auch Verschiebungen zwischen den Handlungsfeldern und Bedeutungswandel für die in ihnen Agierenden sichtbar gemacht werden. Badura u. Ferber (1981) haben diese Erkenntnis ebenfalls in den Mittelpunkt ihrer Forschungsarbeiten gerückt. Sie meinen, daß es in Zukunft darauf ankomme, gleichberechtigtes Handeln bei unterschiedlicher Kompetenz zu erproben. Ob und inwieweit die Zusammenarbeit zwischen Ärzten und SHG einen Erprobungstest erfolgreich bestehen kann, ist also noch nicht geklärt.

Sowohl der Verband der niedergelassenen Ärzte Deutschlands als auch die BZgA haben in den letzten Jahren Tagungen durchgeführt, auf denen Vertreter der Ärzte und Mitglieder von SHG zusammentrafen. Das wichtigste Ergebnis war auch hier: Es gibt Vorurteile, Barrieren auf beiden Seiten, die aber durch einen Kommunikationsprozeß bearbeitet werden können (Iversen 1984). Auch die Darstellung und Bewertung dieser Vorbehalte im Rahmen dieser Ausführungen könnten ein Beitrag zum Diskurs, zur Verständigung sein.

Vorbehalte der ärztlichen Seite

Die Vorbehalte lassen sich auf ärztlicher Seite zu 4 Hauptgruppen zusammenfassen:

1. Selbsthilfegruppen haben keinerlei positive therapeutische Effizienz. Laien doktern ohne Verstand an sich herum und gefährden damit den professionell angeleiteten therapeutischen Prozeß.

   Um Gottes willen, meine Patienten, die ich hier betreue, die sollen jetzt gemeinsam in einer Gruppe sitzen und sollen sich nun selbst helfen. Das glauben Sie doch wohl nicht im Ernst! (Zitat aus einer Arztdiskussion in Moeller 1978, S. 169).

2. Die SHG wollen die Ärzte verdrängen, ihnen Konkurrenz machen, ihnen Patienten abwerben; SHG sind sowieso prinzipiell gegen das traditionelle Medizinsystem eingestellt und wollen es abschaffen.

   Vieles von dem, was sich als Selbsthilfe geriert, ist zum Teil gar nicht krankheitsbezogen, sondern das sind Alternative... Solche Gruppen verstehen sich als ausgesprochener Gegensatz zur – wie sie es nennen – professionellen Medizin... Ich glaube, wir müssen künftig säuberlich trennen zwischen den krankeitsbezogenen Selbsthilfegruppen und dem, was in sehr aggressiver Weise meint, es müsse das professionelle System aus den Angeln gehoben werden [Zitat Manger-König, Zusammenkunft von Vertretern des Verbandes der niedergelassenen Ärzte Deutschlands (NAV) und Selbsthilfegruppen; unveröffentlichtes Tagungsmanuskript].

3. Ängste der Ärzte, Selbstzweifel an ihren Fähigkeiten würden durch Kontakte mit SHG verstärkt, die Zusammenarbeit mit SHG sei eine Einschränkung ihres beruflichen Freiheitsraums.

   Wir Ärzte sind heute alle überlastet. Am liebsten würden wir eine sterile Medizin machen... Wir Ärzte sind bekanntlich auch nur Menschen. Aber es fällt uns so ungeheuer schwer, unsere eigene Angst vor den Patienten zuzugeben, denn der Arzt ist ja verpflichtet zu helfen... Eine weitere Angst des Arztes: er könne ja seine Kompetenz vor den und durch die Selbsthilfegruppen verlieren... dies bedeutete einen Verlust an Prestige und Image, natürlich auch Verlust von beruflichen Freiheitsräumen, was schlicht Einkommensverlust bedeutet (ärztlicher Teilnehmer der BZgA-Tagung 1984, Freiburg in BZgA 1984, unveröffentlicht).

4. Angst vor zu großem emotionalen Engagement, vor dem Verlust der notwendigen Rollendistanz zwischen Arzt und Patient; Angst, daß die Patienten zuviel verlangen, zu beanspruchend sind.

   Ich bitte Sie, zu bedenken, daß die Betroffenheit des Arztes, der einen Patienten behandelt, niemals dieselbe Betroffenheit sein kann, die dieser Patient oder der Angehörige selbst empfindet... Wenn ein Arzt so empfinden würde, könnte er wohl kaum seinen Beruf ausüben, jedenfalls nicht, ohne selbst erheblich Schaden an seiner Seele zu nehmen... Ich glaube, daß in diesem Punkt die Erwartungshaltung einiger von Ihnen an den Arzt zu hoch ist... (Arzt; Dobler et al. 1984).

Zu diesen 4 Problemfeldern soll nun zusammenfassend Stellung bezogen werden.

Die ersten beiden Vorbehalte resultieren aus einer weitgehenden Unkenntnis von Inhalten, Arbeitsweisen und Zielen gesundheitlicher SHG. Im streng therapeutischen Sinn wird in der SHG gar nicht therapiert, wenn man einmal die psychotherapeutischen Gesprächsgruppen, die tatsächlich eine Alternative zu professioneller Therapie darstellen können, außer acht läßt. Zwar finden Erfahrungsaustausch über Therapieerfolge und der Vergleich unterschiedlicher ärztlicher Therapieformen tatsächlich in SHG statt, jedoch nicht anders als auch in anderen Sozialbeziehungen.

Zudem werden ärztliche Therapieformen zunehmend auch durch Massenmedien verallgemeinert und „popularisiert".

Zu der Frage, ob SHG professionelle Leistungen wirklich ersetzen können, gibt es noch kein gesichertes empirisches Material. Aus den vorliegenden Erfahrungen ist es wahrscheinlicher, daß sie eher andersartige, ergänzende Leistungen erbringen oder die professionelle Versorgung verstärkt kritisch begleiten. Die Konkurrenzfrage impliziert nach Einschätzung der Hamburger Forscher (Behrendt et al. 1981, S. 121) eher eine Überschätzung oder Idealisierung der SHG. Denn den weitaus meisten SHG geht es um gleichberechtigte Kooperation, um Verbesserung der professionellen Versorgung.

Bei der Befragung von SHG-Mitgliedern sahen 83% der Befragten die Stellung der SHG neben dem professionellen System als Ergänzung, nur 11% verstanden sie in ihrer Existenz als Protest gegen das professionelle System. Allerdings bemerkten aber auch 82% der Befragten durch ihre Arbeit einen Einfluß auf das Gesundheitswesen im Sinne von Entlastung, Aufklärung über Patientenbedürfnisse, Prävention (Behrendt et al. 1981, S. 100f.).

Wenige Hinweise deuten auf latente Konkurrenzmöglichkeiten hin: zum einen für die psychiatrischen und beratenden Berufe (Behrendt et al. 1981, S. 95), zum anderen als Gegenmodelle gegen mangelhafte Nachsorgeangebote bzw. zentralisierte, bürokratisierte Versorgungsangebote, und bei Mitgliedern von Gruppen der Anonymen Alkoholiker (AA) teilweise als Behandlungsersatz (Schweizer Untersuchung, zitiert in v. Troschke 1984, Möglichkeiten und Grenzen der Kooperation zwischen Laien und medizinischen Experten, unveröffentlicht).

Die beiden letztgenannten Vorbehalte berühren allerdings vitale, ernstzunehmende Probleme und Berührungsängste von seiten der Ärzte. Machen doch manche Probleme, die in SHG behandelt werden, gerade die ja vielfach existierenden Selbstzweifel der Ärzte am Allmachtsanspruch der Medizin besonders deutlich, insbesondere wenn es sich um SHG handelt, in denen Menschen mit unheilbaren tödlichen Krankheiten sich zusammengefunden haben (Behrendt et al. 1981, S. 94f.). Moeller (1978, S. 10f.) bezeichnet diese Ängste als Angst vor eigenen, unbewußten Konflikten, unbekannten Erfahrungen, vor der Unsicherheit eigener Entwicklung, der Erörterung intimer Probleme mit den Patienten. Diese Ängste treffen noch viel stärker zu, wenn es um Identifikationsprobleme in der Arzt-Patienten-Beziehung geht. Zwar sehen die meisten Ärzte im Patienten, auch wenn er Mitglied einer SHG ist, in erster Linie den hilfsbedürftigen Patienten und haben daher Vorbehalte gegenüber SHG, die Patienten kritischer, selbstbewußter, fordernder machen (Behrendt et al. 1981, S. 95). Auf der anderen Seite können sie aber letztlich mit solchen Patienten besser im Sinne ihres professionellen Auftrags umgehen, da die Handlungsperspektiven beider Bezugssysteme für den Patienten, den Arzt und die SHG klarer abzugrenzen sind.

Der Arzt kann seine (Teil)kompetenz besser abgrenzen und sich auf seine Experten-, Berater-, Begleiterrolle konzentrieren, die auch dem Patienten letztlich eine kalkulierbare Verhaltenssicherheit bietet (Moeller 1981).

Schwieriger ist es immer dann, wenn Unsicherheiten bestehen gegenüber oft auch übersteigerten Zuwendungsansprüchen der SHG-Mitglieder. Gibt er ihnen nach, gelingt gerade nicht, worum es der SHG-Bewegung ihrem Anspruch nach auch und wesentlich geht: die Teilrückgabe der Verantwortung für seine Gesundheit an den Laien und die gelungene Rücknahme dieser Verantwortung durch den Laien.

Dem Arzt werden dann neue, zusätzliche Aufgaben zugewiesen, statt ihn von der ihn oft belastenden persönlichen Beziehungsarbeit zu entlasten.

Auf der Selbsthilfetagung der BZgA 1983 (BZgA 1984, unveröffentlicht) wurde dieses Dilemma anhand einer Geschichte einer Anfallskranken eindringlich beschrieben. Nachdem sie längere Zeit erfolgreich in einer SHG mitgearbeitet hatte, merkte sie, daß die Zeiträume zwischen den Anfällen immer größer wurden. Sie berichtet dieses ihrem Arzt, der ihr zur Verbesserung ihres Zustands gratuliert und ihr Anerkennung dafür ausspricht, daß sie ihre Probleme immer besser in den Griff bekommt. Er vereinbart mit ihr keinen konkreten Besuchstermin, sondern regt einen Besuch in ca. ½ Jahr an. Die Frau ist enttäuscht von dem Arzt, weil sie glaubt, der Arzt interessiert sich nur für ihr medizinisches Problem. Sie sucht aber andererseits offensichtlich auch bei ihm, was sie in der SHG findet: intensive persönliche Beziehungen, die der Arzt zu seinen Patienten jedoch aufzubauen gar nicht in der Lage ist.

Für eine erfolgreiche Kooperation müssen die gegenseitigen Ängste und Vorbehalte gemeinsam bearbeitet und abgebaut werden. Dies scheint am besten durch eine verstärkte Kommunikation beider Seiten über Verständigungsprobleme zu gelingen, bei der es mit einer gehörigen Portion an Vertrauensvorschuß und Geduld zu gegenseitiger Akzeptanz und Verständnis kommen kann. Daher sollen im nächsten Abschnitt die Vorbehalte auf seiten der SHG gegenüber den Professionellen und dem professionellen System ebenfalls beschrieben und bewertet werden.

Vorbehalte auf seiten der SHG

Drei Vorbehalte stehen hier im Mittelpunkt von Befürchtungen:

1. Die Angst vor zu starker Einflußnahme und Steuerung durch die Ärzte.

   Nach meinen Erfahrungen ist in den letzten 16 Jahren nichts, aber auch absolut nichts besser geworden. Selbsthilfegruppen werden meistens dahingehend abqualifiziert, daß man sagt: „Unterhaltet euch mal schön, aber, wenn wir als Fachleute da sind, dann bitte hört uns zu, wir geben euch hier einen Tip und da einen Rat...". Im Endeffekt bleibt so von der ganzen Selbsthilfe nichts mehr übrig als ein Ausführen von irgendwelchen Anweisungen (Mitglied einer SHG; Dobler et al. 1984, S. 19).

   Die einzelne Gruppe läuft... Gefahr, sich in einer Eigendynamik zu entwickeln, die sich von medizinischen Belangen entfernen kann, wenn nicht ärztlicher Sachverstand mit in die Arbeit eingebracht wird (Arzt, BZgA-Tagung 1984 in Freiburg, unveröffentlicht).

2. Die Angst vor der Instrumentalisierung der SHG durch Ärzte als Lückenbüßer, Appendix.

   Sie sagten..., daß die Ärzte *noch* nicht ein solches Wissen haben, um diese Leistungen abdecken zu können. Ich meine, genau in diesem Denken verbirgt sich das, was SHG mit Recht Sorgen macht, daß sie nämlich eingeplant sind als ein Lückenbüßer auf Zeit, daß sie in eine Lücke, die jetzt noch nicht von den Ärzten oder anderen Professionellen gedeckt werden kann, eingespannt werden... sobald die professionellen Helfer das eingeholt haben, können wir die Selbsthilfe irgendwie überflüssig machen (Laie; Dobler et al. 1984, S. 68).

   Die Medizin sei im Augenblick aus zwei Richtungen bedroht, erklärte Herder-Dorneich: von oben von der auf egalitäre medizinische Dienstleistungen erpichten Staatsbürokratie; von unten von der basisdemokratischen, hier laienmedizinischen Bewegung... Herder-Dorneich plädierte dafür, einem solchen Bündnis entgegenzuwirken und die Laienbewegung zu integrieren, denn: In der Zwickmühle zwischen steigenden Kosten und der gesamtstaatlichen Unfähigkeit, diese Kosten zu finanzieren, werde der Ärzteschaft schnell die Rolle des Sündenbocks zugeschoben. Laienmedizin könne Entlastungsfunktionen übernehmen und Aufgaben, die sinnvollerweise nicht in die Medizin gehörten, aber vom Gesetzgeber dennoch der Krankenversicherung untergeschoben wurden, übernehmen und somit den Druck auf die Medizin reduzieren (Bericht über das Kölner Kolloquium November 1981, Jachertz 1982, S. 66f.).

3. Die Angst vor der Vereinnahmung durch den Staat; SHG wollen nicht als Beitrag zur Kostensenkung im Gesundheitswesen ausgenützt werden.

   Wir fühlen uns als Betroffene mißverstanden, wenn wir beitragen sollen, das soziale System so zu verändern, daß hauptamtliche Plätze eingespart werden. Die Profis beklagen sich schon, daß wir ihre Jobkiller wären. Das wollen wir nicht. Wir sind der Auffassung, daß Selbsthilfegruppenarbeit nicht der billige Jakob dieser Sozialpolitik sein kann (SHG-Mitglied, Dobler et al. 1984, S. 57).

   Eine Umverteilung und Umdefinition von Aufgaben, wie sie die Laienmedizin tendenziell ermöglicht, könnte eine wesentliche Entlastung des Kostendrucks im Gesundheitswesen bedeuten (Herder-Dorneich, Kölner Kolloquium 1981).

Auch zu diesen Vorbehalten und den Belegstellen dazu soll nunmehr Stellung bezogen werden.

Die Angst vor der zu starken Einflußnahme durch Ärzte hat ihren realen Grund in der Tatsache, daß ca. ⅔ aller in Hamburg befragten SHG-Mitglieder Kooperationskontakte mit Professionellen haben. Aber in der überwiegenden Mehrzahl kann man dabei nicht von einer Professionellenangst oder -feindlichkeit ausgehen; SHG-Mitglieder haben eher positivere Erwartungen an Ärzte als der Durchschnitt der Bevölkerung, und jeder 3. der in Hamburg Befragten meinte gar, ein Professioneller sollte einer SHG vorstehen (Behrendt 1981, 1984; Breitkopf 1983, S. 65).

In den meisten Fällen liegt das Schwergewicht der Zusammenarbeit auch auf Empfehlung, Vermittlung, sporadischer Beratung, Information und Anleitung und ist weitgehend konfliktfrei. Im strengen Sinn kann man allerdings auch diese Art der Tätigkeit als Erweiterung des ärztlichen Berufsfelds und Tätigkeitsbereichs kritisieren, wie dies Franzkowiak et al. (1982) in einer kritischen Erörterung des Verhältnisses von Selbsthilfe und organisierter Prävention tun. Nach ihrer Meinung steuert der Arzt in dieser Funktion auch weiterhin die Patienten: Er macht ihnen ihre eigene Hilfsbedürftigkeit begreiflich und leitet die Therapie „Selbsthilfe" ein, die er begleitet und kontrolliert. Daneben führen Franzkowiak et al. eine 2. Tendenz der Nutzbarmachung an: Überforderte Professionelle „verschreiben" SHG, wenn sie nicht mehr weiterkommen, SHG werden so ein Versorgungsangebot wie andere auch, lediglich billiger und in der sozialen Wertigkeit ganz am unteren Ende der Skala: der „Abschiebebahnhof für therapieresistente Patienten" (s. auch Halves u. Winkelvoss-Guderian 1983, S. 185).

Selbsthilfegruppen sind dann nur noch der Appendix der traditionellen Versorgungsstruktur (Behrendt et al. 1981, S. 98).

Berendt et al. warnen jedoch aufgrund ihrer Untersuchungsergebnisse und Erfahrungen gleichzeitig vor einer Unterschätzung der SHG und ihrer Mitglieder (1981, S. 121).

Die meisten Autoren verweisen auch darauf, daß SHG nicht ein weiterer Therapieschritt in einer von den medizinischen Experten vollständig vorgeschriebenen Kette sind, sondern eine eigene Qualität der Leistungen darstellen. Selbsthilfegruppen sind nicht eingebunden in die professionelle Versorgungsstruktur, sondern arbeiten komplementär und unabhängig von dieser (Asam u. Heck 1983, S. 14).

Schließlich unterscheiden sie sich durch die Freiwilligkeit des „Leistungsangebots" grundlegend vom staatlich garantierten Anspruch auf Krankenbehandlung durch das professionelle System. Der Versuch der Integration in das Angebotsspektrum von garantierten Versorgungsansprüchen, etwa durch staatliche Finanzierung, Professionalisierung oder Aufnahme in den Leistungskatalog der Sozialversicherung („Verschreibung von Selbsthilfegruppen") würde daher auch nicht durchsetzbar sein und den spezifischen Beitrag der Selbsthilfebewegung zu einer Verbesserung der Gesundheitsversorgung zerstören (Behrendt et al. 1981, S. 99).

Insofern sind auch sowohl die Befürchtungen von SHG-Mitgliedern und Professionellen auf der einen Seite und die Hoffnungen von Finanzpolitikern und Sparkommissaren, aber auch von Befürwortern einer umfassenden „Laiisierungsstrategie" aus ganz anderen Gründen auf der anderen Seite, gleichermaßen unbegründet, durch die SHG könne staatliche Sozialpolitik in erheblichem Umfang ersetzt werden. Da SHG spezifische Defizite gesellschaftlicher Versorgungsinstitutionen kompensieren oder auf neue Bedürfnisse reagieren, die von diesen bislang noch nicht erfüllt wurden und vielleicht auch nicht erfüllt werden können, vermögen sie keinen Ersatz für professionelle Versorgung darzustellen.

Es ist also immer ein Trugschluß, zu glauben, Selbsthilfe könne die Lösung für eine Sozialpolitik der „mageren Jahre" darstellen (Asam 1983, S. 28).

Sie funktioniert auch nicht als durch moralische Appelle an das Individuum „würzig gemachtes persuasives Politikprogramm" (Asam 1983).

Andererseits: So sehr Selbsthilfe einen unersetzlichen Eigenwert hat, so wenig kann das damit auch gemeinte Prinzip der Selbstverantwortung und Selbstbestimmung eine Alternative zu einem Solidarsystem darstellen. Selbst- und Fremdhilfe sind 2 notwendige, komplementäre Aspekte einer auf gesellschaftlicher Solidarität basierenden Sozialpolitik. So bleibt Selbsthilfe eine wichtige Ergänzung, nicht aber Alternative oder Ersatz gesellschaftlich organisierter und professionell erbrachter Dienstleistungen. In dieser Einschätzung sind sich inzwischen auch fast alle Gesundheitspolitiker einig (Fink 1983; Gesundheitsministerkonferenz 1982 u. a.).

Offen bleibt zunächst, ob durch die SHG das Qualitätsniveau gesundheitlicher Versorgung insgesamt gehoben werden kann. Die Hoffnung ist jedenfalls berechtigt, daß sie kein Ersatz für Strukturreformen sind, solche aber legitimieren und durchsetzen helfen können (s. Fink 1983; Forschungsverbund 1984, unveröffentlicht, S. 372).

Gegenwärtiger Stand der Zusammenarbeit von SHG und Ärzten

Trotz der in den vorangegangenen Abschnitten erörterten Hindernisse und Vorurteile gegen eine Kooperation hat sich in den letzten Jahren eine Praxis des Miteinander herausgebildet, die allerdings erst von einer Minderheit der Ärzte aktiv mitgetragen wird.

Diese Praxis wird von den Verbandsspitzen einiger Ärzteverbände, wie z. B. dem Hartmannbund oder dem Verband der Niedergelassenen Ärzte Deutschlands e. V., engagiert gefördert und gefordert. Schon 1979 hatte sich auch der 2. Deutsche Hausärztetag in einem Podiumsgespräch dem Thema „Hausarzt – Selbsthilfegruppen – Medizinsystem" gewidmet. Und auf der Medica 1983 stand das Thema ebenfalls auf der Tagesordnung.

Die 50. Gesundheitsministerkonferenz verabschiedete im Dezember 1982 ebenfalls eine Entschließung „Selbsthilfegruppen im Gesundheitswesen", in der es u. a. heißt:

> Sie [die Gesundheitsministerkonferenz] fordert alle Mitarbeiter der Einrichtungen und Beratungsdienste, die Ärzte, die Standesorganisationen und die Versicherungsträger auf, in ihrem Zuständigkeitsbereich die Hilfe zur Selbsthilfe zu verwirklichen und die notwendigen Voraussetzungen zu schaffen, um die Arbeit bzw. die Initiierung gesundheitsbezogener Selbsthilfegruppen zu erleichtern.

Die diese Aktivitäten begleitende Publizität hat denn auch dazu geführt, daß gesundheitliche SHG bei den Ärzten in hohem Maße bekannt sind und die positive Einstellung ihnen gegenüber, v. a. gegenüber den Alkoholiker-SHG, aber auch den großen Selbsthilfeorganisationen, wächst (Behrendt u. Slotty-Kegler 1984, S. 6ff.).

Insbesondere über die großen Selbsthilfeorganisationen, z. B. die Behindertendachverbände oder die Rheuma-Liga, findet inzwischen eine weitgehende Vernetzung von professioneller und Selbsthilfe statt, meist in Form lockerer Koordinierung zur Verbesserung des Gesamts der Versorgungsbedingungen der Patienten (Behrendt et al. 1981, S. 110).

Auch einige lokale bzw. regionale Ärztekammern erkennen inzwischen deutlich die Vorteile einer Kooperation bei der Betreuung chronisch Kranker und die Chancen für die Ärzte, in der Zusammenarbeit auch eine Erweiterung ihrer psychosozialen Kompetenzen zu erreichen (Dobler et al. 1984, S. 15; Iversen 1984, Der Spiegel 48/1983).

Allerdings dürfen diese Bemühungen nicht darüber hinwegtäuschen, daß in der Alltagsarbeit der Ärzte in der Praxis, im Krankenhaus und im Gesundheitsamt noch wenig praktische Kooperation erfolgt.

Obwohl fast 80% aller Mitglieder von SHG in einer Befragung die Zusammenarbeit mit den Gesundheitsberufen als richtig ansehen (Forschungsverbund 1984, unveröffentlicht, S. 157), arbeitet nur ein gutes Drittel auch mit ihnen kontinuierlich zusammen (Deneke u. Trojan 1983, S. 114). Den stärksten Kontakt mit Professionellen haben die SHG von Angehörigen Kranker bzw. Behinderter.

In der Hamburger Untersuchung wurden auch Ärzte über ihre Zusammenarbeit mit SHG befragt.

Nur 14% praktizieren sie, in der Hauptsache mit Alkoholikergruppen (Behrendt u. Slotty-Kegler 1984, S. 6).

Die kleine Gruppe der kooperierenden Ärzte zeichnet sich durch ein hohes persönliches Engagement gegenüber dem Gesundheitsproblem der SHG und oft auch durch eine eher kritische Einstellung zur Qualität der medizinischen Versorgung aus.

Sie vertreten auch häufig die Meinung, daß eine direkte professionelle Einflußnahme auf die Arbeitsinhalte und -formen der SHG für deren eigene Zielsetzung schädlich sei und haben daher andere Möglichkeiten einer Zusammenarbeit mit den Gruppen erprobt, um medizinisches Wissen für SHG-Mitglieder nutzbar machen zu können.

Der Arzt versteht sich bei dieser Form des Miteinander als *Berater*, der sich nicht aufdrängt, sondern bei Bedarf zur Verfügung steht, als Mit-Arbeiter („co-worker"), der sein spezielles Wissen als gleichberechtigtes Teilwissen in die Arbeit der

Gruppen einbringt und von dem Erfahrungswissen der Mitglieder in dem Sinne profitiert, daß ihm für seine berufliche Praxis ganzheitliche Betrachtungsmöglichkeiten der Krankheit eröffnet werden. Er akzeptiert, daß die SHG für ihre Mitglieder Hilfsmöglichkeiten bieten, die Professionellen nicht möglich sind, und damit einen wichtigen Beitrag als Kotherapeuten leisten können, insbesondere da, wo Angehörige von Erkrankten und Behinderten diese Kotherapeutenfunktion nicht (mehr) übernehmen können (Halves u. Winkelvoss-Guderian 1983, S. 181).

Moeller (1978, S. 187) hat schon früh betont, daß das Engagement für eine und in einer SHG für die Ärzte ein neues Rollenverständnis voraussetze und *vor allem* die Bereitschaft und Fähigkeit zu einer inneren Einstellung, die das Nichteingreifen, Nichtsteuern, Nichtvorschreiben, das Nichtabnehmen von Verantwortung akzeptiert. Diese Einstellung kann nur durch ständiges Einüben, auch mit der Gefahr von „Rückfällen“, stabilisiert werden.

Moeller sieht in der Ausweitung dieser Art der SHG-Arbeit und in der Zusammenarbeit auch einen Ansatz zur Änderung des Versorgungsgefüges insgesamt.

Er beschreibt 3 Aspekte (Moeller 1978, S. 354):
- Entlastung der professionellen Tätigkeit durch die psychosoziale Versorgung der SHG; Gewinn von Zeit für die Behandlung von Kranken, denen SHG nicht helfen können;
- die Herausforderung an die professionelle Therapie durch das neue „Therapieprinzip“ Gruppenselbsthilfe;
- die Rollenveränderung von Arzt und Patient durch die Enthierarchisierung der Beziehung.

So kann die aktive Auseinandersetzung und Zusammenarbeit mit SHG einen wichtigen Beitrag leisten zur Kompetenzerweiterung von Ärzten im Sinne einer effektiven Gesundheitsberatung, deren Ziele, Inhalte und Methoden Hauptgegenstand dieses Buches sind.

Wie diese Beratungs- und Förderungsfunktion praktisch aussehen könnte, soll nunmehr in Form praktischer Hinweise am Schluß dieses Beitrags vorgestellt werden, wobei ausdrücklich darauf hingewiesen werden muß, daß die Literatur hierzu äußerst rar ist und viel auf eigene beruflich erworbene Informationen zurückgegriffen werden mußte.

1. Ärzte sollten sich darüber informieren, welche gesundheitlichen SHG in ihrer Gemeinde/Region bereits existieren, um ihre Patienten auf diese Möglichkeit hinweisen zu können. In wenigen Großstädten, wie Berlin und Hamburg, gibt es bereits gedruckte „Führer“; solche Übersichten sollten möglichst für alle Städte und Regionen angeregt werden, wobei das zuständige Gesundheitsamt die Koordinierungs- und Publizierungsaufgabe übernehmen sollte. Auch Hinweise und Informationsmaterialien über SHG in Wartezimmern könnten ein geeignetes Werbemittel sein.
2. Ärzte, v. a. Krankenhausärzte, Ärzte des öffentlichen Gesundheitsdienstes und Ärztekammervorstände sollten bestehenden SHG die Möglichkeit geben, sich und ihre Arbeit vorzustellen, um dadurch Vorurteile abzubauen und sich besser zu verstehen. Erfahrungen dazu gibt es bereits in einer Reihe von Städten, oft mit unterschiedlichem Echo.

3. Ärzte können auch dort, wo es noch keine SHG gibt, sie diese aber für richtig halten, sich als Mitgründer betätigen. Dabei sollte aber nur eine Anstoßfunktion übernommen werden, es sei denn, es handelt sich um solche Gruppen, bei denen zeitweise eine ärztliche Betreuung angeraten ist, z. B. bei Koronargruppen, die auch Sport betreiben.
   Hier empfiehlt es sich aber, nicht nur als ärztlicher „Überwacher" zu agieren, sondern auch in der Hauptsache mitzumachen.
4. Auf keinen Fall sollten Ärzte Patienten zur Teilnahme an SHG *verpflichten*, weder moralisch noch durch Leistungsträger; SHG-Teilnahme zu „verschreiben" widerspricht der Idee der Selbsthilfe, die fundamental auf dem Prinzip der Freiwilligkeit, der Eigenmotivation beruht.
5. Ärzte sollen in SHG nur mitwirken, wenn sie darum gebeten werden.
   Sie sollten jede Form kontinuierlicher Teilnahme selbstkritisch auf ihre Sinnhaftigkeit überprüfen und sich nach Möglichkeit auf punktuelle Kooperation beschränken, z. B.:
   - Vorträge halten, Informationswünsche bedienen;
   - auf gezielte Fragen gezielte Antworten geben;
   - auf Wunsch gezielte therapeutische Techniken vermitteln;
   - organisatorische Hilfen anbieten, wenn sie nachgefragt werden;
   - die Übernahme von Leitungsfunktionen vermeiden – aber: nach Möglichkeit immer ansprechbar sein.
6. Dort, wo es Gesamttreffen von Gruppen mit denselben Krankheiten/Problemen gibt oder von SHG einer Region überhaupt, können und sollten Ärzte mit dabeisein in beratenden Funktionen. Handelt es sich um Krankheiten, bei denen Klinikärzte und niedergelassene Ärzte, Sozialarbeiter und Krankenkassen betroffen sind, kann auch mit den SHG-Mitgliedern oder -Sprechern eine koordinierende Arbeit übernommen werden.
7. Ärzte können sich als Fortbilder für besonders engagierte Laien, die Gruppen leiten, zur Verfügung stellen. Sowohl Wissensvermittlung über die Krankheit als auch Therapieberatung oder Schulung in bestimmten Techniken oder Programmen können erfolgen.
8. Ärztekammern, Ärzteverbände können Tagungen mit SHG durchführen, um die Kooperation zu festigen und ggf. aufgetretene Probleme zu bearbeiten. Ärzte und SHG können ggf. auch gemeinsam an die Öffentlichkeit treten, um für die Idee der Selbsthilfe und des gleichberechtigten Miteinander von Laien und Experten, für eine insgesamt effektivere und humanere Gesundheitsversorgung zu werben. Solche Tagungen veranstalten der NAV, der Hartmannbund und die BZgA in Köln, die auch beabsichtigt, einen Leitfaden für die Zusammenarbeit von Ärzten und SHG herauszugeben.
9. Ärzte sollten sich unbedingt an der wissenschaftlichen, der empirischen wie theoretischen Arbeit über die Selbsthilfebewegung beteiligen und solche Arbeiten auch anregen und begleiten – auch im Interesse der Weiterentwicklung von medizinischer Wissenschaft und ihrer Anwendung in Diagnose und Therapie.
10. Ärzte, die in der Ausbildung von Gesundheitsberufen tätig sind, sollten Ursprung, Ziele und Inhalte der SHG-Bewegung den Studenten vermitteln, praktische Möglichkeiten der Zusammenarbeit aufzeigen und in der Ausbildung

bereits einüben. Ein universitäres Ausbildungsmodell existiert an der Universität Limburg in den Niederlanden (Bremer-Schulte 1983).

Die Aufzählung praktischer Kooperationsmöglichkeiten soll nun nicht im Sinne von „10 goldenen Regeln für eine erfolgreiche Kooperation von Ärzten und SHG" verstanden werden. Vielmehr ging es darum, was an unterschiedlichen Erfahrungen in der Praxis vorliegt, übersichtsartig und möglichst handlungsanleitend zusammenzufassen – auch für die Hochschullehrer und die Studenten der Medizin.

Literatur ***zur Basisinformation***

Asam WH, Heck M (Hrsg) (1983) Soziale Selbsthilfegruppen in der Bundesrepublik Deutschland. Aktuelle Forschungsergebnisse und Situationsdiagnosen. Minerva, München

Badura B, Ferber C von (Hrsg) (1981) Selbsthilfe und Selbstorganisation im Gesundheitswesen. Oldenbourg, München Wien

Forschungsverbund Laienpotential, Patientenaktivierung und Gesundheitsselbsthilfe im Förderungsprogramm Forschung und Entwicklung im Dienste der Gesundheit (1984) Gesundheitsselbsthilfe und professionelle Dienste. Soziologische Grundlagen einer bürgerorientierten Gesundheitspolitik. Integrierter Abschlußbericht. Düsseldorf (unveröffentlichtes Manuskript)

Kickbusch J, Trojan A (1981) Gemeinsam sind wir stärker. Selbsthilfegruppen und Gesundheit. Fischer alternativ, Frankfurt am Main

Moeller ML (1978) Selbsthilfegruppen. Selbstbehandlung und Selbsterkenntnis in eigenverantwortlichen Kleingruppen. Rowohlt, Reinbek

Moeller ML (1981) Anders helfen. Selbsthilfegruppen und Fachleute arbeiten zusammen. Klett, Stuttgart

Weiterführende Literatur

Achinger H (1971) Sozialpolitik als Gesellschaftspolitik. Von der Arbeiterfrage zum Wohlfahrtsstaat, 2. Aufl., Frankfurt am Main

Asam WH (1983) Selbsthilfe – Analytische Konkretisierung eines sozialpolitischen Schlagworts. In: Asam WH, Heck M (Hrsg) Soziale Selbsthilfegruppen in der Bundesrepublik Deutschland. Minerva, München, S. 17–20

Badura B (1981) Sozialpolitik und Selbsthilfe aus traditioneller und aus sozialepidemiologischer Sicht. In: Badura B, Ferber C von (Hrsg) Selbsthilfe und Selbstorganisation im Gesundheitswesen. Oldenbourg, München Wien, S. 147–160

Badura B, Ferber C von (Hrsg) (1983) Laienpotential, Patientenaktivierung und Gesundheitsselbsthilfe. Oldenbourg, München Wien

Behrendt JU, Deneke C, Itzwerth R, Trojan A (1981) Selbsthilfegruppen von der Vereinnahmung? In: Badura B, Ferber C von (Hrsg) Selbsthilfe und Selbstorganisation im Gesundheitswesen. Oldenbourg, München Wien, S. 91–124

Behrendt JU, Slotty-Kegler R, Slotty-Kegler A (1984) Professionelle Helfer und Selbsthilfe: Erfahrungen und Wünsche der Zusammenarbeit. In: Dobler M, Enkerts V, Kranich C, Trojan A (Hrsg) Wünsche, Wissen, Widerstand. Eigenverlag Verein „Sozialwissenschaften und Gesundheit e. V., Hamburg, S. 6–8

Breitkopf H (1983) Entwicklungschancen und Barrieren hinsichtlich der Teilnahme an gesundheitsbezogenen Selbsthilfegruppen in der Bevölkerung der Bundesrepublik. In: Asam WH, Heck M (Hrsg) Soziale Selbsthilfegruppen in der Bundesrepublik Deutschland. Minerva, München, S. 50–67

Breitkopf H et al. (1980) Selbsthilfe im Gesundheitswesen: Einstellungen, Verhalten und strukturelle Rahmenbedingungen. Kleine, Bielefeld

Bremer-Schulte M (1983) Self-help and medical education. In: Hatch S, Kickbusch I (eds) Self-help and health in Europe. WHO Regional Office for Europe, WHO Eigenverlag, Copenhagen, pp 77–90

Deimer K, Jaufmann D (1983) Soziale Selbsthilfegruppen. Bestandserfassung und Potentialabschätzungen in unterschiedlich strukturierten Raumeinheiten: In: Asam WH, Heck M (Hrsg) Soziale Selbsthilfegruppen in der Bundesrepublik Deutschland. Minerva, München, S. 69–94

Deneke C, Trojan A (1983) Was–wieviel–wer? Überlegungen zur Definition, zum Bestand und zur Zusammensetzung von krankheitsbezogenen Selbsthilfegruppen in Hamburg. In: Asam WH, Heck M (Hrsg) Soziale Selbsthilfegruppen in der Bundesrepublik Deutschland. Minerva, München, S. 113–130

Dobler M, Enkerts V, Kranich C, Trojan A (Hrsg) (1984) Wünsche, Wissen, Widerstand. Selbsthilfegruppen diskutieren mit Politikern und Experten. Eigenverlag Verein „Sozialwissenschaften und Gesundheit e. V.", Hamburg

Fink U (1983) Selbsthilfe – Veränderung der Gesellschaft von unten. Dtsch Ärztebl 80/35: 47–49

Forschung und Entwicklung im Dienste der Gesundheit (1983) Programm der Bundesregierung 1983–1986. Bonn

Franzkowiak P, Füller A, Laaser U (1982) Zum Verhältnis von Selbsthilfe und organisierter Prävention. Demokratisches Gesundheitswes 5/82: I–XI

Grahnert E, Menge F-P (1981) Drei Jahre Mitarbeit in einer Selbsthilfegruppe von Anfallskranken. In: Kickbusch J, Trojan A (Hrsg) Gemeinsam sind wir stärker. Fischer alternativ, Frankfurt am Main, S. 46–50

Gross P (1982) Der Wohlfahrtsstaat und die Bedeutung der Selbsthilfebewegung. Soziale Welt 33: 26–48

Grunow D (1981) Formen sozialer Alltäglichkeit. In: Badura B, Ferber C von (Hrsg) Selbsthilfe und Selbstorganisation im Gesundheitswesen. Oldenbourg, München Wien, S. 125–146

Halves E, Winkelvoss-Guderian (1983) „Seitdem ich diese Gruppe habe, lebe ich richtig auf ..." Leistungen und Wirkungen von Gesundheitsselbsthilfegruppen. In: Asam WH, Heck M (Hrsg) Soziale Selbsthilfegruppen in der Bundesrepublik Deutschland. Minerva, München, S. 175–186

Hamburger Projektgruppe Medizinsoziologie (1984) Erfahrungen und Probleme bei der Gründung und Unterstützung von Selbsthilfegruppen. In: Dobler M, Enkerts V, Kranich C, Trojan A (Hrsg) Wünsche, Wissen, Widerstand. Eigenverlag Verein „Sozialwissenschaften und Gesundheit e. V.", Hamburg, S. 36–43

Hartmann H, Hartmann M (1982) Vom Elend der Experten. Kölner Z Soziol Sozialpsychol 34: 193–223

Hatch S, Kickbusch J (eds) (1983) Self-help and health in Europe. WHO Regional Office for Europe, Copenhagen

Heck M (1983) Soziale Selbsthilfegruppen im Saarland. Analyse- und Interpretationsansätze zu Bestand und Bedarf. In: Asam WH, Heck M (Hrsg) Soziale Selbsthilfegruppen in der Bundesrepublik Deutschland. Minerva, München, S. 95–112

Hegner F (1981) Zur Systematisierung nicht professioneller Sozialsysteme. In: Badura B, Ferber C von (Hrsg) Selbsthilfe und Selbstorganisation im Gesundheitswesen. Oldenbourg, München Wien, S. 219–254

Iversen G (1984) Selbsthilfe oder alternative Medizin. Rheinisches Ärztebl 5: 201–207

Jachertz N (1982) Stachel im Fleisch. Dtsch Ärztebl 79/35: 63–68

Kickbusch J (1981) Von der Zerbrechlichkeit der Sonne. Einige Gedanken zu Selbsthilfegruppen. In: Kickbusch J, Trojan A (1981) (Hrsg) Gemeinsam sind wir stärker. Fischer alternativ, Frankfurt am Main, S. 11–25

Koschwald U (1981) Bewertung (Evaluation) von Selbsthilfegruppen. In: Kickbusch J, Trojan A (1981) (Hrsg) Gemeinsam sind wir stärker. Fischer alternativ, Frankfurt am Main, S. 172–178

Kuhn TS (1967) Die Struktur wissenschaftlicher Revolutionen. Fischer, Frankfurt am Main

Marewski B (1981) Frauenselbsthilfe – Macht über den eigenen Körper. Feministisches Frauen Gesundheits-Zentrum e. V. Berlin. In: Kickbusch J, Trojan A (Hrsg) Gemeinsam sind wir stärker. Fischer alternativ, Frankfurt am Main, S. 99–108

Moeller ML (1984) Thesen zur Podiumsdiskussion „Professionelle Helfer und Selbsthilfegruppen" – Verbündete oder Gegner? In: Dobler M, Enkerts V, Kranich C, Trojan A (Hrsg) Wünsche, Wissen, Widerstand, Eigenverlag Verein „Sozialwissenschaften und Gesundheit e. V.", Hamburg, S. 9–11

Pankoke E (1983) Solidarhilfe zwischen primärer Nähe und sekundären Systemen. Zur sozialpolitischen Bedeutung selbstaktiver Felder. In: Asam WH, Heck M (Hrsg) Soziale Selbsthilfegruppen in der Bundesrepublik Deutschland. Minerva, München, S. 31–49

Pelletier K (1982) Die neue Medizin. Fischer, Frankfurt am Main

Projektgruppe Verwaltung und Publikum an der Universität Bielefeld (H. Breitkopf, D. Grunow, V. Grunow-Lutter, W. Paulus) (1980) Selbsthilfe im Gesundheitswesen: Einstellungen, Verhalten und strukturelle Rahmenbedingungen. Kleine, Bielefeld

Schafft S (1981) „Ich bin die Kontaktstelle, denn irgendwo müssen die Fäden zusammenlaufen ...". Ein Bericht über die Frauenselbsthilfe nach Krebs. In: Kickbusch J, Trojan A, Gemeinsam sind wir stärker. Fischer alternativ, Frankfurt am Main, S. 160–171

Schneider M (1983) Selbsthilfegruppen für Behinderte. Gruppentypen und Persönlichkeitsmerkmale von Mitgliedern. In: Asam WH, Heck M (Hrsg) Soziale Selbsthilfegruppen in der Bundesrepublik Deutschland. Minerva, München, S. 187–210

Stübinger D (1977) Psychotherapeutische Selbsthilfegruppen in der BRD. Eine Untersuchung über Sozialstruktur und therapeutische Prozesse in Gruppen. Psychol. Dissertation, Universität Gießen

Team für Öffentlichkeitsarbeit der AA-Landesgruppe Hamburg (1981) Zur Arbeit der „Anonymen Alkoholiker" in Hamburg. In: Kickbusch J, Trojan A (Hrsg) Gemeinsam sind wir stärker. Fischer alternativ, Frankfurt am Main, S. 27–31

Trojan A, Luukkomen-Wistuba A (1984) Gesellschaftliche Entstehungsbedingungen von Selbsthilfegruppen. In: Dobler M, Enkerts V, Kranich C, Trojan A (Hrsg) Wünsche, Wissen, Widerstand. Eigenverlag Verein „Sozialwissenschaften und Gesundheit e. V.", Hamburg, S. 46–48

Winkelvoss H, Trojan A, Itzwerth R (1981) Zur Definition und Verbreitung von Gesundheitsselbsthilfegruppen. In: Kickbusch J, Trojan A (Hrsg) Gemeinsam sind wir stärker. Fischer alternativ, Frankfurt am Main, S. 133–138

Gesundheitsberatung durch den Arzt im Jahr 2000

K. Jork

Problembeschreibung und Zieldefinition

Erörterungen um zukünftige Funktionen und Aufgabenbereiche des Arztes haben sich an gesellschaftlichen, ökonomischen, wissenschaftlichen und nicht zuletzt ethischen Gesichtspunkten zu orientieren. So liegen verschiedene Absichtserklärungen z. B. der Weltgesundheitsorganisation (WHO 1981) bis zu Deklarationen des Weltärztebundes vor (Fiebig 1985), die sich auch mit diesen Fragestellungen beschäftigen. Sie lassen das Bestreben erkennen, den Patienten in seiner Persönlichkeit und seinem Selbstbestimmungsrecht bei der Wahrung bzw. Wiederherstellung von Gesundheit zu unterstützen, weisen andererseits aber auch einen Mangel allgemeingültiger, übertragbarer und damit konkret realisierbarer Interventionskonzepte auf. Ziel für das Jahr 2000 sind „the highest possible level of health; and that as a minimum all people in all countries should have at least such a level of health that they are capable of working productively and participating actively in the social life of the community in which they live" (*Targets for health for all*, WHO, Copenhagen 1985).

Daß dieses Ziel weitgehend Utopie bleiben dürfte, läßt sich bereits aus der Minimalformulierung ableiten. Allein durch die 3 Orientierungsgrößen Bevölkerungsentwicklung, Verfügbarkeit von Arbeitsplätzen und damit wirtschaftliches Wachstum ergeben sich geographisch unterschiedliche Konstellationen, die den sinnvollen Gehalt von Globalformulierungen bis auf grobe Zielvorgaben reduzieren.

Aus der Schwierigkeit, sich an globalen Strategien zu orientieren, wird der Versuch unternommen, durch Beschreibung und Untersuchung einiger gesundheitspolitisch bedeutsamer konstanter und variabler Faktoren Ansätze für die Aufgaben und Funktionen von Ärzten in der BRD bis zum Ende des 20. Jahrhunderts zu formulieren.

Schwerpunktthemen, Strukturanalyse und Paradigmenwechsel

In 6 Schwerpunkten faßt die WHO die europäische Regionalstrategie „Gesundheit 2000" (Beske 1986) zusammen. Sie betreffen:

1. die *Chancengleichheit* betrifft den Ausgleich des bestehenden Gesundheitsgefälles zwischen den einzelnen Ländern;

2. einen *positiven Gesundheitsbegriff* mit der Förderung von Gesundheit und Verhütung von Krankheit;
3. die *aktive Beteiligung der Bevölkerung*;
4. das *koordinierte Handeln* gesundheitsfördernder Einrichtungen;
5. die *primäre Gesundheitsversorgung*, die sich an den Bedürfnissen der Bevölkerung orientiert;
6. die *internationale Zusammenarbeit* bei der Beseitigung gesundheitsschädigender Produkte und Einflüsse.

Die Punkte 2–5 sprechen unmittelbar Aufgaben der Gesundheitsberatung und Prävention durch Ärzte an, sei es in Arztpraxen oder in Zusammenarbeit mit nichtärztlichen Berufsgruppen bei gemeindenaher Gesundheitsversorgung. Wissen, Können und Verhalten rein kurativ ausgebildeter Mediziner ermöglichen allerdings nur sehr eingeschränkt, Möglichkeiten bei aktiver Gesundheitsberatung wahrzunehmen. Dies wird deutlich an der Vielzahl theoretischer und praktischer Voraussetzungen für gesundheitsfördernde Maßnahmen, die im Medizinstudium nicht gelehrt und geübt werden.

Es existieren unterschiedliche Ansätze theoretischer *Grundlagen zur Erklärung gesundheitsbezogener Verhaltensweisen.* Diese lassen sich vier Gruppen zuordnen, wobei grundsätzlich festzustellen ist, daß eindimensionale, einstellungszentrierte Erklärungsmodelle für gesundheitsbezogenes Verhalten wenig sinnvoll sind (v. Troschke et al. 1985). Vielschichtige, mehrdimensionale Konstrukte bzw. Reaktionsmodelle werden angewendet, um eine Theorie der Verhaltensvorhersage zu entwickeln. Darauf aufbauend entwickelten v. Troschke et al. (1985) Ansätze zur positiven Beeinflussung des Gesundheitsverhaltens von Bürgern in Gemeinden, die 5 Bedingungsebenen gesundheitsrelevanter Verhaltensweisen zugeordnet werden.

Die dargestellten theoretischen Ansätze bedürfen weiterer Bestätigung und Präzisierung durch Anwendungsforschung bei Berücksichtigung der jeweiligen Schwerpunkte der Rahmenbedingungen für individuelles Gesundheitsverhalten. Die Vielzahl der Interventionsmöglichkeiten und der Variablen im unmittelbaren gesellschaftlich-sozialen Rahmen des Bürgers verdeutlichen, daß überwiegend individuelle, für die jeweilige Persönlichkeit selektierte Verfahren zur Gesundheitsförderung angewendet werden sollten. Verallgemeinerungen sind nur begrenzt anwendbar, Möglichkeiten genereller Übertragbarkeit gering und Effizienzkontrollen damit erschwert.

Schaefer (1979) vertritt die Ansicht, daß Krankheit nur durch die Beseitigung ihrer Ursachen verhütet werden kann. Gesellschaftliche Phänomene, Verhaltensweisen des Individuums und seine Anpassungsfähigkeit an die Umwelt werden dabei als die 3 Determinanten von Krankheit genannt. Andererseits sieht Schaefer die Hauptschwierigkeit zur Vorhersage der Entwicklung von Krankheit in „meßtechnischer Früherkennung“. Die Formulierungen könnten dazu verleiten, mögliche präventive Maßnahmen als ein Eingreifen in einfache Ursache-Wirkungs-Ketten zu verstehen. Vielmehr ist eine Vielzahl gestörter oder störanfälliger Wechselbeziehungen möglich, in denen eine krankheitsbegünstigende Konstellation nach Gesetzen der Wahrscheinlichkeitsrechnung auftreten kann. Schwierigkeiten sind dann nicht überwiegend meßtechnischer Art, sondern ergeben sich aus der Kombination der unterschiedlichsten Zustände von Gleichgewichten. Meßtechnisch lassen sich Daten, Anliegen, Beschwerdeäußerungen und Verhaltensweisen als momentane Größen erfassen. Die Problematik ergibt sich durch die Berücksichtigung der Rückkopplungsmöglichkeiten in mehreren Gleichgewichten, ihrer gegenseitigen Wechselbeziehung und ihrer Dynamik. Es erscheint deswegen notwendig, Sinn, Möglichkeiten und Effizienz derart komplexer präventiver Ansätze und Maßnahmen einer kritischen Betrachtung zu unterziehen.

Ein Beispiel mag dies verdeutlichen. Bei einem 47jährigen, selbständig tätigen Mann wird bei der Vorsorgeuntersuchung zur Krebsfrüherkennung in der erweiterten Diagnostik durch Rektoskopie in 17 cm Höhe ein 8 × 6 mm großer Rektumpolyp diagnostiziert und abgetragen. Die histologische Untersuchung definiert das gewonnene Material als polypöses, tubulöses Adenom der Dickdarmschleimhaut mit chronischer Entzündung. Die Anamnese des Patienten ergibt bei starker Arbeitsbelastung einen geregelten Tagesablauf mit pünktlicher Einnahme von 3 Mahlzeiten, einen ausgewogenen Schlafrhythmus, mäßigen Alkoholgenuß und fehlenden Nikotinabusus. Stuhlunregelmäßigkeiten bestehen nicht.

Der Patient fühlt sich gesund und leistungsfähig. Der Polyp ist ein Zufallsbefund. Ohne seine Diagnostik und Therapie jedoch bestünde die hohe Wahrscheinlichkeit des Wachstums und der malignen Entartung, evtl. erst nach mehreren Jahren. Handelt es sich bei dem Patienten um einen „kranken Gesunden"? Wann muß der Beginn von Krankheit definiert werden? Welche gestörten Regelkreise (oder nur Dispositionen) waren der Anlaß zur Dysplasie von Zellen der Rektumschleimhaut? Wie hätte hier „Prävention" aussehen müssen? Welche Erklärungsansätze, Bedingungen gesundheitsrelevanter Verhaltensweisen bzw. Rahmensituationen hätte die Gesundheitsberatung zu berücksichtigen? Die Diskussion zur Beantwortung dieser Fragen kann bis zu Aporien fortgesetzt werden, sich andererseits aber konstruktiv an der Tatsache des diagnostizierten Polypen orientieren und Kriterien einer Verlaufsbeobachtung festlegen, wie z. B. wiederholte Rektoskopien.

Das Patientenbeispiel ist andererseits exemplarisch für einen *Paradigmenwandel* in der Medizin, der am Ende des 20. Jahrhunderts ein Umdenken ärztlicher Entscheidungsansätze und Handlungsstrategien erfordert. Das Krankheitsspektrum veränderte sich von der Bedeutung akuter Infektionskrankheiten hin zu chronischen Wohlstandsleiden und der Ausweitung des Krankheitsbegriffs vom Organdefekt über psychosomatische Störungen zu „psychosozialer Devianz" (Schipperges 1985). Gegen Ende des 19. Jahrhunderts war das empirische Wissen und Handeln des Arztes auf methodologisch gesichertes Modelldenken reduziert. Verloren gingen damit auch die Entscheidungsspielräume des Patienten. Nun werden diese in Form von Selbsthilfe und Selbstverantwortung neu entdeckt, setzen Entscheidungsfähigkeit voraus, schlagen sich nieder in Diskussionen zur Selbstmedikation und schließen Definitionen und Überlegungen zum „mündigen Bürger" ein.

Von 1000 Menschen mit Befindensstörunen und Symptomen verbleiben heute mehr als 500 im Laiensystem. Statt monokausaler Infektionskrankheiten betreffen die multifaktoriellen Wohlstandsleiden, wie Herz-Kreislauf-Erkrankungen, maligne Neoplasien, Hypertonie und Stoffwechselkrankheiten, den Großteil ärztlicher Konsultationen. Umfragen und Analysen weisen nach, daß nur 45% der Patienten ärztlich verordnete Medikamente restlos einnehmen. Das Ausmaß der Compliance hängt wesentlich davon ab, inwieweit sich der Kranke durch seine Beschwerden in der Erlebnisfähigkeit, seinen Alltagsgewohnheiten und bei Sozialkontakten beeinträchtigt fühlt. Bei ärztlich als prognostisch ungünstig eingestuften Krankheiten, wie Hypertonie, ist die Non-Compliance besonders hoch, da Beeinträchtigungen im Alltag des Patienten meist fehlen.

Beim Paradigmenwandel, den Schipperges (1985) in den Wandel des Menschenbildes, den Wandel der Krankheitsbilder und den Wandel durch die Sozialversicherung unterteilt, übernimmt das *Patientenverhalten* eine wesentliche Steuerungsfunktion (Zalewski 1984). Die aktive Rolle des Patienten wird deutlich in konkreten Wünschen nach einzelnen medizinischen Leistungen. Demgegenüber spielen spezifisch ärztliche Maßnahmen eine untergeordnete Rolle. Im Vordergrund der Verordnungswünsche stehen Arzneimittel, Heil- und Hilfsmittel und die Krankschreibung. Der Art hingegen sieht sich den Kriterien der Leistungsbewilligung durch die gesetzliche Krankenversicherung gegenübergestellt, nämlich „notwendig, zweckmäßig, ausreichend und wirtschaftlich" zu handeln. Trotz eines bedeutenden Vertrauenspotentials zwischen Patient und Arzt zieht zumindest jeder 2. Kranke einen Arztwechsel in Erwägung. Die Neigung zum Arztwechsel nimmt mit zunehmendem Alter ab, ist jedoch höher bei Patienten mit steigendem Bildungsgrad. Diesen Steuerungspotentialen *beim* Arztkontakt stehen solche *im Vorfeld* des Arztkontaktes, z.B. durch das Laiensystem, gegenüber.

Szenarios und Modellbildungsprozesse

Es werden heute überwiegend 2 Verfahren angewendet, um Aussagen über mögliche Entwicklungsabläufe und Zukunftsbilder zu entwerfen. So ist es das Ziel eines *Szenarios*, auf der Basis gegenwärtig erkennbarer Entwicklungen in Wirtschaft, Politik und Gesellschaft mögliche „Zukünfte" zu projizieren (Battelle-Institut 1985). Es wird davon ausgegangen, daß die Projektionen von Zukunftsbildern zu einem bestimmten Zeitpunkt als Zustände dynamischer Entwicklungen zu betrachten sind. Die hypothetisch entworfenen Bilder sind also das Ergebnis theoretischer Wechselspiele mit mehr oder weniger variablen oder konstanten Faktoren, welche Entwicklungen steuern und beeinflussen können. Szenarios zeigen Entwicklungen auf, beabsichtigen jedoch keine Prognose oder Vorhersage. Ihre Planung kann als Instrument für die strategische Unternehmensplanung erfolgen oder als Kommunikationsszenario.

Das Szenario „Der Allgemeinarzt im Jahr 2000", durchgeführt vom Battelle-Institut Frankfurt im Auftrag der Boehringer Ingelheim KG, gehört zu den Kommunikationsszenarien. Diese werden erarbeitet, um bestimmten Zielgruppen, hier also Ärzten, Anstöße zur Diskussion der eigenen Zukunft zu geben und Handlungsmöglichkeiten aufzuzeigen, deren wünschenswerte Entwicklung unterstützt bzw. unerwünschte vermieden werden kann.

Die *Erarbeitung eines Szenarios* erfolgt in 7 Schritten (Battelle-Institut 1985):

1. Das *Definieren des Untersuchungsfeldes* berücksichtigt Voraussetzungen für die Berufsausübung, wirtschaftliche Bedingungen und Organisationsformen.
2. Bei der *Strukturierung der Umfelder* werden Einflußbereiche anhand von Deskriptoren (Erläuterungen, Variablen, Merkmale) berücksichtigt. Solche sind z. B. die Gesundheitspolitik, das System der Gesundheitssicherung und Kran-

kenversorgung, Arbeit und Wirtschaft, die Bevölkerung, soziale Werte sowie Forschung und Technik.

3. Das *Projizieren von Entwicklungsrichtungen* orientiert sich an ökonomischen und technischen Umfeldern mit quantitativ formulierten Deskriptoren. Bei der zukünftigen Entwicklung werden diese ausgehend vom gegenwärtigen Stellenwert jedoch qualitativ eingeschätzt.
4. Danach sind *konsistente Annahmebündel zu bilden*, die widerspruchsfreie Gegebenheiten für die Zukunft formulieren.
5. Beim *Ausarbeiten des Szenarios* sind die Deskriptoren auf ihre Stimmigkeit hin zu überprüfen.
6. *Störereignisse* sind zu *prüfen*, welche in den Entwicklungsrichtungen nicht enthalten sind, jedoch mit relativ hoher Eintrittswahrscheinlichkeit angenommen werden können.
7. Abschließend erfolgt das *Ableiten von Konsequenzen für das Untersuchungsfeld.*

Dem beschriebenen kommunikativen Szenario können Szenarios gegenübergestellt werden, die als Instrument strategischer Unternehmensplanung dienen. Sie sind dann zu verstehen als *Modellbildungsprozesse*, die in ihrer Darstellung die Systemkomplexität reduzieren, zu einer vereinfachten Abbildung des Ausgangssystems führen, Probleme des Systems erfassen sowie Lösungsalternativen und deren Auswirkungen aufzeigen.

Rüschmann (1983) hat in einer 1. Phase des Modellbildungsprozesses für das Gesamtmodell Gesundheitswesen verschiedene Konzepte und deren Umsetzung (Operationalisierung) aufgezeigt. Unterschiedliche Modellverfahren werden beschrieben und dahingehend untersucht, inwieweit die Detailfragen im Zusammenhang des komplexen Systems Aufgaben der gesundheitlichen Sicherung berücksichtigen. Rüschmann unterscheidet für die Leistungserstellung und Leistungsinanspruchnahme im Gesundheitssystem der BRD *7 Ebenen* mit unterschiedlicher Einflußnahme. Diese sind.

1. die *beteiligten Gruppen* mit ihren Aufgabenstellungen, Wechselbeziehungen und Zielvorstellungen;
2. unterschiedliche *Einrichtungen der Leistungserstellung*, wie ambulante, stationäre und medizinisch-technische Organisationsformen;
3. *Merkmale, Einstellungen oder Betrachtungsweisen* beteiligter Gruppen, also medizinische, sozial-humanitäre, ökonomische und politische Kriterien;
4. auftretende *Probleme*, für die aus unterschiedlichen Gesichtspunkten Lösungen zu erarbeiten sind;
5. grundlegende *Entscheidungskriterien*, wie Wertvorstellungen, Normen und Prioritäten;
6. *externe Einflußfaktoren*, wie Änderungen der Morbiditäts- oder Bevölkerungsstruktur oder gesellschaftliche Rahmenbedingungen;
7. die *unterschiedlichen Methoden* quantitativer oder qualitativer Art.

Die Komplexität zu berücksichtigender Einzelfaktoren der 7 verschiedenen Ebenen bei Modellbildungsprozessen veranschaulicht Abb. 1 (Rüschmann 1983).

Ziel unserer Betrachtungen ist die Gesundheitsberatung durch den Arzt im Jahr 2000. Auf unterschiedliche Submodelle, Interdependenzen, mathematische Zusammenhänge, modelltheoretische Verfahren und deren Methoden soll hier nicht

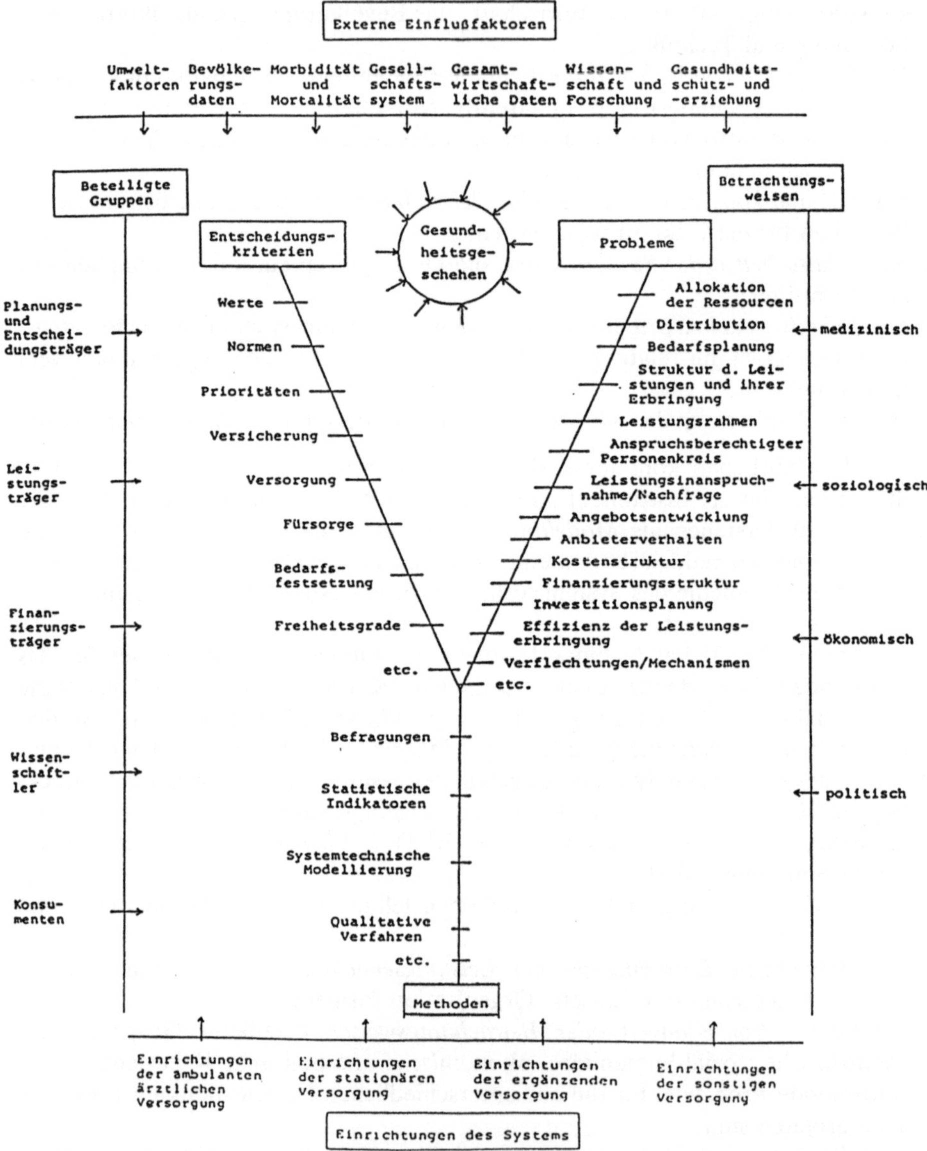

Abb. 1. Sieben Ebenen der Einflußnahme auf Modellbildungsprozesse im Gesundheitswesen. (Nach Rüschmann 1983)

eingegangen werden. In zweifacher Hinsicht wäre also eine Voraussage nötig. Einmal über eine beteiligte Gruppe, nämlich die Ärzte als Leistungsträger, und zum anderen über eine ihrer Funktionen, die präventive Maßnahme der Gesundheitsberatung.

Soll Gesundheitsberatung durch Einrichtung der ambulanten ärztlichen Versorgung, aus der Ebene „Einrichtungen des Systems“, erbracht werden, dann bestimmen bereits externe Einflußfaktoren die zu treffenden Maßnahmen erheblich. Gesundheitsberatung zu Risikofaktoren oder Lebensweise – diese Frage in der Ebene der „Betrachtungsweisen“ entscheidet darüber, ob medizinische, soziologische oder ökonomische Gesichtspunkte dominieren. Entsprechend hat die Auswahl der Methoden im Zusammenhang mit anderen Entscheidungskriterien und Problemen zu erfolgen. Wenden wir uns deswegen bei der Vielzahl von Einflußfaktoren und der Komplexität mathematischer Berechnungen im Modellbildungsprozeß nochmals dem kommunikativen Szenario zu.

Wunschvorstellungen, Projektionen – zukünftige Realitäten?

In dem oben erwähnten kommunikativen Szenario *Der niedergelassene Allgemeinarzt im Jahr 2000* (Battelle-Institut 1985) werden 2 mögliche zukünftige Situationen beschrieben, die von unterschiedlichen wirtschaftlichen, politischen und gesellschaftlichen Entwicklungen ausgehen. *Szenario A* setzt ein geringes wirtschaftliches Wachstum bei gleichbleibend hoher und langanhaltender Arbeitslosigkeit mit ungünstiger Einkommenssituation voraus. Die Politik ist geprägt von erheblichen Differenzen zwischen den Parteien und heftig umstrittenen Entscheidungen vor allem in der Sozialpolitik. Durch den Verfall des gesellschaftlichen Wertesystems entwickelt sich ein hohes Aussteigerpotential mit ausgeprägter Gegenkultur.

Für *Szenario B* wird ein ausreichendes Wirtschaftswachstum mit ausgeglichenem Arbeitsmarkt und günstiger Einkommenssituation angenommen. In der Politik besteht weitgehender Konsens auf der Ebene der Parteien, Selbstverwaltungsorgane und Verbände. Die Gesellschaft ist geprägt von einem an Leistung und Rationalität orientierten, weitgehend einheitlichen Wertesystem.

Um die beiden Zukunftsbilder in gesellschaftlicher, wirtschaftlicher und politischer Hinsicht zu verdeutlichen, werden ihre Auswirkunen im Jahr 2000 für *Szenario A* erläutert.

Unter den beschriebenen Voraussetzungen ist man im Jahr 2000 im Gesundheitswesen bestrebt, die Leistungsfähigkeit der Bürger schnell wiederherzustellen. Um ärztliche Inanspruchnahme zu beschränken und Arbeitsunfähigkeit zu reduzieren, versucht sich der Patient mit mehr oder weniger wirksamen Hausmitteln zu behandeln. Es wird Kritik laut, daß der menschliche Aspekt in der Medizin vernachlässigt wird, zum anderen haben sich die Ärzte vordergründig daran zu orientieren, daß ihre Leistungen ausreichend, zweckmäßig und wirtschaftlich sind. Die Erstattung von Kosten für nichtärztliche Leistungen wird nach strengen Indikationen überprüft; die Patienten beteiligen sich an den Kosten für die Arzneimittel.

Als wesentliches Einwirkungskriterium im Gesundheitswesen hat sich die Einführung des Hausarztscheines erwiesen. Vor ärztlicher Inanspruchnahme muß jeweils ein Arzt der hausärztlichen Versorgung konsultiert werden, der Direktzugang zu den Gebietsärzten ist unterbunden, Überweisungen auf Wunsch des Patienten sind kostenpflichtig. Dieses System führt dazu, daß private Krankenversicherungen stärkeren Zuspruch erhalten und sich die gesetzlichen Krankenversicherungen mehr einer Einheitsversicherung nähern. Die Anzahl der neuapprobierten Ärzte ist gestiegen, es besteht zunehmender Konkurrenzdruck bei vermindertem Einkommen.

Als Folge dieser Entwicklungen haben sich *3 Gruppen von Allgemeinärzten* herausgebildet:

1. Der Allgemeinarzt als *„Sachverwalter"*. Durch staatliche Eingriffe im Umgang mit dem Hausarztschein ist die hausärztliche Versorgung nur durch weitergebildete Ärzte möglich. Durch den Mangel an weitergebildeten Allgemeinärzten sind in der Übergangszeit auch Internisten an der hausärztlichen Versorgung beteiligt. Diese haben die Wahl, ob sie weiterhin internistisch auf Überweisungsschein tätig sind oder sich bei einem Anteil von internistischen Leistungen unter 20% auch an der Hausarztpauschale beteiligen.
2. Der Allgemeinarzt als *„kleiner Spezialist"*. Es haben sich allgemeinärztliche Gemeinschaftspraxen gebildet, die eine relativ gute technische Ausstattung besitzen und damit der individuellen fachlichen Neigung der einzelnen Ärzte nachkommen. Sie entwickeln sich vor allem auch auf dem Boden einer Förderung der Allgemeinmedizin aus Kostenerwägungen. Die „kleinen Spezialisten" bieten eine primärärztliche Versorgung auf breiter Basis an.
3. Der Allgemeinarzt als *„Kooperativarzt"*. Ähnlich wie in der gesellschaftlichen Entwicklung finden sich im professionellen medizinischen System Gegentendenzen. Die Entwicklung nicht naturwissenschaftlicher Methoden beruht einmal auf der Unzufriedenheit mit dem naturwissenschaftlich-technisch ausgerichteten Medizinbetrieb und andererseits auf der Knappheit an Weiterbildungsstellen. Kooperativärzte finden sich meist nahe den Ballungszentren in ländlichen Gegenden. Sie haben auch Organisationen der Arbeitslosenselbsthilfe und Gesundheitsselbsthilfe übernommen. Sie verfügen über ein breites Netz akademisch ausgebildeter Personen, sind normalerweise aber von der definierten hausärztlichen Versorgung ausgeschlossen.

Die für *Szenario B* definierten Voraussetzungen haben zu Entwicklungen geführt, die durch Fortschritte in Forschung und Technologie eine ausgeglichene Arbeitsmarktlage bewirkt haben, nicht zuletzt durch Maßnahmen der Arbeitszeitverkürzung. Durch die Möglichkeiten des lebenslangen Lernens hat sich auf der Basis eines starken Bildungsbewußtseins eine allgemeine breite Wissensorientierung herausgebildet. Anstehende gesellschaftliche Probleme werden häufig schon im Vorfeld auf dem Wege der Selbstregulierung zwischen den beteiligten Interessengruppen gelöst. Ausländer verfügen über ein Mitspracherecht, sofern sie bestimmte Mindestanforderungen erfüllen. Die Gesellschaft läßt andererseits wenig Raum für nichtangepaßte Außenseiter. Im Gesundheitswesen hat jeder Versicherte die Möglichkeit, sich nach freier Wahl zusätzlich abzusichern. Das intakt gebliebene Solidaritätsprinzip begünstigte die Förderung und den Ausbau epidemiologischer Untersuchungen. Das Versicherungssystem ist nach gruppenspezifischen Risikostrukturen aufgebaut. Allerdings hat die hochtechnisierte naturwissenschaftliche Medizin kein Mehr an Gesundheit gebracht.

Auch in *Szenario B* überwiegen 3 Gruppen von Allgemeinärzten:

1. Der Allgemeinarzt als *„angestellter Arzt"*. Er überwindet die Entfremdung zwischen Patient und Arzt in einer Spezialistenmedizin und wird meist von mehreren Spezialisten angestellt, allerdings unter dem Verzicht auf freiberufliche Tätigkeit. Der angestellte Arzt erfüllt die Aufgabe der Anamneseerhebung, kooperiert und integriert Maßnahmen für den Patienten in Zusammenarbeit mit den anderen Gebietsärzten.

2. Der Allgemeinarzt als *„Arzt für Lebensführung"*. Bei der technischen Orientierung in der Entwicklung des Gesundheitswesens sind chronisch Kranke und Behinderte vernachlässigt worden. Da der traditionelle Hausarzt vom Spezialisten abgelöst und Rehabilitation in zentralen Einrichtungen durchgeführt wird, erfüllt er die Aufgabe des ständigen Kontakts mit dem Patienten. Er hilft ihm, die durch Krankheit oder Behinderung verursachten Beeinträchtigungen besser zu ertragen. Diese ständige ärztliche Betreuung und Zuwendung ist besonders bei älteren Patienten bedeutsam.
3. Der Allgemeinarzt als *„Arzt für Prävention"*. Die präventive Ausrichtung hat im herrschenden Gesundheitswesen nur eine nachgeordnete Bedeutung, weshalb sich jüngere Ärzte innerhalb der Allgemeinmedizin stärker auf Früherkennung und Gesundheitsvorsorge als präventive Maßnahmen ausrichten. Jedoch ist die Tätigkeit als Arzt für Prävention an ein Therapieverbot geknüpft. Präventivzentren führen regelmäßige Checks für Familien und ihre Angehörigen durch und erfüllen die Aufgabe einer Verteilerfunktion. Eine Vielzahl von Bürgern schätzt diese Möglichkeit des unverbindlichen Zugangs zum ärztlichen System, weil sich mit der Präventivmedizin nicht unmittelbar der Gedanke verbindet, krank zu sein.

Die beiden erläuterten Szenarien stellen mit ihren Zukunfsbildern nur 2 Möglichkeiten dar. Ärztliche Tätigkeiten mit besonderem Schwerpunkt in der Gesundheitsberatung finden wir beim Kooperativarzt ebenso wie beim angestellten Arzt, beim Arzt für Lebensführung und Prävention. Daraus kann abgeleitet werden, daß Maßnahmen und Methoden der Gesundheitserziehung und -beratung zum Risikofaktorenkonzept ebenso wie zur Lebensweise fester Bestandteil auch ärztlicher Aufgaben bleiben werden.

Ausblick

Bei der Durchsicht von Materialien zur Gesundheitserziehung stellt Schipperges (1982) folgende Gesichtspunkte heraus:
- Maßnahmen zur Gesundheitssteigerung der Bevölkerung gehen in der Regel von einer *akuten Situation* aus, ohne deren dynamische Entwicklung zu berücksichtigen.
- Die größte Anzahl von Aktivitäten zur Gesundheitsbildung beziehen sich nur auf *einzelne Bereiche der Lebensführung*, wie Atemtherapie, Diät, Bewegungstraining oder Fitneßprogramme.
- Fast allen Maßnahmen fehlt *ein die Praxis umfassendes theoretisches Konzept.* „Expertenwissen und Gruppenerfahrungen werden durchgehend generalisiert, ohne nach dem Hintergrund dieser bereits im Vorfeld der Medizin anzusiedelnden Gesundheitsbildung zu fragen."

Die Ärzteschaft hat es bisher versäumt, umfassende Konzepte für ein Gesundheitssystem zu entwickeln, das anderen Ansprüchen genügt als noch am Anfang dieses Jahrhunderts. Der Paradigmenwechsel blieb scheinbar unbemerkt. Aktivitäten der Ärzte sind zumeist Re-Aktion auf Entwürfe nichtärztlicher Berufs- oder

Interessengruppen und lassen das Formulieren und Erproben eigener, zukunftsweisender Konzepte vermissen. Deppe (1985) betont, daß primäre Gesundheitsversorgung als Teil eines Gesundheitssystems nicht von ihren gesellschaftlichen Bezügen isoliert gesehen werden kann. Die beiden beschriebenen Szenarien gewinnen daher mit ihren gesellschaftlichen, ökonomischen und politischen Voraussetzungen an Plastizität, wenn man liest: „Die Art und Weise, wie und zu welchen Zwecken PHC („primary health care") angewandt wird, ist letztlich auch keine Aufgabe einzelner medizinischer und sozialer Institutionen, sondern eine politische und wird sich in der mehr oder weniger offenen gesellschaftlichen Auseinandersetzung entscheiden." Diese dann übergeordneten politischen Entscheidungen bzw. eingeleiteten direktiven Maßnahmen würden für einzelne Berufsgruppen eine Anpassungsnotwendigkeit bedeuten.

Mit geringer Anpassungsfähigkeit und nur teilweise kooperativen Arbeitsansätzen reagieren Ärzte auf die in der Primärversorgung beschriebenen 4 Typen von Selbsthilfegruppen (Schipperges 1985):

1. autonome Selbsthilfegruppen (z.B. Anonyme Alkoholiker);
2. alternative Selbsthilfegruppen (z. B. Naturheilkunde, anthroposophische Therapie, Bürgerinitiativen);
3. prämedizinische Gruppen, (z. B. Rauchergruppen, Drogenentwöhnung, Unfallschutz, Ausländergruppen);
4. therapeutische Gruppen (z. B. Diabetes, Rheuma, Hochdruck).

Erfahrungen in Gesprächsführung, Gruppendynamik und Gesundheitsberatung sind dabei unverzichtbare Voraussetzungen für eine Mitarbeit von Ärzten. Es stellt sich deswegen zwangsläufig die Frage, ob die kurative Ausrichtung ärztlicher Ausbildung bisher versäumt hat, veränderte Anforderungen des Patienten und des Gesellschaftssystems zu erkennen und in entsprechende Interventionskonzepte umzusetzen bzw. schon im Medizinstudium zu integrieren.

Modellhafte Darstellungen der Primär- und Allgemeinmedizin fallen komplexer aus, indem sie z. B. folgende Gesichtspunkte berücksichtigen (Pauli, 1981):

- eine *Zeitdimension*, die nicht allein statisch orientiert ist am Messen von Daten, sondern Strukturen dynamisch erfaßt, wie Gruppen, Familien und Gemeinden;
- ein erweitertes *Ursachenkonzept*, das nicht in Ursache-Wirkungs-Ketten denkt, sondern in sich gegenseitig beeinflussenden Wechselwirkungen und Gleichgewichten;
- eine *Entscheidungstheorie ärztlichen Handelns*; sie hat eine Analyse ärztlich-individueller Entscheidungen ebenso durchzuführen wie sich an Bedürfnissen und Funktionen im Gesundheitsversorgungssystem zu orientieren.

Alle hier formulierten Entwicklungsmöglichkeiten für den Arzt im Jahr 2000 stellen Hypothesen dar. Es wird deutlich, daß der einzelne Bürger oder Mitglieder von Interessengruppen Entwicklungstendenzen im Sinne demokratischer Entscheidungsfindung „von unten" mit beeinflussen können. Dies setzt Bereitschaft zur Zusammenarbeit, aber häufig auch das Infragestellen egoistischer Absichten voraus. Werden Entwicklungstendenzen den gesellschaftlichen oder politischen Erfordernissen nicht gerecht, dann liefert die Geschichte ausreichende Beispiele für diktatorische bzw. direktive Maßnahmen oder Erlässe der jeweils herrschenden Gesellschaftsgruppen.

Literatur *zur Basisinformation*

Rüschmann H-H (1983) Gesamtmodell Gesundheitswesen. Erste Phase des Modellbildungsprozesses – Konzeption und Operationalisierung. Gesellschaft für Strahlen- und Umweltforschung, München

Schaefer H (1979) Plädoyer für eine neue Medizin. Piper, München

Schipperges H (1982) Der Arzt von morgen – von der Heiltechnik zur Heilkunde. Severin & Siedler, Berlin

World Health Organization (1981) Global strategy for health for all by the year 2000. WHO, Geneva

Weiterführende Literatur

Battelle-Institut (1985) Der niedergelassene Allgemeinarzt im Jahr 2000. Boehringer, Ingelheim

Beske F (1986) Zielvorgaben für eine europäische Gesundheitspolitik. Dtsch Ärztebl 83:24-28

Deppe H-U (1985) Das Primary-Health-Care-Konzept und die Schwierigkeiten, es in Westeuropa einzuführen. In: Deppe H-U, Gerhardt U, Novak P (Hrsg) Medizinische Soziologie, Jahrbuch 4. Campus, Frankfurt am Main, S 97-106

Fiebig U (1985) Freiheit für Patient und Arzt. Urachhaus, Stuttgart

Pauli HG (1981) Ausbildung für eine Primärmedizin: Realitäten und Modelle. Psychosozial 4:46-65

Schipperges H (1985) Entwicklungen und Tendenzen der modernen Medizin. Festvortrag zum 100. Gründungstag der Südwestdeutschen Bau-Berufsgenossenschaft, Straßburg 20. Juni 1985

Troschke J von, Kupke R, Gutjahr D, Kluge M, Stünzner W von, Wicke E (1985) Die soziostrukturelle Prozeßevaluation der deutschen Herz-Kreislauf-Präventionsstudie (DHP) 1. Prävention 8:35-41

Zalewski T (1984) Originäre Nachfrage nach medizinischen Leistungen und Steuerungspotentiale in der ambulanten ärztlichen Versorgung. Asgard, Sankt Augustin

Sachverzeichnis

Autorenkurzbiographien

Basler, Heinz-Dieter, Prof. Dr. phil. Dr. med. habil, Dipl.-Psych.
Studium der Psychologie und Pädagogik in Hannover, Göttingen und Bristol/England.
Von 1970 bis 1975 wissenschaftlicher Mitarbeiter am Institut für Epidemiologie und Sozialmedizin der Medizinischen Hochschule Hannover unter Leitung von Prof. M. Pflanz, anschließend Oberassistent bis 1980 an der Abteilung für medizinische Psychologie in Hannover unter Prof. U. Tewes. Nach der Tätigkeit als Professor an der Abteilung für medizinische Psychologie der Medizinischen Hochschule Hannover von 1980 bis 1982 geschäftsführender Direktor des Instituts für Medizinische Psychologie an der Philipps-Universität Marburg seit 1982.
Arbeits- und Forschungsschwerpunkte sind die Psychologie des Gesundheitsverhaltens, die Gesundheitsberatung in der Allgemeinpraxis, die Verhaltensänderung essentieller Hypertoniker, die Verhaltenstherapie bei somatischen Erkrankungen und psychologische Hilfen für Patienten mit chronischen Schmerzen.

Bengel, Jürgen, Dr. phil. Dr. med.
1955 in Freiburg geboren. Studium der Psychologie und Medizin in Freiburg mit abschließender Promotion zum Dr. phil. über die Evaluation ärztlicher Gesundheitsberatung.
Arbeitsschwerpunkte sind die Evaluationsforschung, die Gesundheitserziehung, die Begleitforschung zum Modellversuch „Gesundheitsberatung durch Ärzte“ in Hamburg und der Pfalz sowie die psychologische Behandlung des Übergewichts.

Buda, Yvonne de, Prof. Dr. med.
Die gebürtige Wienerin studierte Medizin in Wien und promovierte dort zum Dr. med. Nach Abschluß des Krankenhauspraktikums Auswanderung nach Kanada und Tätigkeit als Allgemeinärztin in Toronto. Seit 1972 Chefärztin der Abteilung für Allgemeinmedizin im Women's College Hospital in Toronto. Gründung einer ambulanten Notdienststation und einer Universitätsausbildungsklinik für Allgemeinmedizin. Lehrtätigkeit und Veröffentlichungen zur Allgemeinmedizin, Gesundheitsberatung in der Praxis und Altersbetreuung. 1968 Auszeichnung mit dem Ortho-Literaturpreis, seit 1978 Fellow des College of Family Physicians of Canada, 1980 Kanada's „Allgemeinarzt des Jahres“, 1985 Universitätsdiplom in Gerontologie.
Als ordentlicher Professor für Allgemeinmedizin an der Universität Toronto Koordination des Ausbildungsprogramms für Studenten in Arztpraxen bei gleichzeitiger Tätigkeit in eigener Praxis.

Canaris, Ute, Dr. phil.
1972 Staatsexamen für das Lehramt an Gymnasien in den Fächern Erziehungswissenschaften und Geschichte. 1981 Promotion in den Erziehungswissenschaften an der Universität Bielefeld mit einer Arbeit zur Hochschuldidaktik der Medizin. Von 1972 bis 1978 berufliche Tätigkeiten in der Bildungsforschung mit dem Schwerpunkt Hochschuldidaktik und Studienreform. Gleichzeitig während der Jahre 1973 bis 1975 Geschäftsführerin der Bundesassistentenkonferenz, des Dachverbandes des Hochschullehrernachwuchses und anschließend bis 1978 Geschäftsführerin der Nachfolgeorganisation „Verein zur Förderung der Studienreform". Seit 1978 Planungsreferentin in der Bundeszentrale für gesundheitliche Aufklärung, ab 1980 Abteilungsleiterin „Zentrale Arbeitsfunktionen" und von 1982 bis 1985 Leiterin der Bundeszentrale für gesundheitliche Aufklärung in Köln.
Seit 1986 Referatsleiterin „Sozialmedizin, Gesundheitsförderung, Bundesgesundheitsrat" im Bundesministerium für Jugend, Familie, Frauen und Gesundheit sowie Lehrbeauftragte für Sozialmedizin an den Hochschulen Köln und Dortmund. Mehrere Veröffentlichungen zur Studienreform im Fach Medizin und zur Gesundheitserziehung.

Feser, Herbert, Prof. Dr. phil. Dipl.-Psych.
Nach der Tätigkeit als Referent an der Bundeszentrale für gesundheitliche Aufklärung in Köln Lehramt für Psychologie an der Katholischen Fachhochschule Nordrhein-Westfalen in Aachen. Arbeitsschwerpunkte sind Themen zur gesundheitlichen Prävention, so die Handbücher zur *Drogenerziehung* und *Gesundheitserziehung*. Mitherausgeber von *Prävention – Zeitschrift für Gesundheitserziehung*.

Geißler, Karlheinz, Prof. Dr. rer. pol. Dipl.-Hadl.
Studium der Wirtschaftspädagogik, der Psychologie und Philosophie in München. 1973 Promotion zum Dr. rer. pol. an der Universität Augsburg. Seit 1975 Prof. für Wirtschafts- und Sozialpädagogik an der Universität der Bundeswehr München.
Gastprofessur an der Hochschule für Philosophie, München, Lehraufträge an den Universitäten Linz/Österreich und Zürich/Schweiz.
Arbeitsschwerpunkte sind die Berufsbildungsforschung, Konzeptentwicklungen der Berater aus und -fortbildung, Didaktik der Erwachsenenbildung.
Wichtige Veröffentlichungen: Berufserziehung und kritische Kompetenz 1974, Konzepte sozialpädagogischen Handelns, 3. Aufl. 1985. Die Bildung Erwachsener, Anfangssituationen und Zeit leben.

Jork, Klaus, Prof. Dr. med.
1937 in Dresden geboren. Medizinstudium an der Humboldt-Universität in Berlin und in Mainz. 1965 Promotion zu einem experimentellen Thema im Pharmakologischen Institut der Johann-Gutenberg-Universität in Mainz unter Prof. G. Kuschinsky. Tätigkeit als wissenschaftlicher Assistent am Physiologischen Institut und ab 1966 an der Neurochirurgischen Universitätsklinik Mainz. Seit 1968 Tätigkeit in eigener Arztpraxis, zuerst in Süddeutschland, ab 1970 in Langen bei Frankfurt. Seit 1974 Lehrbeauftragter für Allgemeinmedizin am Klinikum der Johann-Wolfgang-Goethe-Universität, seit 1979 Leiter des Instituts für Allgemeinmedizin. Wissenschaftliche Schwerpunkte sind die Patient-Arzt-Beziehung, die

Selbstmedikation, praxisorientierte medizinische Ausbildung, ärztliche Erkenntnis und Prävention.
Buchveröffentlichungen: Krank – was tun? (Zusammen mit F. Beske u. H. Cranz) 1986, Ärztliche Erkenntnis (zusammen mit W. Schüffel) 1987.

Koch, Uwe, Prof. Dr. phil. Dr. med.
1943 in Riga/Lettland geboren. Von 1965 bis 1976 Studium der Psychologie und Medizin in Hamburg mit abschließender Promotion zum Dr. phil. über das Arzt-Patient-Verhältnis und zum Dr. med. über geistige Behinderung. Nach der Habilitation in Medizinischer Psychologie seit 1979 erster Lehrstuhl für Rehabilitationspsychologie an der Universität Freiburg.
Arbeitsschwerpunkte sind die psychologische Behandlung des Übergewichts, die Gesundheitsberatung bei Risikofaktorenträgern, Aspekte der Krankheitsverarbeitung bei chronisch Kranken und die Rehabilitation von psychisch Kranken.

Scharlau-Brühne, Christine, Dipl.-Soziologin
1951 in Wuppertal geboren. Studium der Soziologie in Bielefeld, jedoch auch in den Fächern Psychologie, Philosophie und Geschichte. Arbeitsschwerpunkte betreffen die Medizinsoziologie, so den Schwangerschaftsabbruch und die Krankenhausbedarfsplanung. Seit 1978 Projektleiterin des Modellversuchs „Gesundheitsberatung durch Ärzte" beim Zentralinstitut für die Kassenärztliche Versorgung in Köln.
Neben wissenschaftlicher Tätigkeit zur Präventivmedizin praktische Arbeit als Trainerin in Kursen zur Streßbewältigung. Schwerpunkte des Arbeitens bestehen vor allem darin, wissenschaftliche Ergebnisse für die Betroffenen umzusetzen und verständlich und anwendbar aufzubereiten.

Troschke, Jürgen von, Prof. Dr. med.
Studium der Medizin, Psychologie und Soziologie in Würzburg und München. Nach dem medizinischen Staatsexamen 1969 Promotion 1970 in München, Habilitation 1973 in Ulm. Seitdem Leiter der Abteilung für Medizinische Soziologie der Albert-Ludwig-Universität Freiburg. Vorstandsmitglied in zahlreichen medizinischen Fachgesellschaften sowie Mitglied des Gesamtvorstandes der Deutschen Herz-Kreislauf-Präventionsstudie (DHP).
Forschungsschwerpunkte betreffen die primäre, sekundäre und tertiäre Prävention, die in zahlreichen wissenschaftlichen Beiträgen und verschiedenen Büchern veröffentlicht sind.

Weber-Falkensammer, Hartmut, Prof. Dr. med.
1944 geboren. Studium der Medizin und Psychologie in Innsbruck, Heidelberg, München und Regensburg. Bis 1979 klinische Tätigkeit vor allem im Bereich der Rehabilitation. Nach Tätigkeit als Lehrbeauftragter für Medizinische Soziologie an der Universität München seit 1979 Professor für Sozialmedizin an der Katholischen Stiftungshochschule München, später wissenschaftlicher Leiter des Forschungsinstituts Arbeitsgemeinschaft für sozialmedizinische Forschung und Beratung in Benediktbeuren und Rosenheim. 1985 Professor für Gesundheitslehre an der Universität Hamburg, seit 1986 Leiter der Abteilung Sozialmedizin im Verband Deutscher Rentenversicherungsträger in Frankfurt.

Forschungsschwerpunkte sind Prävention und Rehabilitation der Herz-Kreislauf-Erkrankungen, Epidemiologie und die Versorgungsforschung zu rheumatischen Erkrankungen.

Wekel, Wolfgang, Dr. jur.
Jurastudium. Seit 1968 Leiter der Abteilung Ärzte/Zahnärzte beim Bundesverband der Ortskrankenkassen. Der Aufgabenbereich betrifft alle Beziehungen der Allgemeinen Ortskrankenkassen zu Ärzten und Zahnärzten, beispielsweise durch den Bundesmantelvertrag, die Bundesempfehlungen über die Vereinbarung der Vergütungen, die Bestimmung der ärztlichen Leistungen im Bewertungsausschuß u. ä. Arbeitsschwerpunkt sind die verschiedenen Fragestellungen der ärztlichen Gesundheitsberatung.

Wilm, Stefan, Dr. med.
1959 in Rendsburg geboren. Medizinstudium in Kiel, Hamburg, Münster und München, daneben auch Ausbildung in Philosophie, Psychologie und Soziologie. 1983 bis 1984 Arbeitsaufenthalt in Manila/Philippinen. Promotion in Münster zur Bedeutung der Primärmedizin in der Bundesrepublik Deutschland.
Als wissenschaftlicher Mitarbeiter am Institut für Allgemeinmedizin des Klinikums der Johann Wolfgang Goethe-Universität Frankfurt. Arbeitsschwerpunkte über die primäre Gesundheitsversorgung, gemeindenahe Prävention, medizinische Ausbildung und die Medizin in der Dritten Welt.